I0820760

COMER SIN HAMBRE

JUDSON BREWER

COMER SIN HAMBRE

Por qué sentimos ansiedad por la comida y cómo dejar de hacerlo

Traducción de Antonio Francisco Rodríguez Esteban

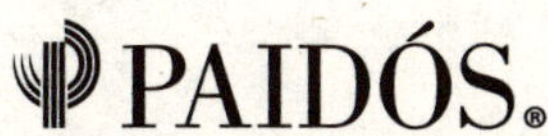

Obra editada en colaboración con Editorial Planeta - España

Título original: *The Hunger Habit*, de Judson Brewer
Esta edición se ha publicado por acuerdo con Avery, un sello de Penguin Publishing Group, una división de Penguin Random House LLC.

Maquetación: Realización Planeta

Bajo el sello editorial PAIDÓS M.R.
Avenida Presidente Masarik núm. 111,
Piso 2, Polanco V Sección, Miguel Hidalgo
C.P. 11560, Ciudad de México
www.planetadelibros.com.mx
www.paidos.com.mx

Primera edición impresa en España: junio de 2024
ISBN: 978-84-493-4254-7

Primera edición impresa en México: julio de 2024
ISBN: 978-607-569-752-9

Este libro no pretende sustituir sino complementar el consejo de un profesional de la salud cualificado. Si sabe o sospecha que tiene un problema de salud, debe consultar a un médico. El autor y el editor no se hacen responsables de cualquier pérdida o riesgo asumido, personal o de otro tipo, en los que se incurra como consecuencia directa o indirecta del uso y aplicación de cualquiera de los contenidos de este libro.

Impreso en los talleres de Impregráfica Digital, S.A. de C.V.
Av. Coyoacán 100-D, Valle Norte, Benito Juárez
Ciudad De Mexico, C.P. 03103
Impreso en México *Printed in Mexico*

A Jacqui, Rob, y a todos los que han mantenido
relaciones difíciles con la comida

SUMARIO

INTRODUCCIÓN

LA HISTORIA DE JACQUI

Jacqui, una instructora de yoga y mindfulness de cuarenta y tantos años, amante de los perros, se sentía una farsante. Aunque dirigía a sus alumnos en clases dedicadas a la aceptación y la ecuanimidad, ocultaba el hecho de que su propio corazón distaba mucho de estar sereno. Bajo su calma exterior, luchaba contra un ciclo tóxico de vergüenza insensibilizada por comer en secreto, lo que a su vez retroalimentaba el ciclo y disparaba la vergüenza. Temía perder no solo la batalla, sino la guerra: la guerra consigo misma.

La complicada relación de Jacqui con la comida se remontaba hasta donde podía recordar. De niña comía de forma lenta y era muy quisquillosa. Sus bienintencionados padres la animaban a comer más y a mayor velocidad, por lo que ella intentaba complacerlos aumentando el ritmo y la cantidad de alimentos ingeridos. Cuando Jacqui llegó a la pubertad, su cuerpo empezó a desarrollarse siguiendo las líneas de la estrella de *rock* Pink. Cuando se miraba al espejo, no se veía como una estrella de *rock*; por el contrario, se sentía consternada. No quería parecer voluptuosa o musculada. Quería tener un aspecto esbelto y etéreo, más parecido a Gwyneth Paltrow que a Pink. Jacqui no tenía sobrepeso, pero como tantas otras adolescentes bombardeadas con imágenes de celebridades y modelos delgadísimas como Kate Moss («no hay nada que sepa tan bien como sentirse delgada»), creía que sería mucho más feliz *solo si* lograba estar más delgada. Para alcanzar ese objetivo, empezó a restringir la cantidad y el tipo de alimentos que tomaba. En lugar de comer patatas fritas y refrescos cuando salía con sus amigas, pedía ensalada y agua. Sus meticulosas elecciones alimentarias le permitieron adelgazar, pero no la hicieron necesariamente más feliz.

En sus años de adolescencia, Jacqui empezó a pasar más tiempo con su amiga Alice. Alice acababa de perder a un miembro de su familia y estaba atravesando un periodo depresivo. Jacqui sintonizaba con eso. Daba la impresión de que siempre estaba mal consigo misma. Juntas, las amigas descubrieron que podían anestesiar parte de sus tristes emociones por medio de la comida: una gran cantidad de alimentos ingerida en un breve periodo de tiempo. Empezaron a darse atracones salvajes, aplacando sus emociones negativas con chocolate, pasteles y patatas fritas; comida que Jacqui había evitado cuidadosamente para mantener una figura más delgada. Como los atracones no resolvían todos sus problemas, Jacqui y Alice también añadieron cigarrillos y alcohol.

En cuanto Jacqui empezó a cumplir años, volvió a comer cada vez menos, para mantenerse en un peso normal. Poco tiempo después, su inclinación a la dieta restringida se transformó en una obsesión de pleno derecho. Pensaba en la comida, en especial en aquella que evitaba, durante todo el día. Era como si su cerebro hubiera sido secuestrado por esos pensamientos intrusivos. Necesitaba retomar el control antes de desmoronarse, así que redobló sus esfuerzos por comer bien. Era tan buena a la hora de restringir lo que comía, que podía mantener una dieta estricta todo un año, pero luego se daba un atracón monumental en Navidad.

Restringir su alimentación hasta este extremo funcionó, aparentemente. Jacqui estaba delgada y se decía a sí misma que controlaba lo que comía, lo que la hacía sentir que controlaba su vida. Esto duró hasta que, a la edad de treinta años, dejó de fumar. Sin la ayuda de la nicotina como estimulante y supresor del apetito, rápidamente ganó dieciocho kilos, con una altura de 1,57 metros, y la sensación de fracaso volvió a apoderarse de ella.

La familia y los amigos no la ayudaron. Descubrió que le lanzaban miradas de desaprobación cuando creían que no se daba cuenta y podría jurar que la criticaban a sus espaldas. A veces ni siquiera se molestaban en disimular. En un día especialmente duro, un amigo de la familia le palpó el estómago y exclamó: «¡Guau! ¡Mira todo el peso que has ganado!». Por muy crueles que parezcan estas palabras, no eran nada en comparación con cómo Jacqui iba acumulando una sensación de vergüenza. En algunos momentos se sentía completamente inútil.

Jacqui no podía seguir así. A los treinta y cinco años, su ciclo de restricciones/atracones/restricciones se acortó desde un año a unos meses, y de ahí a semanas y días. La mañana del lunes era su periodo restrictivo, cuando contaba minuciosamente las calorías y controlaba todo lo que comía, pero a las tres de la tarde todo se desmoronaba. Engullía todo lo que encontraba –rosquillas, patatas fritas, comida china para llevar– y volvía a empezar al día siguiente. Su restricción acababa por colapsar inevitablemente en atracones y autocrítica. Aunque su peso la hacía sentirse mal, se sentía aún peor por no haber sido capaz de controlarse. Volver a atiborrarse era la única forma de escapar a esos terribles sentimientos, aunque solo fuera por un momento.

Después de un atracón nocturno, se levantaba ahogada por la culpa. Se giraba hacia su pareja en la cama y le preguntaba: «¿Qué me pasa?». Se sentía fracasada. Se sentía rota por dentro. Y, lo que era aún peor, no era capaz de vislumbrar una forma de escapar del ciclo.

Jacqui no está sola en su tortuosa relación con la comida.

En mi práctica como psiquiatra, he visto tantas formas diferentes de mantener una mala relación con la comida como pacientes he tenido. Muchos de mis pacientes han llegado a desconectarse hasta tal punto de su cuerpo que ni siquiera saben decir si tienen hambre o simplemente están devorando sus emociones. Algunas personas acuden a mí porque no pueden resistirse a ingerir un alimento «nocivo» por mucho que lo intentan. Otros no pueden dejar de comer en cuanto han dado el primer bocado. Más de un paciente ha acudido a mí desesperado por controlar su «alimentación consciente». He visto a personas que ejercen un estricto microcontrol sobre cada bocado que se llevan a la boca, contando meticulosamente siete almendras a las once en punto de la mañana, pesando su ensalada de kale, evitando escrupulosamente el azúcar... hasta las siete de la tarde, cuando abren una bolsa de patatas fritas y la devoran entera. Para muchos, los pensamientos sobre la comida desplazan casi todo lo demás, y hacen difícil que adviertan, y menos aún que disfruten, lo que ocurre en sus vidas. Para hacer frente a esta situación, algunos de mis pacientes intentan imponerse reglas estrictas –nada de aceite, sal, azúcar, prohibida la comida rápida–, solo para descubrir que estas reglas les hacen sentir como si hubieran construido una celda y se hubieran encerrado en ella: una *prisión alimentaria*.

Por muy variados que sean los detalles, estos pacientes tienen algo en común: se sienten mal consigo mismos. En realidad, se sienten *fatal* en su relación consigo mismos. Sufren de una variada galería de sentimientos que abarcan desde la frustración, la culpa y el malestar hasta la desesperación, el disgusto y el autodesprecio.

Me resulta doloroso observar a mis pacientes en este trance. El típico consejo dietético hace que la solución a sus problemas parezca muy simple: «Toma menos calorías». Sin embargo, semana tras semana llegan pacientes a mi consulta con un registro diligente de todo lo que han comido y el ejercicio realizado, y se sienten peor que nunca. La realidad es que, para la mayoría de la gente, contar calorías no supone diferencia alguna.

En la Facultad de Medicina me enseñaron que una buena alimentación y un «control del peso» no es nada más que una cuestión de *calorías consumidas, calorías gastadas*. Todo lo que yo tenía que hacer era señalar a mis pacientes que, si su relación con su alimentación es mala, basta con comer más ensalada y renunciar a los pasteles y hacer más ejercicio, y ya está: perderán peso. Uno de mis profesores de la facultad lo declaraba con naturalidad, como si enunciara las leyes del movimiento de Newton. Sigue la fórmula y los resultados están garantizados. Mis pacientes no necesitaban un exprimidor o un elaborado plan alimentario. Ni siquiera me necesitaban a mí. Solo les hacía falta una calculadora.

Pero resulta que la vida no es tan simple.

En los inicios de mi práctica psiquiátrica, no fui capaz de entender inmediatamente qué es lo que infundía tanto temor a mis pacientes. He visto a personas con una profunda angustia debido a que sus luchas con la comida son tan desconcertantes y destructivas como las de mis pacientes con otras aflicciones, incluyendo adicciones a la heroína, el juego, el sexo o el alcohol. La diferencia, evidentemente, es que, al contrario que beber alcohol o fumar cigarrillos, que son conductas opcionales (al menos al principio), comer es esencial para nuestra supervivencia. Tenía que haber una mejor manera de gestionar estas cuestiones relacionadas con la alimentación.

Hice aquello que me enseñaron a hacer como investigador: analicé el problema. Empecé estudiando cuidadosamente los planteamientos estándar para cambiar los hábitos alimentarios. Restricción calórica, dieta baja en carbohidratos, keto: no importa la dieta, tendencia o consejo nutricionista; a grandes rasgos, todas tienen una cosa en común: el *deberías*. Casi todos los enfoques sugeridos remitían a mi confiada formación académica: *deberías* ingerir menos calorías, *deberías* tomar alimentos más sanos y *deberías* hacer más ejercicio. Me había quedado claro: mis pacientes ya sabían lo que *deberían* hacer. Simplemente, no eran capaces de hacerlo, y además se sentían culpables por no poder seguir el consejo de sus médicos. ¿Qué les impedía hacer lo que sabían que debían hacer?

Un poco después, tuve una revelación (la primera de las muchas que he tenido gracias a mis pacientes): la infelicidad de muchos de ellos trascendía los hábitos alimentarios. Eran infelices porque se sentían responsables de haber originado el problema en el que estaban inmersos. Eran presas de la vergüenza y la autorrecriminación. Esto no ocurre con los pacientes que padecen ansiedad. Cuando alguien tiene ansiedad, la experimenta como algo que le *sobreviene*. Pero comer es diferente. Experimentamos el hecho de comer como algo que hacemos, y los hábitos malsanos de alimentación como una realidad que nos infligimos a nosotros mismos. Nos sentimos mal cuando experimentamos ansiedad, pero nos juzgamos por mantener una relación difícil con la comida (y, en muchos de nosotros, esa autocrítica no se acaba en la alimentación). En algunos casos, cuando mantenemos un patrón de alimentación no saludable, este se exterioriza en nuestros cuerpos, lo que agrava el problema. En un mundo que celebra la delgadez y el autocontrol, aquellos que exhiben algunos kilos no deseados pueden sentir que llevan un cartel que anuncia su fracaso a la hora de alcanzar cualquiera de los dos objetivos. El cartel dice: «Adelante, júzgame: debo de ser perezoso y no tengo autocontrol». Este juicio social se aplica básicamente a todo lo que pone en movimiento los bucles de hábitos alimentarios, desde los genes a los traumas, la ingeniería alimentaria y –adviértase la ironía que esto implica– los juicios sociales que nos dicen que carecemos de algo y que deberíamos comprar X, Y o Z para ser felices.

Si tú también has intentado mejorar tu relación con la comida, creo que ya sabes lo que *deberías* hacer. Y, como mis pacientes, probablemente sientes que has fracasado si no eres capaz de hacerlo.

No es culpa tuya. No has fracasado. No eres inútil ni débil, ni ninguno de los terribles adjetivos que te has atribuido mientras te entregas a otro de esos bocados que «no deberías» comer. No eres tú. No hay nada de lo que avergonzarse o sentirse culpable. Lo que ha fracasado es el sistema que hemos construido. Te ha fallado al centrarse en los aspectos equivocados –voluntad, medición, autocontrol–, en lugar de ocuparse de la verdadera raíz del problema: los hábitos inútiles.

NO ERES TÚ, SON TUS HÁBITOS

Un estudio no relacionado con la comida rompió los moldes y me reveló que los hábitos son un componente significativo en nuestra alimentación.

Además de mi labor como psiquiatra, soy neurocientífico. Me he pasado décadas estudiando cómo y por qué formamos hábitos y qué podemos hacer para romperlos. A principios de los años 2000, creé un programa de mindfulness (atención plena) para dejar de fumar, y obtuve unos resultados espectaculares. En una de mis pruebas de laboratorio, quienes usaron mi programa multiplicaron por cinco su capacidad de abandonar el tabaco en comparación con quienes seguían una terapia cognitiva «estándar».

Evidentemente, este resultado nos asombró, pero también nos sumió en la confusión, porque durante el estudio, descubrimos otro hallazgo sorprendente. Algunos evaluadores piloto informaron de que estaban cambiando sus hábitos alimentarios, además de su hábito de fumar. La sabiduría popular habría predicho que ganarían peso, como le ocurrió a Jacqui, debido al aumento del picoteo (recordemos que la nicotina suprime el apetito). La persona promedio que deja de fumar gana entre cinco y siete kilos cuando encender un cigarrillo a causa de la ansiedad, el aburrimiento o la intranquilidad es sustituido por una incursión a la cocina. Sin embargo, estos sujetos de prueba no estaban ganando peso. Lo *perdían*. Con un *programa para el tabaco*. Al parecer, las prácticas que utilizaban para deshacerse del deseo de fumar también les estaban ayudando con el impulso de comer.

Me sumergí en la investigación científica sobre los hábitos alimentarios para descubrir qué demonios estaba pasando. La razón por la que estábamos viendo mejoras tenía que ver con empoderar a las personas para cambiar sus hábitos. No intentaban obligarse a sí mismas a evitar el picoteo o ciertos alimentos. *Estaban cambiando su relación con la comida y el acto de comer.* Potencialmente, nos encontrábamos ante una gran noticia. Después de décadas de investigación, ahora conocíamos métodos para reconfigurar el cerebro para cambiar viejos hábitos y sustituirlos por otros nuevos.

Si las cuestiones relacionadas con la comida podían atribuirse a conductas habituales, eso quería decir que, si aplicábamos esos métodos a las costumbres de mis pacientes, estos podían cambiar su forma de comer, y a su vez cómo se sentían respecto a sí mismos.

Podíamos utilizar principios de neurociencia para enseñar a la gente cómo funciona su mente y, en el proceso, trabajar con ella para superar patrones alimentarios habituales de larga duración: desde el aburrimiento a los atracones. La gente podría aprender a reconfigurar su cerebro para alterar su relación con la comida permanentemente, al menos de forma potencial. Romper los hábitos, romper los ciclos. Cuando aprendemos a estar en paz con nosotros mismos, la guerra cesa de forma natural.

Todo esto era extremadamente estimulante.

Mi equipo y yo nos pusimos manos a la obra para desarrollar un programa que guiara a las personas a través del proceso de cambio de sus hábitos alimentarios. Creamos un programa basado en una aplicación que combinaba un entrenamiento básico en cambio de hábitos con una comunidad en línea (llamada Eat Right Now) y empezamos a probarlo. Los resultados de nuestros ensayos fueron muy alentadores. El programa funcionaba del mismo modo que nuestros estudios sobre el tabaco. En un estudio dirigido por la doctora Ashley Mason en la Universidad de California, San Francisco, los participantes vieron cómo su alimentación impulsiva disminuyó en un 40 %.[1] Parecía que esta teoría podía funcionar. Tanto si se trataba de atracones, alimentación emocional, alimentación desprovista de atención, alimentación automática o alimentación excesiva, centrarse en estos comportamientos como costumbres poco saludables los ayudó a abordarlos como hábitos y a salir del ciclo.

Y los cambios fueron más allá de la forma de comer. El programa modificó cómo se sentía la gente, no solo en relación con su alimentación, sino también con cómo se veían a sí mismos. Personas que se habían sentido controladas por su forma de comer durante décadas no tenían problemas para mantener una alimentación sana. En lugar de intentar evitar alimentos prohibidos, ingerían una cantidad saludable y paraban. Como dijo un paciente: «Siento que he recuperado mi vida». Cambiaban su relación con la comida y ponían fin a la guerra consigo mismos.

La transformación de los hábitos era gratificante, pero fue el cambio en la forma en que mis pacientes se sentían lo que hizo evidente la necesidad de escribir este libro. Algunos de ellos renunciaron a los atracones. Otros perdían peso, lo que mejoraba su salud física. Otros abandonaban patrones alimentarios restrictivos e inútiles que provocaban un sufrimiento mayor. Y lo más importante: las personas que se sometieron al programa sustituyeron la impotencia por el empoderamiento, y cambiaron el odio hacia sí mismos por la autocompasión. No solo había aumentado su nivel de control: eran más felices.

DESENTRAÑA TUS HÁBITOS ALIMENTARIOS

En este libro voy a aplicar todo lo que he aprendido en las dos décadas pasadas de estudio del cambio de hábitos y te mostraré cómo abandonar esas costumbres inútiles y crear otras más ventajosas. Habrás notado que evito utilizar las palabras *malos hábitos*. No soy muy partidario de hablar de lo *bueno* y lo *malo*, porque este lenguaje nos induce a elogiarnos o culparnos a nosotros mismos por algo que nuestros cerebros hacen en un nivel de supervivencia muy básico. Por lo tanto, como uno de los primeros cambios que vas a realizar, te pediré que uses las palabras *útil* e *inútil* en lugar de *bueno* o *malo*.

El objetivo no es perder peso, a menos que eso sea lo que quieras. El plan que encontrarás en este libro está diseñado para sacarte de la prisión alimentaria y que vuelvas a sentir que controlas tu alimentación, y no que ella te controla a ti. Críticamente, esto se logra sin hacer un esfuerzo constante, agotador y en última instancia fútil para superar tus hábitos a través de tu voluntad. Puede sonar inconcebible, pero cuando descubras cómo funciona tu cerebro, aprenderás a trabajar con él para cambiar tus patrones alimentarios de forma que la palabra *control* quede obsoleta y sea irrelevante.

Gracias a una poderosa combinación de ciencia de cambio de hábitos y práctica de mindfulness, aprenderás a usar tu cerebro para sanar tu relación contigo mismo. Estás en el camino de la compasión hacia ti mismo, que te ayudará a liberarte del ciclo de la alimentación emocional y la vergüenza. Si tan solo pretendes romper algunos arraigados hábitos alimentarios, también te vamos a ayudar.

EL LIBRO

En los tres primeros capítulos, observaremos cómo nuestro cerebro forma hábitos, por qué son tan difíciles de romper y lo que necesitas saber sobre tu cerebro para tener éxito. En el resto del libro, te guiaré paso a paso a través de un reto de veintiún días, un programa para ayudarte a desentrañar tus hábitos alimentarios trabajando con (y no contra) el todopoderoso órgano responsable de una alimentación sana: tu cerebro (sonrío cuando a uno de mis pacientes o miembros de nuestros programas se le ilumina el rostro al mencionar que trabajar *con* nuestro cerebro es mucho más fácil). El reto está dividido en tres partes, en función de lo que he aprendido en mis investigaciones, que demuestran una progresión en el cambio de conducta de una sorprendente consistencia: 1) identificar los patrones de nuestros hábitos alimentarios; 2) interrumpirlos por medio de la conciencia (no de la voluntad); y a continuación, 3) aprovechar el poder de tu cerebro para abandonar viejos hábitos y asumir otros nuevos, que nos alimentarán física y mentalmente.

Te ofreceré métodos, avalados por la ciencia, para forjar nuevos hábitos más saludables que subyacen a prácticas como la alimentación consciente y la alimentación intuitiva: descubrirás que la conciencia es una herramienta sumamente poderosa, tal como se ejemplifica en estos planteamientos. Y cuando hablo de *respaldo científico*, me refiero a experimentos realizados en mi propio laboratorio, no a estudios o informes ajenos que he leído y que resumo en este libro. Por el camino, descubrirás que estás más presente en tu vida cuando no te obsesiona la comida. Una advertencia en relación con aquellos para los que *no* está destinado este libro. Si padeces un trastorno alimentario restrictivo y grave como la anorexia o la bulimia nerviosa, desafortunadamente este libro no es para ti. Por favor, trabaja con tu médico o profesional de salud mental.[2]

De principio a fin, usaré ejemplos extraídos de mis estudios de investigación en mi laboratorio y en mi clínica, y de las muchas personas que han utilizado el programa Eat Right Now, para poner de relieve los experimentos científicos que he investigado (pero no te preocupes, no intentaré venderte la aplicación, todo lo que necesitas está en este libro).

Es posible que comer sea una fuente de cuidados y de salud, un placer y una ocasión para conectar, no un referéndum sobre tu personalidad. Este libro tiene un objetivo: ayudarte a cambiar la relación con tu forma de comer. Acabarás por saber cómo funciona tu mente, y podrás aplicar ese conocimiento. Volverás a estar en contacto con tu cuerpo, y atenderás, así, a su vasta reserva de sabiduría. Y pondrás fin a la tiranía de la comida, por lo que dispondrás de más tiempo para dedicarlo a otros aspectos de tu vida. Acaba la guerra, inaugura la paz.

Empecemos.

Capítulo 1

¿CÓMO HEMOS ACABADO EN ESTE LÍO?

NI SIQUIERA SABEMOS SI TENEMOS HAMBRE

Ahí estaba yo, justo después de las cinco de la tarde de un jueves. Me encontraba de pie, delante de una pizarra, rodeado por un semicírculo de mujeres sentadas en sillas. Cada una de ellas había acudido a mi clínica debido a sus problemas con los atracones.

Armado con vastos conocimientos sobre los trastornos alimentarios que había adquirido en mi periodo de residencia, que acababa de completar, y sobre cómo coincidían con la adicción, intentaba ayudar a aquellas pacientes a enfrentarse a su trastorno por atracón. Todas se expresaban mediante oraciones coherentes. Y, sin embargo, a medida que hablaban, yo tenía la sensación de comunicarme con habitantes de otro planeta.

Como persona que no ha tenido problemas con el peso, toda mi vida he estado protegido de los trastornos vinculados a la alimentación. Nunca se han reído de mí, ni mi peso ha sido objeto de burlas. Como hombre, no había tenido que enfrentarme al estigma diario o las «normas» con que la sociedad presiona, en particular a las mujeres, para tener determinado aspecto. En general, yo comía cuando tenía hambre y paraba cuando estaba saciado. Una de las pocas excepciones fue un pequeño problema con unas gominolas (y, si soy sincero, con atracones ocasionales de dos kilos de helado), que explicaré en el capítulo 9.

Yo era en gran medida ciego a aquello a lo que se enfrentaban mis pacientes; no podía contemplar el mundo desde su perspectiva. Por eso les pedí que me ayudaran a ponerme en su piel. Empezando antes del primer bocado. Les pedí que me explicaran todos los detalles. ¿Qué las impulsaba a comer? ¿Cómo eran sus antojos? ¿Cuándo comían?

Todas empezaron a hablar a la vez, describiendo los diferentes momentos y detonantes que conducían a un atracón. Hablaron de la hora del día, de diversas emociones y de la gente. Contaron cómo los antojos y el ansia —que en este libro utilizaré indistintamente, ya que describen el mismo impulso de hacer algo— las inducían u obligaban a ir a la cocina a buscar algo para aliviar su malestar, tanto si se trataba de una emoción o simplemente del deseo de que su antojo desapareciera. Utilicé un marcador de borrado en seco y apunté en la pizarra, a toda velocidad, todo lo que pude captar de aquel coro de voces.

Una vez más, entendí todo lo que estaban diciendo, pero me sentía confundido. Hablaban de personas, lugares y cosas emblemáticos en la superposición entre atracones y adicción. Pero nadie había mencionado el hambre. Es como si se hubieran saltado un paso fundamental a la hora de preparar una tarta: pasaban de la lista de ingredientes a sacarla del horno.

Impuse un poco de orden. En cuanto empezaron a tomar la palabra por turnos, me llamó la atención una frase en particular: «Como cuando me entra el antojo».

Un destello de comprensión cruzó mi mente a toda velocidad.

Planteé otra pregunta: «¿Cómo son los antojos cuando tienes hambre?».

Confusa, la mujer aventuró: «No lo sé. Tan solo como cuando me entra el antojo».

«Pero ¿cómo sabes cuándo tienes hambre?».

Con esta pregunta, tanto ella como todo el grupo guardaron silencio.

Les pregunté a todas: «¿Cómo sabéis que el impulso de comer viene dado por el hambre o por alguna otra razón?».

El silencio prevaleció. No lo sabían. ¿Hambre? ¿Enfado? ¿Soledad? ¿Cansancio? ¿Tedio? ¿Tristeza? ¿Distracción? ¿Excitación? Todo esto tenía un punto en común: despertaba el antojo. Y este antojo las impulsaba a comer. No se hacían preguntas. Este antojo no tenía nada que ver con el mensaje que les enviaba su estómago. Es como si la conexión entre su cerebro y su estómago se hubiera cruzado con las conexiones emocionales. Y peor aún, la mayor parte del tiempo parecían vivir con el cerebro desconectado del cuerpo.

Yo había asumido que nuestro mecanismo más básico de supervivencia, el hambre, era tan sólido, tan evidente, tan *obvio*, que al experimentarlo lo sabríamos inmediatamente. Me equivocaba. El hambre podía teñirse, adaptarse, modificarse, disfrazarse e incluso fusionarse con otras ansias. Y en las personas que han ignorado la verdadera hambre física con las dietas y la restricción durante un largo periodo, esta desconexión entre el cerebro y el cuerpo puede ser especialmente significativa. Los antojos que provienen de espacios y lugares muy diferentes convergen en el mismo sitio: el impulso de comer. El hecho de que yo pudiera distinguir cuándo tenía hambre y cuándo estaba estresado no significaba que el resto del mundo fuera capaz de hacerlo.

Me explotó el cerebro.

En ese momento sentí una inspiración repentina que cambiaría para siempre mi forma de concebir la alimentación y me llevaría a un camino de descubrimiento en mi laboratorio que incluso modificaría mi forma de abordar situaciones clínicas habituales, como la ansiedad y la depresión.

Mis pacientes clínicos —y, por extensión, todos los que nos enfrentamos a patrones alimentarios poco saludables— necesitaban encontrar la forma de interrumpir sus bucles de hábitos volviendo a aprender a prestar atención a su cerebro y a su cuerpo, a fin de reconfigurar esas confusas sinapsis neurales. La buena noticia es que yo estaba investigando cómo aprovechar el poder del aprendizaje de refuerzo como forma de ayudar a las personas a superar sus conductas adictivas. Había estado desarrollando programas que ayudaban a la gente a sacar partido de aquellos aspectos que las mujeres de mi clínica necesitaban fomentar y cultivar: la conciencia y la amabilidad hacia sí mismas.

LA HISTORIA DE TRACY

Conocí a Tracy en 2013. De unos veinticinco años de edad, estudiaba para conseguir el grado de máster en Salud Pública en la Universidad de Yale. Se presentó en un grupo de meditación que yo dirigía los lunes por la tarde en el campus. Una tarde, cuando la meditación grupal había concluido, se quedó un rato más. Cuando todos se marcharon, me dijo que la meditación semanal tenía un gran impacto en su vida, y que quería aprender más. Estuve de acuerdo en tomarla como alumna. En mi trabajo con estudiantes, normalmente empiezo con los retos que afrontan en su vida. Les pido que identifiquen la causa de su sufrimiento. Pueden aprovecharlo como materia de estudio mientras descubren cómo funciona su mente, para aprender a trabajar mejor estas cuestiones en una fase posterior.

Tracy tenía problemas con la ansiedad, pero al principio no era consciente de ello.

Inició la exploración y pronto estableció una conexión entre la alimentación y el estudio intenso. Descubrió que recurría a las zanahorias para estudiar estadística. Algo así. Tal como ella explicó: «No se me dan bien los números, y por esa razón aquella era la asignatura más difícil en la universidad». El estrés y la ansiedad la inducían a «roer zanahorias y cualquier cosa crujiente» mientras trabajaba en sus deberes de bioestadística.

Para ser claros, para cualquiera que se haya enfrentado al problema de «comer zanahorias en lugar de un pastel» y medir «calorías consumidas, calorías gastadas», el hecho de masticar zanahorias suena mucho como un problema del Primer Mundo. ¡Si tan solo pudieran adquirir el hábito de masticar zanahorias! La razón por la que evoco a Tracy en estas páginas es porque el quid de la cuestión está en masticar. Cómo comemos es más importante que lo que comemos. Si no comprendemos y afrontamos problemas anteriores, gastaremos una enorme cantidad de energía más tarde, y acabaremos frustrados y derrotados, preguntándonos por qué nuestros esfuerzos no arrojan un resultado que se sostenga en el tiempo.

No tenía que ver con las zanahorias. Ni con tener hambre. Ella tenía una reserva de «energía ansiosa» en su cuerpo y necesitaba masticar cualquier cosa. También advirtió que el proceso de masticar algo tenía que ser repetitivo para tranquilizarla mientras hacía sus trabajos. Tenía que poder alcanzar, aferrar y masticar algo, sin que el proceso exigiera robar espacio mental de su estudio. Al aprender a explorar su propia experiencia con la alimentación, descubrió algo fundamental. Más tarde reflexionó: «Fue la primera vez en mi vida en la que descubrí que tenía ansiedad». No había asociado la ansiedad con masticar zanahorias. Se limitaba a masticarlas mientras hacía su trabajo.

Esta constatación marcó el inicio de la transformación de su relación tanto con la ansiedad como con la comida. Como mis pacientes enfrentados a los atracones, Tracy no comía cuando tenía hambre. Estaba alimentando una emoción.

¿Hasta qué punto es importante este contratiempo evolutivo? Cuando vinculamos nuestra locomotora de la supervivencia evolutiva con el tren del estado de ánimo, muy rápidamente el tren produce vapor y potencia, hasta que escapa a nuestro control. A instancias de una emoción nerviosa, sentimos una atracción magnética por ir a buscar un *snack* a la cocina a altas horas de la noche. Ni siquiera sabemos si tenemos hambre (y a menudo no la tenemos), tan solo sabemos que queremos ALGO. Devoramos galletas en la sala de descanso no porque nuestros estómagos estén gruñendo, sino porque tememos ser despedidos. Agregamos otra porción a nuestro cuenco de helado después de ser ignorados por una potencial pareja romántica porque nada cura –o al menos, nos distrae– de sentirse rechazado como el helado de Ben & Jerry's o Häagen-Dazs.

El fantasma hambriento

Más tarde, en nuestro trabajo juntos, Tracy me contó otra historia iluminadora.

Cuando empezó a intentar cambiar sus hábitos alimentarios, descubrió un patrón relacionado con su forma de gestionar cómo se cuidaba a sí misma. Me explicó que, cuando se enfrentaba a algo, se concedía un premio. Los premios solían adoptar la forma de alimentos ricos en carbohidratos y azúcares, como galletas o pasteles. Había intentado pasarse a opciones más saludables (las zanahorias no entraban en la categoría del autocuidado). Una tarde en la que se sentía nerviosa, se compró unas moras como premio.

Quizá se te ocurra pensar: «¡Estupendo! ¡Se ha pasado a un alimento más sano!». Un problema alimentario del Primer Mundo. Pero observemos lo que pasó a continuación. Las compró, tomó asiento en un café en el interior de un centro comercial, y... «las devoró» enseguida.

Me dijo que intentó disfrutarlas, pero aún había una urgencia inexplicable en su forma de comer que la llevó a engullir más allá del punto en el que su cerebro planificador sabía que ya había tenido suficiente. Tenía la sensación de que la intensidad de consumir todo el envase completo la haría sentirse bien.

Las moras tenían un *buen* sabor. Pero desgraciadamente no encontró lo que buscaba en el fondo del envase. Había algo en lo más profundo de sí misma que no se satisfacía engullendo todas las moras. Reflexionó así: «Comer rápido y llegar al fondo del envase de moras no aplacó esa emoción, fuera la que fuera». Dijo que en su interior había un agujero que quería llenar, una incomodidad que pretendía aliviar.

Nunca he devorado un envase de moras, pero conozco el agujero del que habla Tracy. Es muy habitual. Es una desafortunada consecuencia de un mal funcionamiento de los mecanismos de supervivencia cerebral. Los mecanismos que deberían ayudarnos a comer cuando tenemos hambre y a detenernos cuando estamos saciados se cruzan con el intento de apaciguar nuestras emociones. Irónicamente, cuando queremos comer por razones emocionales –lo que recibe el nombre de *hambre hedonista*–, buscamos una pala y cavamos más hondo.

Este pozo sin fondo fue identificado miles de años antes de que la neurociencia y la psicología moderna lo hubieran concebido. Recuerdo haber oído hablar de él por primera vez cuando un maestro budista describió la imagen de lo que llamaba un *fantasma hambriento*.

Imaginemos a un fantasma con una boca de un tamaño normal –independientemente de lo que signifique *normal* en el mundo de los fantasmas–, que conduce a un largo y estrecho esófago que arroja comida a un gigantesco estómago. No importa lo rápido que coma o la cantidad ingerida, jamás se llenará la tripa. Por lo tanto, el fantasma nunca se saciará.

Cada vez que comemos incitados por una emoción, por aburrimiento o por cualquier otra circunstancia, y en realidad no tenemos hambre, nos convertimos en ese espectro famélico. Nuestros estómagos reales no se sienten vacíos porque en esos momentos no necesitamos alimentos. Pero hemos aprendido a sofocar nuestras emociones con comida. Y como alimentamos nuestras ansias en lugar de satisfacer nuestras necesidades, jamás llenamos ese vacío. En palabras de Tracy: «Mi problema no se va a resolver ahora porque estoy comiendo».

Como un miembro de la comunidad Eat Right Now posteó recientemente: «Zampar azúcar entierra los pensamientos/emociones/sensaciones físicas desagradables que generaron el deseo de engullir..., un gran remordimiento, indignación, vergüenza. La recompensa inmediata es una huida de esas emociones y una transición hacia la próxima actividad, sin abordar esa molesta cuestión. El aspecto negativo es justamente ese, y una persistente preocupación por la salud, y los remordimientos y el ciclo de desprecio hacia uno mismo».

La alimentación emocional de este tipo –Tracy masticando zanahorias mientras estudia o engullendo moras más allá del punto de saciedad– es EXACTAMENTE LO CONTRARIO a cómo nuestro cuerpo y nuestro cerebro evolucionaron para trabajar juntos y mantenernos con vida. Nuestro cerebro anula las señales físicas y mascamos y masticamos hasta el punto de que nos resulta difícil decir si tenemos hambre y cuándo la tenemos.

Por desgracia, saber que nos comemos nuestras emociones no nos aporta una fortaleza mágica inmediata para dejar de actuar así. Nuestra endeble corteza prefrontal, la sede del autocontrol, no es rival para nuestro musculado cerebro de supervivencia. Esto es algo que sabe muy bien cualquiera que haya intentado obligarse a abandonar el hábito de la alimentación emocional siguiendo la fórmula «calorías consumidas, calorías gastadas» que aprendí en la Facultad de Medicina.

LA INDUSTRIA ALIMENTARIA SE LUCRA CADA VEZ QUE TOMAS UNA PATATA FRITA

Para empeorar las cosas, nuestra capacidad para tomar decisiones inteligentes en cuanto a la comida de supervivencia no es saboteada exclusivamente por nuestro cerebro. Los alimentos pueden ser, y de hecho son, modificados de todas las formas posibles para que inevitablemente fracasemos ante el antiguo desafío de las patatas fritas Lay's: «¡Apuesto a que no puedes comer solo una!» (dato curioso: Lay's creó este eslogan en 1963, el mismo año en que se fundó Weight Watchers). La industria alimentaria trabaja arduamente para manipular los alimentos de manera que puedan ganar esa apuesta. Y ha hecho un buen trabajo ajustando las cosas para asegurarse de que la banca –en este caso su industria– siempre gana. En una impactante exposición de las prácticas de la industria alimentaria, Michael Moss, un periodista de investigación de *The New York Times*, escribió un artículo titulado «The Extraordinary Science of Adictive Junk Food» [La ciencia extraordinaria de la comida basura adictiva].[1] La portada de esta pieza era la imagen de una patata frita Doritos con la siguiente fórmula inscrita en ella:

$$\frac{\text{Sal + Grasa}^2}{\text{Crujido satisfactorio}} \times \text{Agradable sensación en la boca} = \text{Alimento diseñado para generar adicción}$$

Me gusta esta imagen por muchas razones, una de las cuales viene subrayada por otro titular en la revista satírica *The Onion:*

«Doritos Celebrates One Millionth Ingredient» [Doritos celebra su millonésimo ingrediente].[2] *The Onion* continúa «informando» de que el «nuevo ingrediente, el guanilato disódico, no solo actúa como un agente emulsionante adicional, sino que también potencia el ya de por sí intenso sabor de Doritos».

Sátiras aparte, el azúcar refinado y comer en exceso contribuyen a efectos negativos sobre la salud, como la diabetes y la obesidad. La obesidad ostenta el distinguido deshonor de ser actualmente la segunda causa evitable de muerte en Estados Unidos, después del tabaco.[3] Cuando nuestros ancestros observaban el cielo nocturno buscando señales del futuro, no pudieron detectar, en las estrellas, los alimentos químicamente alterados que producirían las epidemias modernas de obesidad y diabetes. Y ni en un millón de años habrían adivinado que en nuestro mundo las empresas dedicarían miles de millones de dólares a manufacturar productos comestibles con el único propósito de inducirnos a comer cada vez más.

Hay toda una industria que invierte miles de millones de dólares en diseñar alimentos en todos sus aspectos, desde la conveniencia a la apariencia, olor, sabor y, por supuesto, la palatabilidad, con un único propósito en mente: el consumo. Cuanto más comes, más dinero ganan.

El artículo de Moss y su más detallado libro *Salt Sugar Fat: How the Food Giants Hooked Us* [Sal, azúcar, grasa: cómo nos engancharon los gigantes de la alimentación] son reveladores. No entraré en los detalles, porque todo lo que realmente necesitas saber es que los alimentos han sido diseñados cada vez más con un único propósito: la adicción. La industria alimentaria trata la comida más como un experimento químico que como una forma de nutrición. Con el objetivo del beneficio en mente, nos manipula para inducirnos a comer (y comprar) alimentos que ni siquiera son buenos para nosotros. Por ejemplo, los químicos e investigadores alimentarios han descubierto lo que denominan nuestro *punto de placer*, que consiste en el equilibrio óptimo de sal, azúcar y grasa que arroja a nuestro cerebro a un frenesí de deseo. La industria también ha descubierto que adaptarse a la conveniencia y a una sensación de autonomía también hace que el consumo de *snacks* se vuelva más habitual. ¿Alguien comía los alimentos preenvasados de la marca Lunchables? Sí, mis estudiantes universitarios recuerdan cómo les encantaba cuando eran niños, aunque no tenían un sabor muy bueno. Ahora saben por qué.

La conveniencia, la ingeniería de alimentos y las emociones se suman para hacer que sea realmente fácil quedar encerrados en unos pobres hábitos alimentarios. Y entonces nuestro cerebro comparece y dice: Sí, esto funciona. Sigamos con esta estrategia, lo que hace que sea REALMENTE DIFÍCIL intentar –o ni tan siquiera imaginar– algo más.

Mis pacientes clínicos situados en el semicírculo señalaban el problema perenne de cómo la sociedad nos vende la «solución» a nuestras preocupaciones: «Cómete tus emociones». Comer nos puede distraer o aliviarnos brevemente cuando nos encontramos mal o decaídos, pero aprovechar estos mecanismos de supervivencia nos prepara para tener problemas en el futuro. Cuanto más se cruzan los ámbitos de la alimentación y la emoción, más se transformarán en hábitos estas conductas. Y en lugar de separarlos, nos increpamos a nosotros mismos, lo que despierta la culpa y la vergüenza, ya que pensamos que algo anda mal en nosotros. No te preocupes: *hay* una salida a todo este lío. Empieza por descubrir cómo funciona nuestro cerebro.

Capítulo 2

CÓMO SE FORMAN LOS HÁBITOS ALIMENTARIOS

Cuando Jack llegó a mi clínica psiquiátrica, me sorprendió porque era el tipo de persona que esperas que se siente a tu lado en un avión: cortés y respetuoso, pero no explícitamente amistoso. Para empezar un primer encuentro con un paciente suelo recurrir a algo auténtico y hospitalario, por lo que, en cuanto nos hubimos acomodado –fue durante la pandemia, por lo que nos acomodamos lo mejor que pudimos a través de videoconferencia– le pregunté: «¿En qué puedo ayudarte?». Él hizo una pausa y, con cierta timidez, dijo que tenía problemas con la comida.

«Muy bien –pensé–, eso pueden ser un millón de cosas». La gente no suele empezar acudiendo a un psiquiatra por un problema con su alimentación. Intenté no extraer ninguna conclusión sobre aquello a lo que él se enfrentaba o cómo había lidiado con esa cuestión en el pasado. Le pedí que continuara.

Jack respondió describiendo su relación con los kikos. Los kikos se preparan remojando granos de maíz enteros en agua durante tres días, luego se tuestan o se fríen en aceite, y finalmente, se les añade sal, *mucha* sal. Se trata de un *snack* de sabor intenso y originario de la frontera sur de Estados Unidos: en Perú se conoce como *cancha* y en Ecuador recibe el nombre de *chulpi*.[1] En Estados Unidos los encontramos empaquetados en bolsas de plástico en gasolineras, tiendas y en el estante de aperitivos de los supermercados.

La relación de Jack con los kikos se remontaba a un pasado lejano; los había estado comiendo desde que tenía diez años. Ahora, pasados los sesenta, me dijo que ingería kikos «a razón de cien puñados cada vez». Tal vez esto implique una ligera exageración, pero él quería transmitir la idea de que no se limitaba a picar unos pocos en cada ocasión. Si los has probado alguna vez, te preguntarás «¿Cómo era capaz de hacer *eso*?». Los kikos son *muy* salados. Si yo intentara comer unos pocos puñados seguidos, necesitaría varios litros de agua para bajarlos. Aunque sospechaba que Jack estaba exagerando mantuve cerrada la boca y seguí escuchando, con el objetivo de romper el estereotipo de los doctores que interrumpen constantemente a sus pacientes. Percibía que él estaba llegando a algo importante.

«Padezco alimentación automática –anunció–. Me limito a engullir. No lo pienso. Tan solo lo hago». Jack continuó, mencionando su forma habitual de comer pasta: «Si me pones delante un plato de pasta, lo devoro sin más».

Jack parecía tener una desconexión cerebro-cuerpo similar a la de mis pacientes con trastorno por atracón, pero en lugar de entregarse a esta práctica, su predisposición lo había llevado a la alimentación automática.

«¿Así que la pasta es irresistible?», pregunté, para asegurarme de que lo estaba entendiendo.

«La pasta y el helado. Los *bagels* y cosas así. Voy a la tienda de *bagels*, me como uno y engullo otros dos de camino a casa. Esos son muchos *bagels*. Luego me siento mal, pero vuelvo y lo hago otra vez, otro día».

Interesante. Empezaba a entender por qué había venido a verme. Le pregunté en qué situaciones comía así. Respondió que cuando se sentía deprimido, ansioso o estresado; hizo una pausa y añadió: «En realidad, también como cuando me siento bien». Después de cubrir todas las categorías en las que se puede comer sin hambre, lo resumió así: «Siento un deseo, y comer lo satisface, por eso lo hago».

Tal como ocurre con mis pacientes con trastorno por atracón, la incapacidad de Jack para controlar lo que comía estaba perjudicando su bienestar físico y mental. No quería comer kikos en cantidades excesivas; simplemente, no podía evitarlo. Su cerebro lo obligaba a ello. ¿Qué le estaba pasando?

TU CEREBRO DE SUPERVIVENCIA Y TU CEREBRO PLANIFICADOR

Como cualquier animal con cerebro, todos tenemos un objetivo primordial: sobrevivir. Nuestros sistemas neurales más antiguos y profundos están diseñados para mantenernos vivos y procrear. Esta antigua parte de nuestro cerebro incluye el sistema responsable de funciones no cerebrales, pero cruciales, como la respiración y la regulación de la temperatura corporal y, por supuesto, comer y no ser comidos. Se trata de necesidades inmediatas. Si nos persigue el proverbial tigre dientes de sable, tendremos que afrontar esa situación enseguida, no sentarnos a evaluar opciones y comparar posibles resultados antes de decidir echar a CORRER. Llamo *cerebro de supervivencia* a esta parte de nuestro cerebro.

En lo que respecta a la comida, nuestro cerebro de supervivencia tiene una misión: mantenernos con vida. En el caso de nuestros ancestros, habitantes de las cavernas, esto implicaba que los alimentos que proporcionaran calorías rápidas y de fácil digestión ocuparan el nivel más alto en sus preferencias. Esto no ha cambiado desde hace cientos de miles de años. ¿Alguna vez has visto, en YouTube o en redes sociales, un vídeo en el que un bebé prueba el helado por primera vez? Tan pronto como este alimento llega a su lengua, el rostro del bebé se ilumina de asombro e inmediatamente aferra el cucurucho e intenta comer más. Este momento de sorpresa libera un gran chorro de la hormona dopamina en los centros de recompensa del cerebro del bebé, enviándole una señal clara y rotunda: «Recuerda lo que acabas de comer». En tan solo unos segundos, el bebé ha aprendido algo que no olvidará el resto de su vida: «Me gusta el helado». O, desde la perspectiva del cerebro de supervivencia: «Esta sustancia fácilmente digerible contiene una alta densidad y una proporción optimizada de grasa y azúcar. Come tanto como puedas. Y no olvides su aspecto».

Recordarlo es clave: la memoria es fundamental para el aprendizaje y para la planificación.

La corteza prefrontal es para la planificación

En algún momento del último millón de años, los seres humanos desarrollaron una nueva capa que cubrió nuestro primitivo cerebro de supervivencia: la corteza prefrontal (CPF). Le doy el nombre de *cerebro planificador*. Desde una perspectiva anatómica, esta «reciente» región cerebral está localizada justo detrás de la frente y los ojos. La nueva parte del cerebro nos ayuda a sobrevivir de una forma diferente. Involucrada en los procesos de la creatividad y la planificación, la corteza prefrontal se centra menos en el aquí y el ahora, y más en predecir qué sucederá en el futuro, a partir de nuestra experiencia pasada.

A la hora de hacer predicciones, el cerebro planificador utiliza los recuerdos almacenados por el cerebro de supervivencia. Esto se conoce como *procesamiento predictivo*. Predecir el futuro puede ayudarnos a sobrevivir por medio de la simulación de lo que ocurrirá antes de que lo probemos en la vida real. Por ejemplo, al decidir internarnos en una u otra parte de la sabana en busca de comida, nuestro cerebro planificador simula lo que podría suceder a partir de lo que ha acontecido en el pasado. Si hemos llegado a cierto lugar –por ejemplo, un árbol junto al río– y hemos encontrado bayas y ningún tigre, y luego hemos seguido caminando hasta alcanzar otro enclave –digamos, una gran roca en una colina, en la que hemos visto un grupo de tigres, pero ninguna baya–, al despertar a la mañana siguiente y sentir hambre, nuestro cerebro se inspirará en esas experiencias pasadas para realizar una simulación de una visita a ambos lugares y tomar una decisión muy simple: es conveniente ir al árbol junto al río porque ayer no había tigres y encontramos bayas.

Tener un cerebro planificador que lo predice todo, desde el aspecto y el comportamiento de un gato hasta cómo debería saber un trozo de pastel, nos ahorra mucho tiempo y energía. Pero también puede desviarnos, como pronto descubriremos. En primer lugar, veamos cómo la alimentación de Jack se volvió automática.

REFUERZO POSITIVO: CÓMO APRENDEMOS A RECORDAR DÓNDE ENCONTRAR COMIDA

A través de millones de años de evolución, los seres humanos hemos conservado los mecanismos de supervivencia más básicos –comer y no ser comidos– porque funcionan realmente bien. Cuando se trata de dictar nuestros comportamientos, nada ha superado lo que el neurocientífico y premio Nobel Eric Kandel (y otros) ha llamado *aprendizaje por refuerzo.*

El aprendizaje por refuerzo tiene dos componentes relacionados: refuerzo positivo y refuerzo negativo. En términos alimentarios, el refuerzo positivo se puede resumir en encontrar fuentes de alimento cuya ubicación podamos recordar en el futuro, y así regresar y comer más. Cuando nuestros ancestros buscaban comida y encontraban una buena fuente, su estómago les enviaba una señal de dopamina a su cerebro, que les decía: «Hey, esto está muy bien. No olvides este lugar. Vuelve mañana, cuando tengas hambre». Este tipo de aprendizaje es tan importante que nuestro cuerpo dispone de múltiples lugares desde los que enviar estas señales al cerebro, a fin de que no nos perdamos el mensaje.[2]

Solo necesitamos tres elementos para aprender a través del refuerzo positivo: un detonante/señal, una conducta y un resultado/recompensa. ¿Recuerdas al bebé que probó el helado por primera vez? Cuando el bebé prueba el helado, el cerebro toma nota de la recompensa: «¡Qué ricooo!». Con el refuerzo positivo aprendemos a repetir las conductas que nos ayudan a sobrevivir. A menudo se describen como *conductas de aproximación*, ya que aprendemos a acercarnos a las cosas ricas. Detonante: ver el helado. Conducta: comer el helado. Resultado: «¡Yupi!». Repetimos.

Ahora vamos a ponernos en la piel de Jack o, mejor aún, en su cerebro de supervivencia. Su cerebro aprendió que los kikos tienen muchas calorías: el punto de placer de la grasa, la sal y los carbohidratos de fácil digestión. Desarrolló el hábito según el cual ver kikos equivalía a comer kikos. El picoteo automático como un hábito.

REFUERZO NEGATIVO: CÓMO EVITAMOS QUE NOS COMAN

Nuestros ancestros invertían la mayor parte del día buscando comida y recordando dónde estaba, pero tenían una gran preocupación: no convertirse, a su vez, en la cena de otros. Lo aprendieron a través del proceso de refuerzo negativo. A grandes rasgos, el refuerzo negativo funciona exactamente igual que el positivo. Presenta la misma secuencia detonante/conducta/resultado. Sin embargo, en lugar de aprender para fomentar una conducta gratificante (una experiencia agradable), aprendemos a evitar situaciones que suponen un castigo (una experiencia desagradable). Cuando nuestros ancestros se disponían a explorar una nueva zona del bosque o de la sabana, no sabían si los depredadores también estaban explorándola, por lo que tenían que reforzar su nivel de vigilancia, siempre alerta ante el peligro. Si escuchaban un crujido en los arbustos y veían a un tigre, aprendían a correr (conducta) la próxima vez que percibían un crujido (detonante) para no ser devorados (sin duda, un «castigo» desagradable).

Voy a fantasear por un momento. Podríamos aprender a evitar las conductas contrarias a la supervivencia incluso más rápidamente de lo que aprendemos a fomentar las conductas en pro de la supervivencia. Cuando se trata de comer algo nuevo, si sabe amargo o a podrido –señal de peligro o veneno–, lo escupimos antes de ser conscientes de lo que estamos haciendo. A diferencia de la respuesta al chocolate o a un vino refinado, no tenemos tiempo para saborear las notas que podrían matarnos. «Hum, ¿tiene un toque final a roble?» o «¡Uau, el cianuro sabe *igual* que las almendras!» serían más bien un último pensamiento que una observación sobre la cata. No probamos todos los sabores matizados del veneno porque estamos ocupados sacándolo de nuestras bocas. Con alimentos que no nos van a matar, tenemos tiempo para saborear. En otras palabras, cuando se trata de comer, el aprendizaje por medio del refuerzo negativo podría ser más rápido que el refuerzo positivo. Piensa en la última vez que probaste algo que te repugnó. Si el sabor era realmente malo, actuarías exactamente igual: escupiendo antes de que fueras consciente de lo que estabas haciendo (date un respiro: no tienes control sobre esta conducta, es tu cerebro el que te ayuda a sobrevivir). En resumen, registramos el «¡puaj!» (disgusto) más rápido que el «hum» (placer).

Volvamos a Jack. Los kikos eran su hábito alimentario automático. ¿El refuerzo negativo le causó estrés y ansiedad, además de otros hábitos alimentarios?

Cómo el refuerzo negativo nos enseñó a comernos nuestras emociones

Si alguna vez has oído la expresión *comer tus emociones*, podría sorprenderte saber que el impulso inicial de tu cuerpo cuando padecemos miedo o estrés es *dejar* de comer. Como una forma de mantenernos tan ligeros y ágiles como sea posible, los seres humanos hemos evolucionado de forma que no disponemos de sangre suficiente para atender a todos nuestros órganos al mismo tiempo. Como un avión que solo carga combustible hasta su destino (más una pequeña cantidad extra para emergencias), el cuerpo humano medio tiene aproximadamente cinco litros de sangre, lo que representa el 8 % de nuestro peso. El resto está fundamentalmente compuesto por agua (en torno al 60 %), músculo, grasa y hueso.

A diferencia de un avión, que utiliza el combustible con un único propósito –mantener los motores en marcha–, nuestro cuerpo emplea la sangre para múltiples funciones, desde ayudar al estómago a hacer la digestión a distribuir oxígeno entre los músculos. Hemos desarrollado un exquisito sistema para que nuestros órganos puedan comunicarse entre sí y actúen en función de nuestras necesidades. Cuando un sistema orgánico tiene un déficit de sangre, envía señales para que otros órganos la deriven en la dirección correcta. Por ejemplo, si tenemos hambre, nuestro estómago pide a otros músculos que envíen sangre para digerir la comida que estamos a punto de recibir. A nuestros músculos les gusta tomarse un descanso en situaciones así. Su versión de «VUELVO EN QUINCE MINUTOS», habitual en la puerta de los comercios, consiste en estrechar sus vasos sanguíneos, a fin de que la sangre sea redirigida hacia nuestro tracto intestinal.

Tu cuerpo enviará felizmente su suministro de sangre al sistema digestivo cuando tenga hambre, a menos que otro sistema envíe una señal de emergencia y pida que cierta cantidad de sangre sea derivada hacia él.

Imagina que te encuentras en el trabajo, en la universidad o en casa. Es la hora del almuerzo y tienes hambre, por lo que coges tu sándwich y te sientas a comer. La sangre afluye al sistema digestivo, sin problemas. De pronto empiezas a oler a humo y suenan las alarmas; tu cerebro toma nota. ¿Qué sucede? Piensas «oh, m*****, algo va mal». Cuando tus músculos envían la señal de SOS, tu cerebro y tu estómago se ponen inmediatamente de acuerdo: «¡La comida se ha acabado!». Tu estómago cierra sus vasos sanguíneos y envía toda la sangre a tus músculos. Esto te ayuda a saltar y a correr.

La sensación de que el almuerzo ha concluido, o al menos se ha pospuesto indefinidamente hasta que vuelvas a estar seguro, tiene un término técnico: *anorexia*. Si buscas la palabra en el diccionario, se define como «una carencia o falta de apetito». Añade el término *nerviosa* –*anorexia nerviosa*–, y obtienes «un trastorno emocional caracterizado por un deseo obsesivo de perder peso». Traigo este ejemplo para subrayar cómo nuestro cuerpo está diseñado para combatir el estrés desconectando las señales del hambre de forma natural. Esta es una pieza importante en el rompecabezas.

El problema es que nuestro cerebro no conoce la diferencia entre una verdadera amenaza a nuestra supervivencia, como un coche que se dirige hacia nosotros por el carril equivocado, y la presión cultural, como cuando el jefe nos grita en el trabajo. Si tropieza con un agente estresante, el cerebro interpreta «peligro» y necesita una forma de afrontarlo. Nuestro cerebro agrupa el miedo y el dolor en la categoría general de lo desagradable. El miedo es desagradable. El dolor es desagradable. El dolor *emocional* es desagradable.

Esther, miembro de nuestro programa Eat Right Now, compartió su experiencia del estrés como responsable de su pérdida de apetito. Normalmente solía tener que hacer frente a atracones cuando estaba estresada, pero aquel día fue diferente: «Hoy he tenido un día muy estresante. Comí dos huevos y unas semillas de calabaza para desayunar, y otros dos huevos en el almuerzo. No pude comer durante el resto del día debido a la tremenda cantidad de adrenalina que recorría mi cuerpo en respuesta al estrés intenso. Esto me parece muy interesante. Creo que en el pasado me abandonaba a los atracones debido al estrés, y hoy no puedo obligarme a comer por la misma razón». Le sorprendía que su respuesta adaptativa normal a la pérdida de apetito hubiera surgido de la nada. Tuvo que haber sido lo suficientemente fuerte como para superar la conducta aprendida de comer por estrés que había dominado su vida.

Michelle tuvo una respuesta similar al acudir al médico. «Hoy he ido al médico para un chequeo. Ir al médico es algo que ODIO absolutamente... Durante toda la mañana estuve tan ansiosa que no pude desayunar ni tomar el té (definitivamente, la cafeína no iba a servirme de ayuda, habría salido disparada hacia la luna); tampoco meditar ni ninguna de las cosas buenas con las que suelo empezar el día. ¡Incluso tuve que cambiarme la camiseta antes de salir de casa, porque la había sudado entera!».

Como el lector puede comprobar, nuestros modernos agentes estresantes pueden aniquilar nuestro apetito tan rápidamente como un tigre dientes de sable. Todo esto sucede en una exhalación y no requiere aprendizaje alguno. Es un mecanismo innato de supervivencia adaptativa que nuestro cuerpo activa para hacer frente a un peligro real y evidente. Y cuando no estamos sometidos a ninguna amenaza, desde la perspectiva evolutiva el hambre es un grito y la plenitud, un suspiro. Es decir, cuando las fuentes de alimentación no están garantizadas de un día para otro, o incluso de una semana para otra, es mejor acumular calorías, anticipándonos a un periodo en el que no podremos comer.

En un giro cruel, lo que ha pasado con el tiempo, en ausencia de una amenaza inmediata y la presencia de un acceso fácil a alimentos muy calóricos es que, en lugar de evitar el dolor canalizando nuestro suministro sanguíneo a nuestras piernas y pulmones para poder escapar del tigre, hemos aprendido a anestesiar el dolor emocional con algunos placeres o distracciones. Con el dolor emocional no estamos físicamente en peligro, pero es indudable que duele mucho. Como no estamos en peligro, no necesitamos huir, pero nuestro cerebro nos dice que escapemos al dolor; nos pide que hagamos algo para ponerle fin. Aquí es donde entra el refuerzo negativo y cruza los cables de la comida con los del estado de ánimo en nuestro cerebro.

El dolor emocional puede resultar muy doloroso, pero no es lo mismo que una hemorragia en una arteria principal: no nos encontramos en una situación que amenace nuestra vida de forma inminente, como si un tigre hambriento o un autobús a toda velocidad se acercaran a nosotros; nuestro cerebro sabe que no tenemos que correr, pero quiere que hagamos ALGO. Por lo tanto, cuando estamos atrapados en una emoción negativa, nuestro cerebro dice: «Sé cómo ayudar a que esta emoción dolorosa desaparezca y así te puedas sentir mejor». Si fuéramos seres más racionales, la parte planificadora e intelectual de nuestro cerebro, la corteza prefrontal (en realidad, las diversas partes del cerebro no funcionan aisladamente, pero vamos a explicarlo así con un propósito ilustrativo) diría: «Eh, vamos a investigar y a descubrir la mejor manera de gestionar nuestras necesidades emocionales. ¿Qué tal un poco de psicoterapia para ayudarnos a descubrir de dónde proceden tus emociones? ¿O un poco de terapia cognitivo-conductual para ayudarte a crear algunas estrategias de afrontamiento? ¿O quizá una terapia existencial que te ayude a entender tu posición en el mundo y lo que significa estar vivo?».

Por desgracia, como la corteza prefrontal es la parte más joven y débil del cerebro, cuando surgen emociones fuertes, se desconecta.[3] Esto deja a las redes cerebrales más antiguas –no necesariamente las más sabias– a cargo de la tarea más exigente.

Cuando estamos tristes o enfadados, nuestro cerebro de supervivencia empieza a buscar algo que nos haga reaccionar o nos distraiga de nuestro malestar. Desafortunadamente, uno de los pocos ases que se guarda bajo la manga es un gusto exquisito por la comida para entretenernos, distraernos de nuestras preocupaciones, hacernos sentir mejor inmediatamente.

Al recordar que el helado tiene buen sabor, nuestro cerebro de supervivencia nos pide ignorar el hecho de que no tenemos hambre y seguir adelante, y comernos una bola. Muy pronto aprendemos que el placer de comer este dulce premio sienta mejor que ahogarnos en nuestras emociones. Nuestro cerebro toma nota de ello y lo almacena para más tarde. Este es uno de los caminos importantes que sigue nuestro cerebro para relacionar la comida con las emociones. Si te sientes mal, tu cerebro comparece y te recuerda que comer nos hace sentir bien, o al menos inhibe temporalmente las emociones negativas.

Cada vez que decidimos comer algo para apaciguar nuestros sentimientos, los cables de nuestro cerebro planificador y de nuestro cerebro de supervivencia se cruzan. Tal vez hayas planeado comer más saludablemente o limitar el picoteo, pero, en cambio, te has dejado seducir por el poder reconfortante del hábito. El bienintencionado «voy a dejar los *snacks*» te lleva a pensar constantemente en comida.

He aquí otra forma de pensar en ello: cuando te sientes estresado, tu cerebro de supervivencia toma el volante de la corteza prefrontal, que solo recientemente ha obtenido la «L» de novato, con el objetivo de guiarte hacia la seguridad hasta que el peligro ha pasado.[4] En cuanto te encuentras a salvo a este lado del camino, sacas algunos pastelitos para tranquilizarte. Si lo repites, acaba por convertirse en un hábito.

Tenemos una tendencia innata a alejarnos o distraernos cuando se presentan emociones negativas porque queremos evitar el dolor que provocan. Cuando el estrés inunda el cerebro, las distracciones nos hacen sentir mejor en el momento, pero esto tiene la consecuencia imprevista de impedirnos trabajar en las causas.

En breve aprenderás a aprovechar el poder de tu cerebro para cambiar esta situación. Podrás reconfigurar tu cerebro para salir de la cárcel alimentaria o despertar y dejar de picotear sin darte cuenta. Aprenderás a escuchar y atender las silenciosas pero presentes señales de plenitud que tu cuerpo envía. Pero, en primer lugar, vamos a descubrir cómo la relación comida/estado de ánimo se ha hecho tan poderosa.

Rob vino a verme cuando tenía unos cuarenta años y ochenta kilos de sobrepeso. Lo enviaron a mi clínica debido a los ataques de pánico que sufría al conducir. Conté su historia en mi libro *Deshacer la ansiedad*; allí aparecía bajo el seudónimo de Dave, porque le preocupaba tener problemas para encontrar empleo si utilizaba su nombre real. Me alegra decir que a Rob le ha ido tan bien en su trabajo con la ansiedad que ahora ayuda a otros a controlar la ansiedad extrema, y siempre *empieza* con su historia.

En aquella época, Rob manifestaba un claro caso de ansiedad. En cuanto puso el pie en mi consulta, *parecía* ansioso (esto ocurrió a. C., antes de la COVID-19, por lo que nos reunimos en persona). Tenía la cabeza hundida en los hombros, los puños apretados y su respiración era una sucesión de breves jadeos esporádicos. El mecanismo de afrontamiento de Rob consistía en ingerir comida basura para aplacar su ansiedad. Había reforzado este hábito durante décadas.

Rob estaba en quinto curso cuando su ansiedad se agravó hasta el punto de manifestarse en ataques de pánico. «En realidad, nadie sabía qué me estaba pasando. Tan solo iba a la escuela y tenía ansiedad y pánico todo el día, y al volver a casa me daba atracones y me quedaba embotado. Era mi manera de intentar arreglarlo».

Como en muchos otros casos, me contó cómo había utilizado la dieta y el ejercicio en su infancia, y en épocas posteriores de su vida, como una forma de compensar. «Empezaba perdiendo peso y hacía ejercicio, y lograba desprenderme del lastre [de trece a dieciocho kilos], y entonces sucedía algo que volvía a iniciar el ciclo. Normalmente era ansiedad o pánico». Describió cómo «se apartaba» de su vida durante largos periodos de tiempo, aprendiendo a comer no solo para adormecer la ansiedad y el pánico, sino también para evitar «la soledad y todo lo demás».

Muchos de mis pacientes se refugiaron en las drogas para escapar de sí mismos. Rob se aferró a la comida rápida. Su conducta era un reflejo de la de sus amigos (y mis pacientes) que luchaban contra la adicción al alcohol o a las drogas. Engullía comida rápida a escondidas, en su coche, y tiraba la basura para ocultar su conducta a familiares y amigos, y se decía a sí mismo: «Mañana empezaré [a comer mejor]. Empiezo mañana». Y, como muchas personas con adicciones a las que llaman *hábitos*, el hábito de Rob lo estaba consumiendo, juego de palabras incluido. Su salud se resentía –tenía problemas con la presión sanguínea, el sueño y el hígado, provocados por su peso extra– y no veía una salida.

UNA RÁPIDA FORMACIÓN DE HÁBITOS

Imagina que te despiertas por la mañana, sales de la cama y no eres capaz de permanecer en pie porque el recuerdo de «cómo andar» ha sido borrado de tu cerebro. Ahora piensa en todos los trucos ingeniosos que tu cerebro ha automatizado para ti en el curso de toda tu vida y haz una lista. Podrías empezar con la rutina de la mañana: vestirse, lavarse los dientes, ducharse, hacer el café, preparar el desayuno, desayunar (¡no necesitas un babero para recordar cómo introducir la cuchara en la boca al primer intento!). Esta lista puede alargarse hasta incluir los cientos o incluso miles de acciones, si piensas en todas las cosas que haces sin tener que pensar en ellas. ¿Por qué? Porque son hábitos. Y eso es algo bueno.

Básicamente, nuestro cerebro descubrió cómo automatizar las actividades que siguen la misma secuencia para conservar nuestra energía y aprender, así, nuevas cosas. Un truco ingenioso. Este proceso está tan optimizado que, si pretendo atarme los zapatos conscientemente, no lo consigo. Al tratar de guiarme a mí mismo en el proceso, me confundo. ¿Qué pasa contigo? Si intentaras explicarme cómo atar unos cordones, ¿te resultaría fácil hacerlo?

Nuestros cerebros son tan rápidos a la hora de formar hábitos que algunas conductas se pueden afianzar en un solo intento: una sola vez y listo. Lo haces una vez y, como la recompensa ha sido muy grande –como el bebé al probar el helado–, ahora es un hábito. La mayoía de las veces no hay ningún inconveniente en ello, pero en el caso de la comida puede acarrear problemas.

Esta es una sencilla definición de *hábito* que puedes fijar en tu mente mientras lees este libro: «Una tendencia o práctica fijada o regular, especialmente aquella a la que es difícil renunciar». Te acostumbras a una rutina matutina o al hábito de atarte los cordones en cuanto has realizado esta actividad unas cuantas veces. En ese punto ya no tienes que recordar cómo hacerlo, porque puedes acometer la tarea dormido, o casi dormido. Creas el hábito y lo olvidas.

Los hábitos están relacionados con las habilidades que aprendemos, pero al mismo tiempo son diferentes. Las habilidades son un poco más complejas que los pocos pasos necesarios para atarnos los cordones de los zapatos. En cuanto aprendemos una destreza –como pasear en bicicleta o tocar un instrumento musical–, podemos continuar donde lo dejamos y seguir mejorando hasta adquirir cierto dominio. También podemos perder una destreza si no la practicamos durante un tiempo.

Nuestro cerebro también realiza mucho procesamiento predictivo para ahorrar energía a cada instante. A partir de experiencias pasadas, extrapola que determinada conducta producirá un resultado similar en el futuro. Si fue buena en el pasado, probablemente también lo será en el futuro. Aquí es donde entra la formación de hábitos, que sigue la consigna de configurar y olvidar: establece el hábito, olvida los detalles y ahorra tu energía para aprender cosas nuevas. Resulta que este proceso también es fundamental para todo, desde tomar una decisión en el supermercado hasta comer nuestras emociones, romper los ciclos de alimentación/estado de ánimo y otros ciclos alimentarios habituales.

Como Jack descubrió con los kikos y otras formas de alimentación automática, y tú mismo conocerás por tu propia experiencia, la formación de hábitos no siempre es beneficiosa. Aunque diría que el 95% de los hábitos resultan útiles (no tener que volver a aprender a hacer café cada mañana), el otro 5% puede ser problemático. Si desarrollas un hábito como fumar, picotear de forma inconsciente o comer en exceso, esto puede provocar todo tipo de problemas, como cáncer o diabetes.

Sin embargo, incluso hábitos menos graves pueden acarrear consecuencias significativas. Encerrarnos en un hábito o cultivarlo desde una posición inflexible nos orienta en la dirección contraria a la supervivencia. Si alguna vez has salido del trabajo con la firme intención de pasar por el supermercado solo para despertar del piloto automático cuando llegas a casa y maldecirte por haberlo olvidado, sabrás que los hábitos pueden ser ligeramente molestos. Si estás atrapado en un ciclo aparentemente interminable de hábito de procrastinación desencadenado por el estrés o la ansiedad, no solo puede volverte aún más ansioso, sino también afectar a tu rendimiento escolar o laboral, lo que a su vez puede tener efectos significativos posteriormente, como poner en riesgo tu promedio de calificaciones o tu empleo.

Por lo tanto, ¿cómo aprende nuestro cerebro qué hábitos establecer en primer lugar?

La corteza orbitofrontal: quién toma las decisiones

La corteza orbitofrontal es una parte muy relevante de la corteza prefrontal. La corteza orbitofrontal compara constantemente todo lo que nos sucede para determinar si ayuda o dificulta nuestra supervivencia. Cuando probamos algo nuevo –tomamos un nuevo sabor de helado, escuchamos una nueva canción o ejecutamos una nueva conducta–, la corteza orbitofrontal compara el nuevo sabor (o conducta) con los sabores (o conductas) pasados con los que existe una mayor similitud. Decide cuál es mejor e inserta el nuevo sabor (o conducta) en una jerarquía de recompensas en constante expansión a la que remitirse la próxima vez que tenga que tomar una decisión. Pensemos en la corteza orbitofrontal como la sede de la toma de decisiones. Decide lo que hacemos, pero no de forma aleatoria, caprichosa o autoritaria. Tiene un plan. Y ese plan se basa en cómo percibimos las conductas mientras las realizamos.

Jerarquías de recompensa

Una de las principales responsabilidades de la corteza orbitofrontal es crear jerarquías de recompensa para determinar el grado de recompensa de una determinada conducta. Gracias a nuestros ancestros de las cavernas, la corteza orbitofrontal tiene una única regla: si A es más gratificante que B en términos de supervivencia, si hay que elegir, escoge A. Cada vez que tenemos que elegir entre dos conductas, la corteza orbitofrontal está ahí para determinar lo mejor para nosotros; al menos en ese momento.

Para descubrir cómo funciona una jerarquía de recompensas, volvamos al ejemplo del bebé que prueba la comida por primera vez. Digamos que el bebé nunca antes ha probado el helado *o* el brócoli. Ya sabemos lo que pasa cuando prueba el helado. Ahora imaginemos que sus padres hacen el mismo experimento con el brócoli. Dará un bocado y tal vez le guste o lo escupa en el babero mientras pone una carita arrugada y que parece decir «¿por qué me estás torturando?». Si al bebé le presentan las dos opciones al mismo tiempo, el helado gana. Siempre.

¿Qué sucede en nuestro cerebro en esos momentos en que hay que elegir entre el helado y el brócoli? La corteza orbitofrontal compara el contenido calórico de ambos alimentos. Calorías = supervivencia. Elige aquel que contiene más calorías. El problema es que esta decisión no tiene en cuenta hasta qué punto ha cambiado el mundo. Aquellas cuevas no disponían de refrigeradores o restaurantes de comida rápida. La comida es un bien inmediatamente disponible (para la mayor parte de los individuos), por lo que un elevado contenido calórico no es el único factor que hay que considerar cuando se trata de la supervivencia. El *debería* es una función de nuestra corteza prefrontal, racional pero muy joven. La corteza prefrontal nos dice que deberíamos comer brócoli. Nuestro cerebro de supervivencia, más antiguo, nos dice: «Quiero helado».

Por lo tanto, una de las principales funciones de la corteza orbitofrontal es establecer comparaciones. Pero esto va más allá de la propia comida.

La corteza orbitofrontal se encuentra en una encrucijada cerebral, donde se integra la información sensorial, emocional y conductual.[5] Tiene que ordenar y categorizar mucha información. En lugar de intentar hacer una gran lista de cada pequeña cosa, la corteza orbitofrontal toma lo que hacemos y cómo lo experimentamos en un contexto específico, y determina el valor de recompensa compuesto de un comportamiento. Este proceso se llama *agrupamiento*.

Piensa en todas las fiestas de cumpleaños a las que fuiste de niño. Tu cerebro combina toda la información sensorial y emocional que recopiló –el sabor de la tarta, los juegos, la risa, las decoraciones llamativas, el vértigo de tener permiso para cantar a pleno pulmón– en un único valor de recompensa compuesto. Tarta de cumpleaños = ¡diversión! Así es como tu cerebro se muestra eficiente.

Por lo tanto, las calorías no son lo único que cuenta cuando decidimos qué comer. Nuestra corteza orbitofrontal también tiene en cuenta la información contextual –cuándo comimos, con quién, cuál era nuestro estado de ánimo, por qué comíamos, por ejemplo, celebración o consuelo– y reúne todas estas variables para resumirlas en una respuesta final. Tiene, literalmente, una fórmula.

Valores de recompensa: el modelo Rescorla-Wagner

En los años setenta, dos científicos, Robert Rescorla y Allan Wagner, mostraron un gran interés en cómo aprenden los animales. Elaboraron una ecuación matemática que se alineaba bastante bien con el aprendizaje por refuerzo, pero con un giro.[6] Su modelo tuvo en cuenta la capacidad de nuestro cerebro para comparar la realidad con las expectativas. El modelo Rescorla-Wagner es hermoso por su simplicidad y delicioso por su ejecución. También sostiene que la única forma de cambiar un comportamiento es alterar su ubicación en la jerarquía de recompensas. Y esto no tiene nada que ver con la fuerza de voluntad.

Empecemos con cómo la corteza orbitofrontal establece jerarquías de recompensa. Nuestro cerebro calcula el valor de recompensa esperado de una conducta en el momento presente, a partir de lo gratificante que esta resultó en el pasado. Pero permite cierta libertad de acción para actualizar ese valor de recompensa –y, por lo tanto, dónde se encuentra en la jerarquía de recompensas en relación con otras conductas– en caso de que las cosas hayan cambiado desde la última vez que escenificamos ese comportamiento.

Pongamos un ejemplo. Como de niño fui a muchas fiestas de cumpleaños, en mi mente he establecido un cierto valor de recompensa de la tarta de chocolate. Ocupa un lugar elevado en mi jerarquía de recompensas. Un día abre una nueva panadería en mi vecindario y de camino al trabajo veo una tarta de chocolate expuesta en la vitrina. Mi estómago dice: «¡Qué buena pinta!». Entro y compro una porción, asumiendo que cumplirá mis expectativas. Si le doy un bocado y mi cabeza estalla de felicidad –es la tarta más deliciosa que he probado nunca–, es mi corteza orbitofrontal la que me dice que me ha tocado la lotería. Descubro que es una panadería que debo frecuentar porque tienen una tarta increíblemente rica.

¿Cómo lo he descubierto? Mi corteza orbitofrontal tenía una referencia del valor de recompensa en mente. Y la tarta podría cumplir, superar o incumplir las expectativas de mi corteza orbitofrontal. Si la tarta se limitaba a satisfacer mis expectativas, mi mundo seguiría siendo, en gran medida, una realidad inmutable. Lo agregaría a mi lista de lugares donde podría conseguir tarta de chocolate si así lo quisiera, pero no haría un esfuerzo especial por conseguirlo. Pero como el panadero superó a la competencia, mi cerebro experimentó lo que se denomina un *error de predicción positivo*. La tarta era mejor (más positiva) de lo previsto. Un chorro de dopamina aquí y allá en los centros de recompensa de mi cerebro, y ahora he aprendido que, si quiero pastel, debo volver a esa panadería. Ahora mi cerebro prefiere esa panadería a las demás. No es algo consciente. Mi cerebro ha aprendido a asociar esa panadería con la tarta. Así que la próxima vez que pase por ahí, ver un pastel en la vitrina o recordar la última vez que comí tarta en ese establecimiento desencadenará el impulso de entrar y conseguir más.

¿Qué pasa en mi cerebro si, en lugar de registrar un sabor celestial, la tarta es horrible? Si algo mejor de lo previsto provoca un error de predicción positivo, algo peor de lo previsto produce un *error de predicción negativo*. Y si la tarta me provoca una intoxicación alimentaria, mi cerebro me dirá que he de evitar esa panadería como si del demonio se tratara.

Esta es una de las formas más importantes, si no la más importante, en que tu cerebro funciona cuando se trata de aprender cómo establecer hábitos, no solo en la comida, cualquier hábito.

Ahora, unamos los errores de predicción positivos y negativos con la forma en que formamos hábitos. La secuencia es importante.

En primer lugar, aprendemos una conducta a través del refuerzo positivo o negativo. Si tomamos como ejemplo el cumpleaños, descubrimos que el pastel sabe bien y lo asociamos a emociones positivas. A continuación, nuestra corteza orbitofrontal cataloga dónde está en relación con otras conductas, y se inserta en la jerarquía de recompensas de nuestro cerebro. Aprendemos a preferir la tarta al brócoli. Lo repetimos unas cuantas veces, lo que fija el valor de recompensa y lo establece como un hábito para que no tengamos que prestar atención a los detalles. Ahora elegimos comer tarta automáticamente, frente a otras conductas menos gratificantes. La tarta vence al brócoli. La tarta vence al aburrimiento. La tarta supera al hecho de sentirse mal. En este último ejemplo, ni siquiera tiene que estar muy rica. Su sabor tan solo tiene que superar los sentimientos negativos. Y cuando realmente funcionamos en piloto automático, comemos porque lo tenemos delante: vemos el pastel y lo engullimos.

Pasamos por la vida atrapados en estos patrones de hábito hasta que algo nos saca del piloto automático. Nuevamente, la única forma de cambiar un comportamiento es alterar su posición en la jerarquía de recompensas. Aquí es donde entran en juego los errores de predicción positivos y negativos. Si algo es mejor de lo esperado, nos afanamos por buscarlo y repetirlo. Si el comportamiento es peor de lo esperado, no lo haremos tanto. Esto puede suceder de manera un tanto aleatoria, como cuando sufrimos una intoxicación alimentaria y ya no podemos soportar el pastel (al menos por un tiempo). Pero también puede suceder a propósito. *A propósito* no tiene nada que ver con el razonamiento o la voluntad. El *debería* no forma parte de la ecuación. *A propósito* se basa en un sencillo ingrediente crítico: la conciencia. A medida que avancemos en el libro, descubriremos cómo la conciencia ayudó a Jacqui, Jack, Rob y otros.

Por ahora, hay otra cosa que deberías saber sobre tu cerebro.

EL EXPLORAR FRENTE AL EXPLOTAR

Antes de decidir si ingieres un alimento y el momento exacto de hacerlo, tienes que descubrir dónde está. A nuestros predecesores cazadores y recolectores esto les exigía toda la jornada. Pensemos en las opciones alimentarias desde su punto de vista. No había refrigeradores ni servicios de entrega a domicilio, por lo que constantemente tenían que buscar buenas fuentes de alimentación. Podían seguir a rebaños de animales en plena migración, cazando su cena mientras avanzaban. O podían encontrar un lugar rico en bayas silvestres, y decidir acampar allí hasta consumirlas todas. Y luego seguían avanzando, buscando algo más que recolectar. En los ámbitos neurocientíficos, esto recibe el nombre de *intercambio de exploración versus de explotación*.

En efecto, nuestros ancestros necesitaban pasar de la exploración de nuevos territorios para encontrar nuevas fuentes de alimentos de gran calidad a detenerse el tiempo suficiente para consumirlos antes de seguir su camino. Si seguían adelante demasiado rápido, perdían la oportunidad de conseguir la comida que tenían delante; sin embargo, si no se marchaban cuando la fuente de alimentos se había agotado, se arriesgaban a pasar hambre o perder la oportunidad de encontrar un lugar aún mejor donde hubiera comida más abundante y de calidad. Equilibrar este compromiso era esencial para la supervivencia.

En la actualidad, nuestro cerebro todavía participa del intercambio de exploración versus de explotación. Piensa en la última vez que fuiste a tu restaurante favorito. ¿Pediste lo mismo que antes, o probaste algo nuevo? Apegarte a tu menú favorito te garantiza una buena comida. Pero ¿cómo sabes que es tu favorito si no has probado todo el menú? Quizá te estás perdiendo algo mejor.

En un mundo en cambio constante, tenemos que ser capaces de adaptarnos a las nuevas circunstancias. Esto nos ayuda con el equilibrio entre aferrarnos a nuestros restaurantes favoritos y probar el nuevo establecimiento que acaba de abrir al final de la calle. Esto encaja perfectamente con el funcionamiento de la corteza orbitofrontal. Recuerda: nuestro cerebro intenta descubrir e implementar la mejor conducta de supervivencia posible. La corteza orbitofrontal decide si explorar un nuevo territorio o incidir en lo que nos resulta placentero.[7]

Cuando explotamos un recurso, maximizamos nuestra recompensa de forma inmediata. Descubrimos algo rico. Comemos algo rico. Entendemos que estamos ante algo bueno que podemos comer en el momento y que se trata de un lugar idóneo para encontrarlo. La información que recabamos al explorar también puede ser utilizada para maximizar las recompensas a largo plazo. En un entorno incierto y cambiante, en el que estos valores de recompensa son desconocidos y mutan con el tiempo, tenemos que ser flexibles y alternar entre la explotación y la exploración. La flexibilidad es la clave. Una exploración excesiva nos lleva al problema de buscar siempre algo mejor y no estar nunca satisfechos con lo que tenemos delante, y un exceso de explotación acaba por encerrarnos en hábitos.[8]

La dopamina, el neurotransmisor que parece manifestarse en tantas situaciones, desde aprender a sobrevivir a quedar atrapados en hábitos y adicciones, desempeña un papel decisivo en el compromiso exploración/explotación.[9] Así como conducir hasta una nueva ciudad para probar un nuevo restaurante consume combustible en el coche, explorar un nuevo territorio requiere energía. Esta es la razón por la que empezar un nuevo trabajo puede ser tan agotador durante las primeras dos semanas: exploramos y aprendemos constantemente cómo funcionan las cosas. A la inversa, cuando nos quedamos parados, no necesitamos llenar el depósito de gasolina. De un modo similar a lo que ocurre con el refuerzo positivo, obtenemos breves explosiones de dopamina en algunas zonas de nuestro cerebro cuando exploramos y aprendemos cosas nuevas. Técnicamente esto recibe el nombre de *disparo en ráfagas*. Cuando exploramos nuestro nuevo lugar de trabajo y encontramos el baño o la impresora, recibimos señales de dopamina y recordamos dónde están. En lugar de dispararse en ráfagas, la dopamina se produce de forma más regular –de forma *tónica*– en lugares como la corteza prefrontal, como una forma de alternar nuestras acciones entre la exploración y la explotación. Se piensa que un aumento del disparo tónico de dopamina fomenta la exploración, y lo contrario nos induce a permanecer inmóviles y concentrarnos en la explotación.[10] Así es como un único neurotransmisor puede servir a muchas funciones diferentes dependiendo de cómo y dónde se activa en el cerebro.

Uno de los aspectos que influyen en nuestra voluntad de explorar nuevos territorios en oposición a quedarnos donde estamos es la cantidad de información de la que disponemos. Siguiendo con la metáfora del restaurante, si tenemos uno favorito y han inaugurado otro al final de la calle, podemos visitar el nuevo y pedir un plato al azar o esperar a que otros nos hablen de él. Las teorías neurocientíficas sugieren que existen dos estrategias de exploración distintas para resolver el dilema «¿debería probar el nuevo restaurante?». Una recibe el nombre de *exploración dirigida*, y la otra se conoce como *exploración aleatoria*. Cada una de ellas tiene sus ventajas.

Pensemos en ello de la siguiente manera. Estamos paseando por la calle y encontramos un restaurante que acaba de abrir. Podemos tomar la ruta de exploración dirigida. En este caso, volvemos a casa y esperamos a leer los comentarios *online* (con la esperanza de que sean fiables).

El beneficio de la exploración dirigida es que, con más información, tenemos más probabilidades de obtener un resultado óptimo. Sin embargo, puede requerir tiempo y energía, y el resultado depende de la calidad de la información (por ejemplo, reseñas de críticos de gastronomía profesionales o comentarios en Yelp de desconocidos al azar). Disponer de más información no siempre es mejor. Basta con bucear por internet.

También podemos cruzar la puerta y probar nosotros mismos. Entrar y probar un plato tiene más que ver con la ruta de exploración aleatoria. La exploración aleatoria exige menos tiempo y energía, pero las probabilidades de garantizar un buen resultado son inferiores.

Nuestros cerebros intentan ayudarnos a sobrevivir explorando nuestras opciones hasta que encontramos las buenas y luego nos aferramos a ellas hasta que se agotan. Desarrollamos una forma abreviada de gestionar ese compromiso (quedarnos o irnos), pero solo funciona si seguimos prestando atención y asegurándonos de que la estrategia que estemos utilizando funciona tan bien como lo hacía en el pasado. Imagina a un granjero con vastas extensiones de tierra que producen buenas cosechas año tras año, por lo que sigue haciendo lo mismo: sin darse cuenta de cuándo se agotan los nutrientes en el suelo, lo que indica que debería dejar esa tierra en barbecho durante unos años mientras explora opciones para plantar en otro lugar. En nuestras mentes modernas, esta mentalidad puede manifestarse de varias formas. Comer un pedazo extra de nuestra *pizza* favorita o consolarnos con helado cuando discutimos con nuestro mejor amigo puede que no tuviera consecuencias negativas cuando éramos niños, pero usar estas estrategias constantemente en la vida adulta podría hacernos sentir un poco estancados.

Vamos a unir la línea de puntos que va del funcionamiento de nuestro cerebro a cómo se manifiestan estas teorías en la vida real. A través del refuerzo positivo, Jack descubrió, en una fase temprana de su vida, que los kikos sabían bien. Ahora practica el hábito de comerlos automáticamente. Jacqui y Rob (y, en menor grado, Jack) aprendieron a comer como estrategias de afrontamiento para la depresión y la ansiedad a través del refuerzo negativo. Aunque Tracy tenía un problema alimentario del Primer Mundo –devorar zanahorias cuando estaba estresada–, su historia también señalaba cómo incluso sustituir por algo saludable un aperitivo o un premio solo hace que el fantasma hambriento se vuelva aún más famélico. Las historias de Jacqui y Rob subrayan cómo nuestra corteza orbitofrontal activa la preferencia por alimentos placenteros frente a otros más saludables. Sus historias también demuestran que anestesiar nuestras emociones o sofocarlas con comida puede situar estas conductas en un nivel superior en la jerarquía de recompensas para afrontar emociones incómodas. Y en cuanto nuestro cerebro encuentra estrategias que parecen funcionar –especialmente si no podemos encontrar una oferta mejor–, las bloqueamos por medio de nuestro modo de explotación, transformándolas en hábitos que parecen imposibles de cambiar. Esto es algo que comparten Jack, Jacqui y Rob: intentaron obligarse y forzarse a cambiar, pero todos fracasaron (muchas veces). No sabían cómo funcionaba su cerebro. Tristemente, desconocían que la solución estaba frente a ellos y simultáneamente detrás de sus ojos. Tenían que aprender a usar la conciencia para aprovechar las capacidades de su corteza orbitofrontal. Pero en primer lugar necesitaban (y necesitamos) entender por qué la voluntad no les era de ninguna utilidad.

Capítulo 3

POR QUÉ LAS DIETAS (Y EL CONTROL) NO FUNCIONAN

La respuesta a nuestro problema parece sencilla. Deberíamos simplemente volver a comer como lo hacíamos antes de que nuestro cerebro planificador, nuestras emociones y el complejo industrial de alimentos pusieran en jaque nuestro instinto de supervivencia. Parafraseando al autor y periodista Michael Pollan, no deberíamos comer nada que nuestras bisabuelas no hubieran reconocido como alimento, y no en exceso.

Parece una regla muy sencilla. Sigue estos consejos y tendrás una vida sana sin inclinar la balanza literal o figuradamente. Estas reglas nos ayudan a satisfacer nuestra necesidad nutritiva y al mismo tiempo impiden que nuestro cerebro sea engañado más de lo que necesitamos. Sin embargo, seguir estas reglas no es tan sencillo, especialmente cuando nuestras emociones están implicadas.

Comer esto y no aquello no es tan simple. Hemos visto cómo nuestro cerebro se equivoca cuando se trata de responder a nuestras emociones, y cómo las empresas pueden diseñar productos para engañar e incluso sortear nuestras señales de supervivencia. Curiosamente, la industria del adelgazamiento se remonta cien años atrás, con las dietas de moda.[1] Un ejemplo histórico es la dieta de la limonada (1941), en la que seis veces al día durante diez días solo se tomaba una mezcla de zumo de limón, sirope de arce, agua y pimienta de cayena para desintoxicarse de la comida basura, las drogas y el alcohol. O la sopa de col de los años cincuenta, que consistía en consumirla durante siete días. Quizá la empresa más icónica en la transformación de las dietas en una industria plenamente desarrollada es Weight Watchers (ahora conocida como WW International).

Weight Watchers fue fundada en 1963 por Jean Nidetch, una esposa y madre que vivía en Queens, Nueva York. Si recordamos la anécdota mencionada anteriormente, ese fue el año en el que Lay's inventó el eslogan «Apuesto a que no puedes comer solo una». Unos años antes, Jean, que pesaba noventa y siete kilos, entró en un programa de adelgazamiento de diez semanas dirigido por el Consejo Municipal de Salud de Nueva York.[2] Con ayuda de una dieta estricta, perdió nueve kilos, pero se quedó estancada ahí. Reunió a sus amigos y creó un grupo de apoyo. Y así es como nació Weight Watchers. Durante los siguientes cincuenta años, la empresa ha insistido en la misma fórmula, «calorías consumidas, calorías gastadas»: come menos, haz más ejercicio. Los grupos Weight Watchers son célebres por sus controles de peso semanales como forma de ayudar a la gente a rendir cuentas. Algunos de mis pacientes que han participado en el programa describen esto como «humillante» y «estigmatizador para personas con sobrepeso». Las dietas también pueden crear y desencadenar más tarde trastornos alimentarios en individuos de riesgo.

Aunque la industria del adelgazamiento se basa en buenas intenciones, su insistencia en la voluntad para perder peso contiene un error garrafal: nuestro cerebro no funciona así. En este capítulo estudiaremos por qué es tan difícil que sigamos dietas tradicionales (o no tanto) diseñadas para mantenernos sanos.

EL MITO DE LA VOLUNTAD

En *The Bob Newhart Show*, una comedia de la televisión de los años setenta, hay un famoso *sketch* que me encanta. La escena empieza con una mujer que llega a la consulta del psicólogo Robert Hartley, Bob (Bob Newhart interpreta al terapeuta). Ella le pide ayuda para superar su miedo a ser enterrada viva en un ataúd. Bob decide ayudarla. Hablan de cuánto tiempo necesitará para curarse (cinco minutos), cuándo le cobrará él (cinco dólares) y cómo, si ella no necesita la sesión completa, él se quedará con toda la tarifa porque no tiene cambio. Ella le pregunta si puede tomar notas. Él la tranquiliza asegurando que el tratamiento es muy sencillo y que todo el mundo es capaz de recordarlo.

Entonces se inclina sobre su escritorio en dirección a ella: «¡Para!», le grita.

«¿Perdón?», dice ella, visiblemente confusa.

«¡Para!», vuelve a gritar él, echándose un poco más hacia delante.

«¿Que pare?», pregunta ella, intentando comprender. No puede creer que solo necesite eso. Irónicamente, el *sketch* dura cinco minutos. Vale cada céntimo que no tendrás que pagar ya que se puede ver gratuitamente en YouTube.

Hoy en día, el *sketch* de Newhart sigue sonando como una verdad. Creemos controlar nuestras conductas –mentales y físicas– y que sencillamente necesitamos controlarnos a nosotros mismos para seguir adelante con el plan fijado. Pensamos que basta con apuntalar nuestra fortaleza mental, y así seremos capaces de resistir el embate de cualquier tentación que llame a nuestra puerta. Pero nuestro cerebro funciona de otra manera. La voluntad tiene más de mito que de verdad.

Probablemente es algo que ya conoces por tu propia experiencia. Recuerda todas las veces en las que tu voluntad te ha fallado. Yo me avergüenzo cada vez que, por una u otra razón, pierdo los nervios al teléfono, llamando a algún servicio de atención al cliente. Cada vez que me entra la impaciencia, levanto el tono de voz o pierdo el control, lo lamento después. No es culpa de ellos. En realidad (y en líneas generales) intentan ayudarte lo mejor que pueden (mis disculpas a quienes trabajan en líneas de atención al cliente, la próxima vez me esforzaré más; creo que necesito un poco más de voluntad).

Cada uno de nosotros tiene un placer culpable –un exceso, un vicio– o incluso un hábito fastidioso que creemos poder controlar en nuestros días buenos y por el cual pasamos tiempo castigándonos en nuestros días no tan buenos, cuando fallamos. Intentamos negárnoslo a nosotros mismos, pero probablemente no tengamos éxito.

EL EFECTO DE VIOLACIÓN DE LA ABSTINENCIA (TAMBIÉN CONOCIDO COMO «A LA MIERDA»)

¿Qué sucede cuando no podemos conseguir algo? Evidentemente, lo deseamos con más intensidad. Como en el caso de Jacqui y Rob, si nos obligamos a no comer helado, pasteles o chocolate, el premio prohibido se queda fijado en tu mente, como un amor perdido. Lo ves en todas partes. Aparece en tus sueños. Y como el célebre experimento en el que se te pide «no pensar en un oso blanco», cuanto más intentamos no pensar en ello, más se adhiere a nuestra mente. Aquello a lo que te resistes, perdura. Como más adelante explicaremos con más profundidad, en el capítulo dedicado al monstruo de los antojos, este bucle de resistencia y persistencia exige una gran cantidad de tiempo y de energía. La inundación sigue subiendo hasta que, al final, la presa se rompe. En la psiquiatría de las adicciones, esa rotura de la presa es tan común que recibe el nombre de *efecto de violación de la abstinencia* (EVA). Dos investigadores de las adicciones, Alan Marlatt y Judith Gordon, describieron por primera vez el efecto de violación de la abstinencia en la Universidad de Washington en los años ochenta.[3]

Marlatt y Gordon descubrieron un patrón en sus estudios sobre el alcoholismo: cuando tropieza alguien que ha estado sobrio por un tiempo, no se recupera y sigue adelante, sino que cae en un pozo. No se limita a probar el alcohol; se emborracha y recupera el hábito de la bebida en toda su plenitud. Si alguien tiene una recaída en la cocaína, no se limita a tener un bache en una fiesta; se coloca y enseguida recupera su antigua adicción. ¿Fumar un cigarrillo dos décadas después de haberlo dejado? En poco tiempo se vuelve a consumir una cajetilla entera.

Mis pacientes tienen una concisa definición del efecto de violación de la abstinencia. Lo llaman «a la mierda». Por ejemplo: «La he cagado, he perdido el control. Podría seguir adelante. A la mierda».

Jacqui lo expresó perfectamente: «Siempre estaba obsesionada con la comida. Y cuando tenía un día horrible, la idea de los atracones empezaba a rondarme y ocupaba mucho espacio y energía. Cuando estás en la mentalidad de todo o nada, simplemente te lanzas. Cuando rompía una regla sobre la comida, decía "¡a la mierda!", y básicamente entraba en modo bufé y me comía todo lo que antes me negaba. Digamos que mis atracones no eran de brócoli».

Algunos de nosotros pensamos que dominar nuestros deseos es una cuestión de práctica. «Si practico la renuncia, renunciaré mejor». Sin embargo, la investigación está cuestionando la idea de que podemos realizar el equivalente a «flexiones mentales» para reforzar el músculo fundamental del autocontrol.[4] Hay estudios que han demostrado que solo unos pocos afortunados tienen una predisposición genética para tener fuerza de voluntad. Otros estudios atestiguan específicamente que la voluntad es más un mito que un músculo mental que podamos utilizar.[5] Por ejemplo, los estudios que han puesto a prueba la voluntad como una entidad real han descubierto que las personas que ejercían un mayor autocontrol en realidad no tenían más éxito a la hora de cumplir sus objetivos. ¿Listo para escuchar esto? Cuanto mayor era su esfuerzo, más agotados y exhaustos se sentían.[6] Resulta que ponerse firme, apretar los dientes o forzarte a «simplemente hacerlo» podría ser contraproducente, en el mejor de los casos, una ayuda a corto plazo (al menos te hace sentir que estás haciendo algo), pero a largo plazo, cuando realmente importa, prepara el terreno para el fracaso.

Pongamos como ejemplo una dieta de restricción calórica basada en la voluntad, según la fórmula «calorías consumidas, calorías gastadas» (para abreviar, la llamaremos CCCG). Esta dieta reduce significativamente el número de calorías ingeridas en un 40%. Según CCCG, esto debería producir una rápida pérdida de peso. Sin embargo, al restringir el consumo de calorías, nos enfrentamos a nuestra naturaleza, que pretende sobrevivir, por lo que nuestro cuerpo entra en «modo inanición», limitando nuestro metabolismo para aprovechar cada caloría. Desde el punto de vista evolutivo, cuando la comida era escasa, nuestros ancestros tenían que conservar la energía. Como la neurocientífica Sandra Aamodt señaló en su libro *Why Diets Make Us Fat* [Por qué las dietas nos hacen engordar] y resumió en su charla TED: «En el transcurso de la historia de la humanidad, pasar hambre ha sido un problema mucho más grave que comer en exceso... Aunque hayas logrado mantener la pérdida de peso durante siete años, tu cerebro intenta recuperarlo. Si esa pérdida de peso se hubiera debido a una larga hambruna, esta sería una respuesta sensata. En nuestro mundo moderno, con sus hamburguesas de autoservicio, es algo que no funciona tan bien».[7]

¡No es de extrañar que resulte tan difícil mantener el control cuando se intenta hacer dieta! No resulta asombroso que tantas personas hayan tenido la sensación de fracaso –ya sea con Weight

Watchers o con otro programa –, cuando cada semana se subían a la balanza, frente al grupo. La fórmula parecía sólida. Ellos la conocían. Ellos eran la causa por la que aquello no funcionaba. O al menos eso creían...

Antes de seguir adelante, resumamos lo que la investigación ha demostrado:

CUATRO PROBLEMAS RELACIONADOS CON LA VOLUNTAD

1. Deseamos más aquello que no podemos tener (la negación aumenta el deseo).
2. Aquello a lo que nos resistimos persiste (no pienses en un oso blanco).
3. Fracaso = recaída (el efecto de violación de la abstinencia: «¡A la mierda!»).
4. La voluntad ni siquiera forma parte de las estrategias de cambio de hábitos (la corteza orbitofrontal se concentra en lo gratificante o desagradable que resulta una conducta).

Si has intentado seguir la última tendencia en dietas y has fracasado, la culpa no es tuya. No es que carezcas de fuerza de voluntad. Es tu cerebro de supervivencia en buena forma: te ofrece soluciones a corto plazo que parecen gratificantes, pero no solucionan los problemas a largo plazo.

Pero este no es el único problema con las dietas habituales. Vemos cómo nuestra obsesión contemporánea por el control socava nuestra capacidad para romper los bucles de hábitos alimentarios.

LA ILUSIÓN DEL CONTROL

«Tengo algo que confesar».

Así es como empezó mi cena del Día de San Valentín este año. Mi mujer y yo nos sentamos para tomar una maravillosa comida que habíamos preparado juntos. Nos ahorramos las multitudes, los restaurantes ruidosos, competir por las reservas. Además, somos un buen equipo en la cocina, por lo que una noche en casa es una buena velada para nosotros. Me encanta el ritual de cortar verduras frescas y cocinar algo delicioso, y ella, como ayudante, es mucho más que un apoyo. Podemos pasar tiempo juntos, compartiendo nuestro día.

Mientras miraba a los ojos de mi esposa, no pude ver nada profundamente perturbador, acumulado a lo largo del año, esperando para ser revelado esa noche especial. Nada del estilo de «he tenido una aventura» parecía estar acechando. O «quiero el divorcio».

Levanté las cejas, esperando.

«He estado haciendo un seguimiento», dijo con naturalidad. Ah, así que ese era su gran secreto. Durante muchos años, Mahri había estado haciendo un seguimiento de su consumo de alimentos y ejercicio (MyFitnessPal era su vicio más reciente). Tanto si usaba un rastreador de alimentos como si no, se mantenía más o menos dentro de un rango de peso bastante estrecho. El peso de todo el mundo fluctúa en cierta medida a lo largo del día, y ella no era una excepción a esta regla.

A lo largo de los años, hemos explorado el seguimiento de la alimentación, incluyendo lo notoriamente inexactas que son estas aplicaciones de seguimiento. Sin embargo, ella no podía dejar de hacerlo. Había borrado MyFitnessPal de su teléfono muchas veces, solo para volver a instalarla y comenzar a usarla nuevamente unos días después. Se sentía culpable por seguir haciendo el seguimiento, por lo que usaba la aplicación en secreto. No era exactamente como consumir cocaína o heroína, pero le causaba problemas constantemente, incluido el hecho de recurrir a la aplicación en lugar de escuchar a su cuerpo en lo que respecta a qué o cuánto debería comer.

Después de soltarlo todo, admitiendo su «no placer» culpable, mi mujer continuó diciendo que solo lo intentaría durante una semana para ver cómo iban las cosas. «¿Cómo iban *qué cosas*?», pregunté. Esto la obligó a articular lo que bullía bajo la superficie. Hizo una pausa.

«Todo se reduce a una cosa –dijo lentamente–. Control». Hizo otra pausa: «La ilusión de control».

Control. Por supuesto. Medir y hacer un seguimiento nos da la sensación de tener el control. Los resultados cuantificados reducen la ambigüedad y la incertidumbre. Medir puede hacernos *sentir* bien. Hasta que deja de hacerlo... Estoy seguro de que has visto, conocido o incluso has sido esa persona que da vueltas antes de acostarse, tratando de completar la cantidad de pasos del día. Mi esposa es miembro de este club de caminar en círculos: «¡Solo quedan doscientos pasos! ¡Dame cinco minutos y luego me acostaré!».

La incertidumbre es mala

A nuestro cerebro de supervivencia no le gusta la incertidumbre. Cuando mayor sea el nivel de incertidumbre que encontramos, menor será la sensación de mantener el control sobre lo que nos sucede. Para nuestro cerebro de supervivencia, la incertidumbre implica un peligro potencial. Si escuchamos un crujido en los arbustos y no estamos seguros de cuál es su origen, es útil acercarse (con cuidado) y ver qué pasa. Nuestro «modo enfrentamiento o huida» se activa hasta que recopilamos la información que nos permite saber si debemos luchar o huir porque se trata de un león en busca de su almuerzo, o si nuestro sistema de alerta puede relajarse porque solo era un miembro de la familia gastándonos una broma (¡gracias!). Piensa en ello de esta manera: la información es alimento para nuestro cerebro. Tu estómago ruge cuando está vacío, impulsándote a comer. Tu cerebro ruge de forma similar, instándote a buscar información hasta reunir la suficiente como para sentirse satisfecho.

Cuanta más incertidumbre hay –especialmente si se trata de mirar hacia el futuro–, más ansiedad puede generar. Cuanto más miramos hacia el futuro, más incertidumbre nos mira a la cara, desafiándonos a tratar de adivinar cómo serán nuestras vidas dentro de un mes, un año o diez años. La incertidumbre nos impulsa a buscar formas de sentir que mantenemos el control.

La planificación puede hacer que nuestros días, viajes de negocios y vacaciones sean mucho más agradables. La sobreplanificación, como forma de sentir que tenemos el control, puede actuar como un mecanismo de evitación, ayudándonos a eludir la falta inherente de control en cualquier situación al mantenernos ocupados de la misma manera en que la procrastinación nos permite evitar los sentimientos de ansiedad. Así que la planificación puede ir de la mano con el seguimiento: ambos pueden hacernos sentir que controlamos más nuestras vidas y a nosotros mismos.

Tanto si estamos sobreplanificando como haciendo un seguimiento excesivo de nuestro consumo de alimentos y pasos, cuando el problema subyacente que desencadenó estos comportamientos se vuelve insoportable, como un motor de automóvil que se está sobrecalentando, a menudo nuestros cerebros simplemente se apagan y entran en modo de supervivencia. Es similar a lo que les ocurre a nuestros teléfonos cuando su batería está peligrosamente baja: apagan todas las funciones excepto lo esencial. Lo esencial viene en forma de hábitos, porque requieren una energía mínima. Irónicamente, aquí es donde nuestros antiguos hábitos alimentarios vuelven a cobrar vida.

EL ANHELO DE CERTEZA

Cuando pruebo un nuevo tratamiento que yo mismo he desarrollado, para descubrir si es efectivo, comparo los cambios acontecidos antes de que el individuo lo iniciara (punto de partida) con lo que ha pasado un tiempo después (un punto final específico). Puedo compararlo con otro tratamiento para descubrir cómo se desarrolla. A veces llamamos *carreras de caballos* a estos estudios, porque queremos descubrir cuál es el tratamiento que «gana»; básicamente, cuál es mejor.

Organicemos una pequeña carrera de caballos. El caballo número 1 es la certeza. El caballo número 2 es la incertidumbre. Te diré por qué están compitiendo en un momento.

Si me preguntas: «¿Medir cada día la cantidad de comida que ingieres es una buena técnica para comer sano?», y te respondo: «No puedo darte una respuesta exacta. Todo lo que puedo decir es: depende».

En una escala del 0 al 10, ¿cómo de satisfactoria es esta respuesta?

0 = muy insatisfactoria; quiero arrancar esta página del libro.

10 = muy satisfactoria; entiendo completamente cómo funciona la ciencia.

Ahora, un segundo escenario. La misma pregunta: «¿Medir cada día la cantidad de comida que ingieres es una buena técnica para comer sano?».

Respuesta: «Sí, por supuesto, te ayudaré a conseguir tu objetivo».

Del 0 al 10, ¿cómo de satisfactoria es esta respuesta?

¿Cuál de las dos es más satisfactoria? ¿«Depende» o «por supuesto»?

«Por supuesto», ¿no? ¡Claro! ¡Por supuesto! Este pequeño experimento subraya un aspecto importante de nuestro cerebro: está diseñado para desear la certeza. La certeza dice «sí, podemos predecir el futuro, así que puedes orientarte en dirección a X o Y, porque conoces el resultado». Tanto si es cierto como si no, la promesa de la certeza acelera nuestro cerebro. Imaginemos que se nos ofrece la oportunidad de seguir una de las dos siguientes dietas. La descripción de la primera dice así: «En torno al 20% de las personas que la han probado han perdido peso y no lo han recuperado en seis meses», mientras en la publicidad de la segunda leemos: «¡En seis semanas tendrás un cuerpo de Hollywood! ¡Garantizado!». ¿Cuál es más probable que decidas seguir? Sí, la certeza gana la carrera. Cada vez. Infaliblemente.

Nuestro cerebro invierte mucho tiempo y energía intentando reducir la incertidumbre. Una forma consiste en tranquilizarnos a nosotros mismos obteniendo la misma información una y otra vez hasta que estemos seguros de que *x* produce *y*. ¿Hasta qué punto estamos seguros de que mañana el sol saldrá por el este? Bastante seguros, ¿no? ¿Lo has comprobado? No. ¿Por qué? Lo has visto por ti mismo. Una y otra vez. Ni siquiera tienes que pensar en ello. *Sabes* que va a suceder. Esa sensación de certeza. ¿Cómo es? Nos hace sentir bien, ¿verdad?

En ciencia, repetimos los experimentos una y otra vez hasta que estamos seguros del resultado. Hablamos de esto en términos de *relación señal-ruido*. Cuanto más vemos una señal emerger del ruido, más probable es que nos sintamos bastante seguros de que podemos predecir lo que sucederá la próxima vez que repitamos el experimento. Si por algún extraño cambio de la física el sol saliera por el este solo el 66% del tiempo y alguien nos preguntara dónde saldrá mañana, no nos sentiríamos seguros con nuestra respuesta, porque no tendríamos certeza alguna. Cuanto menos seguros estamos, más sentimos un desagradable impulso o prurito de medir algo nuevamente. Está arraigado en nuestro cerebro: la ambivalencia y la certeza activan diferentes redes cerebrales.[8]

¿Recuerdas ese crujido en los arbustos? Si sabemos con un cien por cien de certeza que tiene la distintiva firma del sonido de un león –o, por el contrario, de un miembro de nuestra familia–, sabemos exactamente lo que debemos hacer. Esa buena sensación de certeza nos dice: «Oye, tenemos suficiente información, no es necesario perder tiempo midiéndola nuevamente. Puedes ahorrar tu tiempo y energía para otras cosas».

HACER UN SEGUIMIENTO DE NUESTRAS OPORTUNIDADES

Sentir que no tenemos el control de nuestras circunstancias externas –nuestra familia, nuestra situación laboral, el entorno que nos rodea– puede hacer que nos centremos más en aquello sobre lo que ejercemos un mayor control. Sentir que no tenemos control sobre nosotros mismos –nuestro estado de ánimo, nuestras emociones y pensamientos–, puede llevarnos a buscar caminos para lograr un mayor autocontrol. Todos tenemos que comer, así que alimentarnos y hacer ejercicio es un objetivo natural para intentar recuperar cierto control.

Aquí es donde el seguimiento alimentario puede colarse y consolidar su reputación (largo tiempo injustificada) como nuestro salvador. Realizar un seguimiento y tener cierto control de lo que comemos nos ofrece una gran cantidad de información que promete aliviar la desagradable sensación de incertidumbre. ¿Cuánta incertidumbre existe al leer una etiqueta nutricional en una caja o lata de comida? No mucha. Sabemos exactamente qué ingredientes contiene en orden descendente, según su cantidad. Sabemos el tipo y la cantidad de grasa que incluye. Conocemos la cantidad de azúcar, incluido el azúcar añadido en contraposición al azúcar naturalmente presente en los ingredientes. Nos hacemos una idea. Si nos lo comemos, estamos bastante seguros de lo que estamos ingiriendo.

Hacer un seguimiento de los alimentos que consumimos (calorías ingeridas) o hacer un seguimiento de nuestros pasos (calorías gastadas) puede hacernos sentir que tenemos el control. Somos nosotros quienes decidimos comprar tortitas bajas en carbohidratos. Somos nosotros quienes damos los pasos. Nos toca a nosotros dar el paso número diez mil, a nadie más. A muchos, la presión de la sociedad para tener determinado aspecto o un peso en concreto los induce a recorrer el camino del control de la alimentación. Para otros, la recompensa es la promesa de conservar la salud. Y para otros aún –aunque me pregunto si hay algún solapamiento–, la sensación de no controlar la propia vida provoca la búsqueda de algo estable, algo en lo que confiar, algo seguro y sobre lo que tengan control.[9]

La certeza transmite a nuestro cerebro que ya no existe la necesidad de buscar más información. De un modo similar al intercambio exploración versus explotación, dice: «Deja de explorar, deja de buscar, tienes todo lo que necesitas».

Insisto en que en este libro no voy a ahondar en todos los matices de los trastornos alimentarios. Hay muchos buenos libros dedicados a la anorexia nerviosa y a la bulimia nerviosa.[10] Con todo, quiero señalar cómo, sin importar en qué punto del espectro de los trastornos alimentarios se encuentre alguien, la sensación de control puede ser tan gratificante que puede anular su propia fisiología básica (por ejemplo, las señales de hambre) hasta el punto en que se vuelve peligroso para su salud. La anorexia nerviosa es el trastorno psiquiátrico con mayor mortalidad entre mujeres jóvenes.[11] Incluso la alimentación sana se vuelve tan obsesiva que se adentra en el territorio de los trastornos. Llamamos *ortorexia* a esta conducta, del griego *orthos*, que significa «recto» o «correcto», y *orexis*, que significa «apetito». Este concepto ha cobrado auge en las últimas décadas gracias a internet, que ofrece un flujo constante de consejos nutricionales.

MEDIR ES UN APOYO (QUE PROMETE CONTROL)

¿Cómo se las arreglaban nuestros ancestros para medir las cosas? No había balanzas ni relojes. La duración del día se medía en función del amanecer y la puesta del sol. El tamaño de un puñado de bayas podía compararse con lo recogido el día anterior. El hambre se medía por la intensidad del rugido de los estómagos.

Hoy en día hemos llevado a un nivel superior (o a cien niveles) nuestra capacidad de medición. Tenemos relojes atómicos que dividen los segundos en 9.200 millones de clics de un átomo de cesio 133 (9.192.631.770, para ser precisos), mientras que la báscula más sensible del mundo puede medir la masa de una sola molécula de proteína (la unidad se llama *zeptogramo*, con un peso de aproximadamente 1.000 millones de billonésimas de gramo, 10^{-21} g).[12]

En menos de una década, los avances tecnológicos han proporcionado sensores móviles portátiles y aplicaciones para *smartphones* que rastrean qué y cuánto comemos, cuántos pasos damos y si damos esos pasos caminando o corriendo, cuánto tiempo hemos dormido (y la calidad del sueño), cuán bajo es nuestro nivel de azúcar en sangre, cuán alta es nuestra presión arterial y cómo nos sentimos. En 2017, se estimaba que alrededor de 2.000 millones de personas en todo el mundo utilizaban dispositivos digitales para hacer un seguimiento de su salud. Eso equivale aproximadamente al 25 % de la población mundial. Asumamos esa realidad. Un cuarto del mundo estaba (y probablemente todavía está) utilizando un dispositivo digital para rastrear su salud de alguna manera.[13] Incluso podríamos decir que, como sociedad, nos hemos obsesionado con la medición.

Probablemente puedas hacer una larga lista de cosas que has hecho, haces o podrías hacer para medir y hacer un seguimiento de tu salud, incluyendo calorías, pasos, peso, composición corporal y marcadores biológicos. Incluso sin recurrir a la tecnología, leer las etiquetas de los envases de alimentos ayuda a hacer un seguimiento de la ingesta nutricional. Más seguimiento = más datos = mucho mejor.

Tengo la sensación de que todos pensamos que el seguimiento no constituye una solución mágica para perder peso, abandonar el picoteo automático o modificar de algún otro modo nuestra relación con la comida. ¿Por qué? Hay muchas cosas sobre tu cerebro que deberías conocer y que te serán de ayuda en este punto. En cuanto las comprendas, descubrirás nuevas formas de cambiar tu relación con el control y el seguimiento, no solo de la comida sino también de tu vida.

Adictos a la medición

Nuestro cerebro recurrirá a todo tipo de trucos para obtener recompensas. Uno de ellos recibe el nombre de *sesgo de finalización*.[14] Se da cuando nuestro cerebro persigue la satisfacción a través de la finalización de una tarea. Así es como funciona. Miramos nuestro Fitbit y descubrimos que hoy hemos dado 9.954 pasos. Observamos que el círculo de la forma física en nuestro Apple Watch no está completo. ¿Qué hace nuestro cerebro? Se impacienta. Nuestra dopamina empieza a dispararse, incitándonos a la acción. El anhelo de finalización se parece al antojo de comida. Nos levantamos y caminamos. Alcanzamos los diez mil pasos. Cerramos el círculo. Nuestro rastreador nos envía una nota de felicitación. Nuestro reloj zumba y se disparan los fuegos artificiales. Detonante: descubrir que casi hemos alcanzado nuestro objetivo. Conducta: «¡Hazlo!». Recompensa: un premio de dopamina (y no mucho más). Mmm.

En realidad, la mayor parte del tiempo no sabemos exactamente cuándo vamos a cruzar la línea de llegada de los diez mil pasos. El elemento sorpresa es un extra para nuestro cerebro: refuerza la producción de dopamina para hacer que el aprendizaje sea especialmente duradero cuando se trata de reforzar comportamientos impredecibles pero positivos. Es lo que se llama *refuerzo intermitente*, porque básicamente estamos obteniendo recompensas aleatorias: no sabemos cuándo se dispararán los fuegos artificiales. Por esta razón, las máquinas tragaperras están diseñadas así: nunca sabemos cuándo vamos a ganar. Esto nos empuja a volver a ellas una y otra vez.

Pero, un momento, ¿acaso no es este el mismo proceso que produce la formación de hábitos e incluso de adicciones? Sí, este tipo de recompensas aleatorias son las más adictivas que conoce la ciencia.

La definición simple de *adicción* que aprendí durante mi periodo de residencia es esta: «Uso continuado a pesar de las consecuencias adversas». He escrito sobre la adicción en otros libros, así que voy directo al grano. Podemos volvernos adictos a cualquier cosa, incluyendo conductas que, en principio, son inocentes propuestas en pro de nuestra salud, pero que, si se llevan al extremo, se apoderan de nuestra vida. Como descubrirás en breve, la medición y el control alimentario se ajustan a esta definición.

La paradoja de la medición

Comienzo «Medir con Mindfulness», mi curso de un semestre en la Universidad Brown, pidiendo a mis estudiantes que enumeren todas las cosas que miden en un día. Ellos enumeran desde cuánto tiempo les lleva prepararse por la mañana hasta observar el indicador de velocidad de su coche. Luego escribo esto en la pizarra: «Cuando una medida se convierte en un objetivo, deja de ser una buena medida».

Esto se conoce habitualmente como *ley de Goodhart*. El economista británico Charles Goodhart escribió en 1975 que «cualquier regularidad estadística observada tenderá a colapsar en cuanto se la someta a presión con el objetivo de ejercer control».[15] Lo que escribí en la pizarra es una simplificación de esta idea.

Nuestra tendencia a concentrarnos excesivamente en medir comida y ejercicio es un perfecto ejemplo de la ley de Goodhart en acción. Nos concentramos, de forma miope, en un objetivo o una meta: *x* número de calorías o *y* número de pasos. Sustituimos un objetivo por una meta y, en el proceso, nos desconectamos de nosotros mismos. Dejamos de escuchar a nuestro cuerpo. Estamos tan ocupados contando pasos o calorías que ignoramos la reacción corporal a esa actividad física. Nos fijamos en las cifras y nos entusiasma llegar hasta ellas. Cuando el seguimiento llega a obsesionarnos de verdad, podemos ser arrastrados a comer alimentos envasados simplemente porque el seguimiento es más sencillo. Cuando contamos calorías, nos aporta una sensación de control.

En un artículo publicado en *The Guardian* y titulado «A Step Too Far? How Fitness Trackers Can Take Over Our Lives» [«¿Un paso demasiado grande? Cómo los rastreadores de actividad física pueden apoderarse de nuestras vidas»], James Tapper entrevistó a un hombre que se había obsesionado con el seguimiento de los pasos.[16] Siguiendo la popular idea de que los diez mil pasos son buenos para nuestra salud física, Martin Lewis llevó las cosas a un nuevo nivel. Su media durante los últimos años era de veinticinco mil pasos al día. Como explicaba él mismo: «Si solo llego a diez mil, no soy feliz... Es una obsesión».

La doctora Josie Perry, psicóloga deportiva a quien Tapper también entrevistó para su artículo, habló de un estudio que había realizado con atletas que habían sufrido lesiones. Describió así a una de sus participantes: «Ella salió a correr por primera vez una hermosa mañana, corrió junto al río y disfrutó cada segundo. Regresó, subió su tiempo a Strava [una red de *fitness*] y pudo ver que su hermano había corrido un poco más lejos y un amigo había corrido algo más rápido. Y contó que se sintió fracasada, toda su alegría se desvaneció».

Observa de dónde proviene la alegría: creamos la picazón y luego nos sentimos bien cuando nos rascamos. Este sistema de recompensa externa y la ilusión del control desvían nuestra atención de nuestros cuerpos. Ignoramos señales internas como el hambre y la saciedad. No prestamos atención a los alimentos que realmente nos satisfacen en comparación con aquellos que nos producen más ansia. Y pasamos por alto el cansancio, el dolor y otras señales que indican que hemos sobrecargado nuestro cuerpo. Por el contrario, nos concentramos en esa sensación de tener el control.

Así como comemos porque ansiamos un alimento en lugar de tener hambre, ignoramos las señales internas que dicen: «Has estado haciendo ejercicio todos los días durante un mes seguido. ¡Olvida la racha! Vamos a tomarnos un día libre». Ansiando la recompensa de alcanzar una meta, confiamos en las mediciones y en los números por encima de nuestra propia experiencia y sabiduría corporal. Cuanto más nos centramos en el peso, las calorías o los pasos, menos conectados estamos con nuestros cuerpos. La medición se convierte en la meta, haciéndonos perder de vista el objetivo principal.

Y eso es solo el aspecto físico de la ecuación. Como señala Martin Lewis o cualquier persona que no pueda evitar subirse a la báscula cada mañana, el seguimiento y el cumplimiento de metas pueden convertirse rápidamente en una obsesión. Además de esto, medir cualquier cosa sobre nosotros mismos ofrece a nuestra mente material para juzgarnos. Rara vez nos decimos a nosotros mismos: «¡Buen trabajo, has alcanzado tu objetivo!». De forma mucho más habitual –especialmente cuando las redes sociales nos recuerdan lo bien que les va a todos los demás–, nos culpamos y avergonzamos por no ser mejores. Tentados por el sabroso premio de tener el control, quedamos atrapados en ciclos que nos llevan al «me importa un bledo», lo que nos hace querer abandonarnos aún más a nuestras tentaciones prohibidas.

Lo impactante es que, cuando no logramos alcanzar nuestras metas, nos juzgamos a nosotros mismos y nos sentimos mal, lo que por supuesto conduce a un mayor consumo emocional de alimentos. Cuando adoramos a los ídolos del seguimiento de calorías y otros parámetros, empeoramos las cosas en lugar de recurrir a medidas que son gratuitas y fiables, como la sabiduría de nuestro propio cuerpo.

Cuantos más obstáculos pongamos entre nuestro cerebro de supervivencia y nuestra elección de alimentos, peor elegiremos. En el capítulo 11 descubriremos qué sucede cuando perdemos el vínculo entre nuestro cerebro y nuestro cuerpo.

EL RETO DE LOS VEINTIÚN DÍAS

Primera parte

MAPEAR EL BUCLE DEL HÁBITO

Días 1-5

Cambiar los hábitos alimentarios es difícil. Para algunas personas es –o parece ser– la empresa más difícil que pueden afrontar en esta vida. Y para otras, parece imposible. «No puede ser. No puedo. He fracasado tantas veces que no lo volveré a intentar». Sí, intentar un sistema que está diseñado para fracasar conduce al fracaso. Cada vez. De manera infalible.

Si has visto las películas de *Misión: Imposible* –o incluso la serie de televisión original–, todas ellas tienen un tema en común: pedir algo que parece imposible. Tú decides. Puedes echarte atrás, si así lo deseas (pero es una película de tipos buenos que hacen cosas imposibles, así que sabemos que no lo harás). Es igual que la famosa frase que tal vez puedas repetir de memoria: «Tu misión, si decides aceptarla, es...».

Yo no te pediría que intentaras algo imposible. Pero sí te *invitaré* a abandonar la vieja historia de «no puedo hacerlo» y aceptar una nueva: «Oh, ¡guau!, he descubierto un montón de cosas sobre cómo funciona el cerebro. Tal vez pueda utilizar estos conocimientos». Cuando trabajo con pacientes o con los integrantes de nuestros programas, cuando estoy a punto de invitarlos a probar algo nuevo, intento bromear un poco. Consciente de que pueden hacer lo que les voy a pedir, sonrío y digo: «Tu misión, si decides aceptarla, es...».

Lo que te voy a invitar a hacer durante el resto del libro depende de dos cosas: la curiosidad y la amabilidad. Todos tenemos estos rasgos, y te ayudaré a cultivarlos y hacerlos crecer a medida que recorramos los diversos capítulos. No te voy a pedir que hagas algo imposible.

Por lo tanto, tu misión, si decides aceptarla, es triple: ten curiosidad y sé amable contigo mismo a lo largo del resto del libro. Ponte el reto de prescindir de cualquier forma de pensar o enfocar el cambio de hábitos que hacen que este camino sea imposible. Lee cada capítulo con detenimiento y sigue las prácticas propuestas. Sugiero que te tomes al menos tres semanas para leer un capítulo al día, a fin de digerirlo plenamente y –lo repito, porque es muy importante– realiza las prácticas que se proponen. Esto es posible.

Eres tú quien tiene este libro en las manos, por lo que no puedo impedir que lo leas de una sentada. A algunas personas les resulta útil leerlo hasta el final para saber qué esperar. Luego pueden volver atrás y tomarse el tiempo necesario para releer cada capítulo, de uno en uno, y sí, realizar entonces las prácticas propuestas. Por lo tanto, pregúntate qué te resultará más útil a la hora de digerir los conceptos y ponerlos en práctica. Solo cultivarás la sabiduría a través de la experiencia. Si un capítulo al día funciona para ti, estupendo. Si un capítulo necesita varios días o una semana (o más tiempo) para asimilar correctamente la práctica, concédete permiso para tomarte el tiempo necesario. Y, a medida que avances, sigue revisando para comprobar si estás desarrollando el hábito de querer que las cosas sean diferentes a un ritmo más rápido. Comprueba constantemente tus expectativas y observa si puedes dejarlas ir. En su lugar, concéntrate en la misión: cambiar tu relación con la alimentación, y construir y fomentar una relación diferente contigo mismo. Misión posible.

Capítulo 4

DÍA 1

Bienvenido a tu reto de los veintiún días

Mi momento de revelación, aquel que tuvo lugar ante la pizarra, en una sesión en mi clínica, en 2014, tuvo que ver con darme cuenta de que mis pacientes –y, por extensión, todos los que se enfrentan a patrones alimentarios poco saludables– necesitaban encontrar la manera de interrumpir sus bucles de hábitos, volviendo a aprender a prestar atención a su cuerpo y a su mente. Aquí pondremos la información en acción. Para aprender, tenemos que combinar información y experiencia. Es la única forma de desarrollar la sabiduría que nos hará avanzar en la vida. Marcar las rocas y los árboles del camino a medida que avanzas en tu viaje ayudará a que no te pierdas, tropieces o te caigas.

Una nota antes de empezar: este es un intercambio muy común que tengo con las personas que se han inscrito en el programa Eat Right Now. Preguntan cuánto tiempo les llevará perder peso o dejar de picotear a altas horas de la noche. En respuesta, les pregunto cuánto tiempo han estado en el programa. Responden: «Un par de semanas». Pregunto: «¿Cuánto tiempo has tenido este hábito?». Hacen una pausa y generalmente dan un rango de entre treinta y cincuenta años (no estoy exagerando). Una persona informó de que su patrón de alimentación se había estado desarrollando durante *setenta* años completos. Les dejo escuchar lo que acaban de decir: «He hecho esto durante *x* años. Llevo dos semanas en el programa». Y entonces escuchan esa voz en su mente: «¿Por qué no funciona más rápido?». A menudo necesitan escuchar cómo suena la impaciencia en su propia boca, antes de dar un paso atrás y nombrarla.

Si tu mente actúa del mismo modo, te pido que tengas un poco de paciencia contigo mismo. Te pido que seas amable contigo mismo, y en breve te daré algunos consejos para conseguirlo. Recuerda: no importa lo que tu cerebro te haya dicho, estos hábitos no son culpa tuya. Si no has transformado completamente tus hábitos alimentarios en el día 11, no entres en pánico. Date más tiempo. Este reto de los veintiún días implica un reinicio del sistema, no equivale a borrar completamente el disco duro. Con este reto, te mostraré cómo crear e incluso cómo disfrutar de una buena relación con la comida, pero reprogramar tus hábitos consolidados durante un largo tiempo es una tarea que puede requerir más. Sin embargo, no debes preocuparte: si has mantenido tus hábitos alimentarios durante cuarenta años, no tardarás otros cuarenta en desaprenderlos. Nuestro cerebro tiene que adaptarse rápidamente en el mundo, y por eso está programado para aprender a gran velocidad. Estas técnicas están concebidas para durar.

Tal vez te preguntes: «Veintiún días para cambiar un hábito..., ¿no he oído eso en alguna parte?». Probablemente sí. Quizá lo has leído en un artículo en línea sobre salud y bienestar, o has escuchado a alguien mencionar ese artículo. Si buscas en internet, descubrirás que «veintiún días para cambiar un hábito» arroja muchos resultados. Este es el peligro de buscar hechos científicos en la red. Veintiún días es más una fantasía que una realidad. Estos son los hechos: el cirujano plástico Maxwell Maltz escribió un libro titulado *Psicocibernética* en 1960. En él observó que a sus pacientes les costaba veintiún días acostumbrarse a su nuevo aspecto después de una operación de cirugía plástica en la nariz. Dio un salto y añadió que a las personas que han sufrido una amputación les lleva el mismo tiempo recuperarse de la pérdida de un miembro. Escribió este libro –centrado en cambiar la propia autoimagen–

y, décadas más tarde, internet lo ha tomado de ahí. Y ahí está: veintiún días para cambiarlo todo; entre otras cosas, un hábito. «Lo he encontrado en internet, luego debe ser verdad».

En realidad, no hay muchos estudios, y aún menos estudios *buenos*, sobre cuánto tiempo se necesita para romper un hábito poco útil o formar un hábito útil.[1] Esto depende del hábito. Y depende de los genes de la persona. También del entorno de cada individuo. Si agregamos los determinantes sociales, que se pueden considerar como hábitos sociales, obtenemos una ecuación compleja y desordenada que es realmente difícil de estudiar científicamente. No tenemos control sobre los genes que hemos heredado. A menudo no tenemos control sobre nuestro entorno social. Por ejemplo, es muy fácil decirle a alguien que no tiene los medios económicos necesarios que salga de un desierto alimentario o se inscriba para la entrega de productos ecológicos, asumiendo que, mágicamente, tendrá tiempo para cocinar.

Pero sí tenemos cierto control sobre nuestra propia mente. Y en lo que respecta a los hábitos alimentarios, la investigación de mi propio laboratorio ha descubierto que podemos transformarlos relativamente rápido. No prometeré nada en términos de velocidad o resultados, del estilo de «si sigues mi plan, lograrás...». Ya has aprendido mucho sobre cómo funciona tu mente, así que te prometeré esto: aprenderás a trabajar con ella.

Así pues, ¿por qué he elegido veintiún días? Al desarrollar terapias digitales, he descubierto que entre tres y cuatro semanas es un buen lapso de tiempo para presentar el contenido esencial de un programa. Con esa duración, podemos equilibrar el concepto y la experiencia: así recibes la información en porciones pequeñas y las vas asimilando progresivamente. Si hay demasiada información de una vez, quizá te sientas intimidado o incluso abrumado. Por ejemplo, ¿resulta atractivo un reto que dura 634 días? No, gracias. Así que, con una referencia humorística al meme de internet, pensé que veintiún días era un lapso de tiempo óptimo para brindarte lo que necesitas saber para cambiar realmente tu relación con la alimentación.

A través de la investigación cualitativa, y tras años de observación dirigiendo grupos –pienso en ellos más como entrenamientos grupales que como grupos de apoyo–, también he descubierto que existe un proceso específico para cambiar nuestra relación con la alimentación, y que se puede desglosar en tres partes:

Primera parte. Describir nuestros patrones y bucles alimentarios habituales.

Segunda parte. Cambiar el valor de recompensa de los comportamientos alimentarios en nuestro cerebro.

Tercera parte. Encontrar conductas más gratificantes.

Estas diferentes partes también sirven como una guía útil, proporcionando señales en el camino del cambio. Puedes considerar los veintiún días como la reorganización de estas partes en pasos prácticos y factibles, cada uno de los cuales te conduce a una nueva relación con la comida, la alimentación y contigo mismo.

Este proceso no requiere un cociente intelectual de doscientos, letras elegantes después de tu nombre, una habilidad especial o un gen que solo algunas personas tienen la suerte de haber heredado. No tendrás que salir a comprar ningún aparato costoso, ni siquiera una aplicación. Lo que necesitarás es predisposición para cultivar una cosa fundamental: la conciencia. Afortunadamente, todos tenemos la capacidad de hacerlo en abundancia. Y podemos aumentar nuestra capacidad para ser conscientes liberando la energía que habitualmente gastamos en juzgarnos, regañarnos o dudar de nosotros mismos. Liberamos esta energía al aprender a ser amables con nosotros mismos durante este proceso. Ser amables con nosotros mismos desempeña un papel *enorme* a la hora de ayudarnos a romper hábitos alimentarios poco útiles y liberarnos del hábito de culparnos cuando sentimos que hemos fracasado en «el programa». En breve exploraremos el papel de la amabilidad y la compasión hacia uno mismo como un factor decisivo en este camino, pero por ahora recuerda esto: para que se produzca un cambio, la amabilidad es clave para que la conciencia nos ayude a aprender. Una no puede funcionar sin la otra. Por lo tanto, piensa en la conciencia y en la amabilidad como en un sándwich de mantequilla de cacahuete y mermelada: una proporciona el subidón de proteínas, mientras que la otra endulza cada bocado.

A veces podrías sentir que no eres muy bueno prestando atención o siendo amable contigo mismo. Puede resultar frustrante o incluso antinatural. No te preocupes, aprenderás a cultivar y hacer crecer ambas cosas. Y si aceptas el reto, aprenderás a sacar provecho a tu cerebro para ayudarte a prosperar.

AHORA MISMO: ESTABLECE UN OBJETIVO

Día 1: establece un objetivo. Cualquier viaje que merezca la pena necesita un destino. Decidamos adónde nos dirigimos. ¿Adónde quieres llegar? Tómate unos minutos para preguntarte cuál es tu verdadero propósito. Los objetivos pueden ser muy diferentes en función de la razón por la que los hemos elegido. Por lo tanto, pregúntate a ti mismo: «¿Por qué esto es importante para mí? ¿Está motivado por factores externos (por ejemplo, el deseo de cumplir con determinado estándar social) o internos (por ejemplo, cuidarme a mí mismo)?». ¿Por qué es importante hacer un cambio? ¿Qué te gustaría hacer que no estás haciendo ahora debido a tus problemas con la comida? En el fondo, ¿qué valor tiene para ti embarcarte en este viaje?

En cuanto hayas cambiado tus hábitos alimentarios, ¿qué te gustaría que sucediera? Démosle el nombre de *desafío*. Aquí tienes algunos de los desafíos que mis pacientes se han propuesto:

«Disfrutar de comidas sanas».

«Comer cuando tengo hambre y dejar de comer cuando estoy saciado».

«Estar sano, sin importar cuánto peso o mi tamaño corporal».

«Dejar el club de Acabarse el Plato (es decir, dejar de comer cuando me he saciado, aunque quede comida)».

«Dejar de picotear sin darme cuenta».

«Dejar de comer compulsivamente».

«Cuidar de mis emociones (y de mí mismo) sin necesidad de recurrir a la comida».

«Comer deliberadamente, en lugar de dejarme llevar por la compulsión o el impulso».

¿Cuál es el objetivo de tu reto? Escríbelo. Intenta mantenerlo como un objetivo aspiracional. Con esto me refiero a un objetivo o intención que sostienes de manera ligera, como sostendrías a un pajarito en tus manos, formando un nido. Es muy diferente a agarrar o aferrarse, apretándolo con la esperanza de que algo suceda (o que no se escape volando). Cuando te sientas perdido, frustrado o derrotado, vuelve a este objetivo para recordarte por qué estás asumiendo este reto en primer lugar. Observa si estás sosteniendo o forzando algo de manera habitual y recuérdate que tu objetivo es una aspiración. Respira profundamente y recuerda tu intención o aspiración como una forma de ayudarte a volver a abrirte al propio viaje.

Si descubres que tienes una lista completa de objetivos, no estás solo. Sugeriría elegir uno o dos en los que concentrarte primero. Más tarde, una vez que hayas comprendido los conceptos principales y hayas avanzado con ellos, puedes volver atrás y aplicarlos a otros objetivos. Tener demasiados a la vez se convierte en un bocado grande, lo que aumenta las probabilidades de atragantarte y no poder masticar, digerir u obtener una nutrición adecuada.

Consigue un cuaderno o saca tu diario. Escribe tu(s) objetivo(s).

Ahora estás en una zona libre de juicios. Debajo de tu objetivo, haz una lista de todas las diferentes formas en que intentaste acercarte a tu meta en el pasado. Junto a cada una, califica cuánto esfuerzo te costó (0 = sin esfuerzo; 10 = un esfuerzo excesivo). Ahora, junto a eso, califica lo agradable o desagradable que fue el esfuerzo (0 = tortura, debería estar prohibido; 10 = extremadamente agradable, debería ser embotellado y vendido como una cura milagrosa). Más adelante, en este mismo libro, analizaremos cuánto esfuerzo se necesita para controlar tu alimentación cuando trabajas con tu cerebro.

Capítulo 5

DÍA 2

Establece tu punto de partida

¿Cómo estableció Jacqui sus diferentes hábitos alimentarios? Desde temprana edad, la corteza orbitofrontal de Jacqui aprendió que, si restringía su alimentación, podría avanzar en la dirección de su objetivo: ser tan delgada como Gwyneth Paltrow. Es gratificante ponerse límites. Además, cuando Jacqui se siente triste, su cerebro le sugiere de manera poco útil que la comida la distraerá de sus sentimientos. Su corteza orbitofrontal aprende que adormecerse es mejor que sentirse mal, y Jacqui termina haciendo malabarismos entre la restricción y los atracones. Este malabarismo se vuelve más difícil cuanto más a menudo pasa de patrones de alimentación restrictiva a atracones frecuentes. El cerebro de Jacqui convierte esto en una rutina: el hábito entra en acción y la urge a seguir así, día tras día, hasta el punto en que pierde por completo el contacto consigo misma. Este patrón se convierte en el punto de partida de su existencia diaria.

Jacqui sentó los cimientos de su punto de partida en la vida adulta cuando comenzó a utilizar reglas dietéticas alrededor de los doce años. Lo aprendió de su madre. «Observé a mi madre y sus reglas alimentarias. A menudo seguía alguna dieta de moda. Luego se daba un atracón y comía sin parar. Los alimentos malos eran aquellos que pensaba que me harían engordar. La ensalada y el requesón eran buenos. Y también era bueno comer cantidades cada vez más pequeñas».

La historia de Jacqui es la de cualquier persona que se ha comido sus emociones, ha practicado la restricción, los atracones, las dietas yoyó, o se ha juzgado a sí misma por su aspecto o sus hábitos alimentarios. Cualquiera que se haya sentido inferior, débil o perezoso, o que haya sido señalado o presionado literalmente, o simplemente avergonzado o juzgado visualmente mientras caminaba por la calle, puede identificarse con esta historia. Los «fracasos» de Jacqui subrayan lo poco que la sociedad sabe sobre cómo funcionan nuestros cerebros y cuerpos.

Irónicamente, Jacqui me contó que empezó a utilizar nuestro programa Eat Right Now porque quería estar «realmente delgada». A lo largo de su vida se había obsesionado con tener una talla 0. La talla 0 solo tiene sentido si has sido adoctrinado por una cultura que considera que las mujeres están para ser vistas y no escuchadas, y que en general no deben ocupar espacio.[1] Al igual que muchas otras mujeres, Jacqui estaba obsesionada con no ocupar espacio en el mundo. Cada vez que «fracasaba» en una dieta y sentía que algo andaba mal en ella, solo se obsesionaba más. Llegó al punto en el que sentía que tendría que estar a dieta el resto de su vida.

Me complace informar que la historia de Jacqui tiene un final feliz, o mejor dicho, un viaje continuo que le brinda verdadera felicidad a medida que profundiza en su sabiduría y se relaciona consigo misma de manera diferente (con «mucha compasión hacia sí misma»). Más adelante, en este libro, descubrirás que ha aprendido cómo funcionan su cuerpo y su mente, y cómo trabajar con ellos. Más importante aún, su historia es un relato de esperanza. No es diferente de la tuya ni de la de nadie más, en el sentido de que pudo despertar sus capacidades inherentes de conciencia y amabilidad, y ponerlas en práctica con las herramientas que aprendió. Empezó por entender claramente dónde se encontraba. Tuvo que identificar cuáles eran sus patrones de alimentación, afrontamiento e intervención básicos.

Tú también podrás acompañarla y realizar tu propio viaje a la libertad, sin importar la naturaleza de los bucles en los que hayas caído.

AHORA MISMO: ESTABLECE TU PUNTO DE PARTIDA

Antes de resolver el problema, primero debemos identificarlo. Como he explicado en el capítulo 3, cuando los científicos hacemos experimentos, establecemos un punto de partida para evaluar cómo el sujeto cambia en respuesta a diferentes estímulos. Eso es lo que quiero que hagas ahora. Escribe tu propia versión de la historia de Jacqui. No te saltes nada ni analices minuciosamente qué ha ido mal en el pasado; tampoco lo utilices como una forma de juzgarte por cada paso «en falso» que hayas dado en la vida. Tan solo subraya los grandes hitos de tu historia con la comida a lo largo de tu vida.

A continuación, ofrecemos algunas preguntas específicas que te servirán de guía en este ejercicio. ¿Cuáles son tus primeros recuerdos en relación con la comida? ¿Cuál era tu comida favorita en la infancia? ¿La asocias a momentos específicos, como el periodo vacacional o las fiestas de cumpleaños? ¿Qué emociones despertaba en ti el hecho de comer? ¿Eran emociones muy intensas? ¿Alguno de tus padres tuvo problemas con una alimentación excesiva? ¿Has experimentado vergüenza ante la gordura (o la delgadez) en tu infancia? ¿Tu peso fluctuaba en tu adolescencia? En cierto punto, ¿decidiste que no te gustaba tu aspecto? ¿Tuviste que seguir alguna dieta especial porque padecías alergias o querías mejorar tu rendimiento deportivo? ¿Hubo algún momento en el que cambió tu relación con la comida? ¿Has cambiado tus patrones alimentarios después de los grandes acontecimientos de tu vida (por ejemplo, salir con alguien, casarte, parir, criar a tus hijos)? ¿Qué hábitos alimentarios sigues conservando?

Capítulo 6

DÍA 3

Mapea tus bucles de hábitos alimentarios

Al principio de este libro has recibido una gran cantidad de información sobre cómo funciona tu mente y cómo se forman los hábitos. Desde una perspectiva pragmática, estos conceptos pueden sintetizarse en tres elementos: el porqué, el qué y el cómo comemos.

El *porqué* es el impulso o el ansia que nos lleva o induce a comer. «¿Por qué busco un *snack* ahora mismo? Porque tengo antojo de ese *snack*». Comer cuando realmente tenemos hambre es muy distinto a comer cuando estamos estresados, aburridos, o cuando lo hacemos simplemente por costumbre.

El *qué* es el tipo de alimento que consumimos. «¿Voy a tomar algo dulce?». Comer alimentos ricos en azúcar o carbohidratos simples afecta a nuestro cerebro de una forma distinta a como lo hacen alimentos más nutritivos, independientemente de su sabor.

El *cómo* es nuestra forma de comer. Prepararnos un sándwich rápido al mediodía o comer patatas fritas sin prestar atención mientras vemos un programa de televisión o navegamos por internet en lugar de sentarnos a comer como es debido influye en nuestra percepción de la saciedad.

Cuanta menos atención prestemos a estos factores –el porqué, el qué y el cómo–, más probabilidades tendremos de desarrollar patrones alimentarios completamente automáticos y poco saludables de forma subconsciente.

Esta era mi hipótesis de trabajo en relación con la situación a la que se enfrentaba mi paciente Jack.

La suya era la historia de tantas personas: los circuitos de supervivencia de su cerebro se habían entrelazado con sus circuitos emocionales. Comer no solo tenía que ver con obtener energía para el funcionamiento del cerebro y del cuerpo. También entraban en juego el estado de ánimo, el aburrimiento, el exceso de comida que tenía un significado para él, y muchos otros aspectos. Ya fueran kikos, pasta, helado o *bagels*, la suya era una dieta «culo veo, culo quiero», según la consabida expresión popular. Veía la comida y, arrastrado por un antojo, la engullía automáticamente, sin importar si tenía hambre.

En la primera visita de Jack, después de examinar su historial médico completo para asegurarme de que no dejaba pasar nada de naturaleza física, se lo expliqué. Le conté cómo los patrones alimentarios se forman a través del aprendizaje por refuerzo.

Busqué una hoja de papel en blanco y escribí DETONANTE = CONDUCTA = RESULTADO/RECOMPENSA.

A continuación, describí el bucle del hábito de Jack.

Detonante: ver los kikos en un bol.

Conducta: ingerir los kikos sin prestar atención.

Resultado/recompensa: satisfacer ese impulso.

Es difícil detectar el resultado de una conducta alimentaria automática, ya que no estamos prestando atención. Este es un aspecto muy relevante. Conviene no olvidarlo. Volveremos sobre él, con más detalle, en el capítulo 8.

Jack y yo describimos otros dos bucles de sus hábitos alimentarios. Por ejemplo, su amor a la pasta lo llevaba a consumirla en exceso. El hábito de comer *bagels* estaba muy vinculado al contexto: comía uno en la tienda y otros dos de camino a casa no porque tuviera hambre, sino porque sabían bien. Y la depresión era el detonante del hábito alimentario conocido como «me siento mejor al comer». A continuación, analizamos cómo el proceso de aprendizaje basado en recompensas lo mantenía atrapado. Estaba marcando las casillas de la alimentación emocional –comiendo tanto por asociaciones felices con la comida como por estados de ánimo tristes–, además de la de la alimentación automática. Y como indicación de que su alimentación escapaba a su control, incluso cuando comía en exceso hasta el punto de sentirse mal, volvía a hacerlo una y otra vez.

Jack parecía aliviado. Le había ayudado a comprender algo más importante y, en apariencia, infinitamente más complejo que la física de partículas: cómo funcionaba su mente. Llegar al corazón de la cuestión es asombrosamente fácil, pero muy poderoso. En su primera consulta, empezó a entender hasta qué punto sus pensamientos y emociones entraban en colisión. Se dio cuenta de cómo sus conductas alimentarias eran fuerzas descomunales, y que los resultados de su alimentación producían y reforzaban estos ciclos.

Al acabar nuestra sesión por videoconferencia, le encomendé a Jack una sencilla misión como deberes para nuestra siguiente sesión: describir sus bucles de hábitos alimentarios. Le pedí que apuntara sus detonantes (el *porqué*), sus conductas alimentarias (el *qué*) y los resultados que le deparaba su forma de comer. Para él, era importante relacionar lo que habíamos descrito juntos con su vida diaria en las siguientes semanas.

He aquí otro ejemplo del aspecto que presenta esta descripción o mapeo. Una de nuestras usuarias de Eat Right Now contó su proceso de mapeo en nuestro foro comunitario:

> Entiendo por qué recurro a la comida para evitar, enmascarar o alejarme de emociones incómodas como la ira, la tristeza o la inquietud. ¿Quién quiere sentir esas cosas?
>
> Detonante: emoción incómoda.
>
> Conducta: comer algo que atenúe temporalmente la emoción.

Resultado/recompensa: tener que seguir lidiando con la emoción desagradable, ¡además del dolor de cabeza producido por la ingesta de azúcar!

Entiendo perfectamente cómo he caído en este bucle del hábito, intentando escapar de las emociones difíciles a través de la comida, pero en última instancia no ha funcionado.

Señalemos que esta persona ya se ha dado cuenta de que el hábito no es muy gratificante. Este es el secreto. Profundizaremos en ello en la segunda parte del libro. Ahora vamos a examinar otra exitosa historia de mapeo.

Rob, que me había sido remitido para que le ayudara con la ansiedad, comprendió rápidamente el ejercicio de descripción de bucles de hábitos en su primera visita. Comenzamos trazando un par de sus bucles de hábito del pánico. Luego envié a Rob a casa para que trazara cualquier otro bucle de hábito relacionado con la ansiedad. En la siguiente consulta, cuando entró, ya parecía menos ansioso.

Antes de sentarse, exclamó alegremente: «¡Oye, doctor, he perdido seis kilos!».

Confundido, revisé rápidamente mi memoria desde nuestra última visita. No recordaba haber hablado de perder peso. Lo había reservado para una etapa posterior, cuando pudiera controlar su ansiedad. Esa era la misión número 1, la que se le había encomendado.

Me contó cómo le habían ido los ejercicios de conciencia. Había estado haciendo su tarea de mapeo mental, pero una y otra vez había descubierto que la ansiedad lo llevaba a comer. Mientras comía, era consciente de que eso no lo ayudaba con su ansiedad. De hecho, saber que tenía varios problemas de salud relacionados con su peso lo estaba volviendo más ansioso. Detonante: ansiedad. Conducta: comer. Resultado: más ansiedad.

Esto es lo que sucede a menudo con este ejercicio de mapeo de hábitos. Algunas personas pasan toda su vida sin saber cómo funciona su mente. Es como andar titubeando en una habitación a oscuras, en la que tropiezan con diferentes objetos. No parecen recordar dónde están esos objetos para evitar chocar con ellos. Mapear estos bucles del hábito es como encender el interruptor de la luz. Es mucho más fácil recorrer el territorio cuando puedes ver dónde están los obstáculos. Eso fue lo que pasó con Rob. Había estado alrededor de treinta años ansioso, sin saber la razón, intentándolo todo y sin ser capaz de solucionarlo. Después de unos minutos de mapeo mental, Rob había encontrado el interruptor de la luz.

Solo mapeando. Eso es todo. Sin fuerza de voluntad. Solo haciendo el mapeo.

No quiero que te lleves la impresión de que el mapeo es algún tipo de milagro. Puede parecer sencillo. Lo es. Incluso puede parecer simple en exceso. No lo es. El mero hecho de dar nombre a tus bucles de hábitos es increíblemente poderoso.

EVITAR LA TRAMPA DEL PORQUÉ

En cuanto hayas mapeado tus bucles del hábito, quizá tengas la tentación de profundizar. Tal vez quieras preguntarte exactamente por qué recurres a la comida para satisfacer una necesidad emocional o por qué no puedes «negarte» a una chocolatina cada día a las tres de la tarde. Al recordar todas las películas y los programas de televisión en los que el paciente yace tendido o sentado delante del terapeuta –semana tras semana, año tras año–, evocando su infancia, tal vez se te ocurra pensar: «¿No deberíamos tener más en cuenta mi vida emocional? ¿No debería llegar hasta el final de por qué soy incapaz de resistir los cantos de sirena de los Cheetos?». La respuesta es no. Y eso son buenas noticias. Para romper un bucle del hábito no necesitas desenterrar los traumas de la infancia.[1] Lo que necesitas es empezar a identificar el propio bucle del hábito. Para ser claros, comprender en qué sentido la historia de nuestra infancia contribuye a nuestros hábitos, a nuestro sentido del yo, a nuestras inclinaciones como adultos, puede resultar útil, pero a veces no produce un cambio de conducta. Y las personas que no quieren ahondar en su pasado no necesitan «ir allí» mientras están aprendiendo a trabajar con sus bucles del hábito.

Tres elementos –detonante, conducta, recompensa– es cuanto se necesita para reforzar un comportamiento. Las fórmulas Rescorla-Wagner, que calculan el valor de recompensa y determinan exactamente cómo cambian los hábitos, no incluyen la «infancia» como variable (una vez más, esto es matizable; lo explicaremos más adelante).

Muchos de mis pacientes se atascan en intentar resolver, arreglar o evitar el detonante. Sí, nuestra historia es importante –después de todo, ha contribuido significativamente a dar forma a quienes somos hoy, para bien y para mal–, pero el porqué simplemente desencadena una conducta automática. Pone la rueda en movimiento, pero no es lo que la impulsa.

Mapear los bucles del hábito en torno a la alimentación puede que no parezca un análisis profundo de tu psique, por lo que hasta que hayas recopilado suficientes datos propios y aprendido algunas de las técnicas para regular las emociones que aparecen más adelante en el libro, esta es toda la profundidad a la que necesitas llegar cuando se trata de cambiar de hábitos. De verdad. Si estás aprendiendo adónde va este o aquel sendero en la selva, no necesitas ser un botánico con la capacidad de nombrar cada especie de árbol con el que te cruzas. Solo necesitas ser capaz de reconocer dónde estás. «Oh, ese es el árbol con el tronco retorcido», «Ahí es donde tengo que girar a la izquierda para llegar al arroyo». Tu mente funciona de la misma manera. No necesitas saber qué neurotransmisores se están activando y dónde se están activando para tener un pensamiento.

Saber que la dopamina está implicada en el aprendizaje te *puede* proporcionar un pico de dopamina, pero no necesitas saber esto para aprender. Saber que los picos de dopamina generan cierto estado de ánimo (excitación) y pueden orientarte en determinada dirección (un antojo impaciente) te ayudará a estar vigilante cuando tu cerebro quiera arrastrarte al lugar donde ya has estado y al que no necesariamente quieres regresar. Esto es útil. Es lo que te mantiene en el camino correcto.

Intentaré asegurarme de que te llega la información que necesitas saber. Más tarde, exploraremos cómo puedes usar todo este aprendizaje para confiar más en ti mismo o en ti misma.

Así pues, en lugar de introducirnos en la madriguera de conejos con la pregunta: «¿Por qué está pasando esto?», vamos a empezar por mapear la mente cuando esta sea partícipe de un hábito. ¿Cuál es el detonante? ¿Cuál es la conducta? ¿Cuál el resultado?

AHORA MISMO: MAPEA TUS BUCLES DE HÁBITOS ALIMENTARIOS

Descubre si puedes empezar a mapear tus hábitos alimentarios a lo largo del día. Visita <www.mapmyhabit.com> (te redirigirá a mi web, <drjud.com>), donde encontrarás un PDF del mapeador de hábitos que podrás descargar y empezar a rellenar. O, si no tienes tiempo para mapear cada uno de tus hábitos en tiempo real, podrás reflexionar sobre ellos cuando te acuestes y rellenarlo más tarde. Insiste y mapea cada vez que comas. ¿Cuál ha sido el detonante? ¿Cuál ha sido la conducta alimentaria (por ejemplo, picoteo inconsciente, alimentación emocional o inducida por el estrés, atracones, etcétera)? ¿Cuál ha sido el resultado (por ejemplo, alivio pasajero, sentirte hinchado, letárgico, decepcionado, avergonzado, etcétera)? Los detonantes pueden ser tan sencillos como «estaba aburrido» o «he sobrevivido al día de hoy» o tan complicados como el duelo persistente ante la pérdida de una relación o un ser querido.

Te sugiero que te tomes todo el tiempo que sea necesario para culminar este proceso de mapeo mental antes de continuar. Algunas personas solo necesitarán un día para encontrar el porqué (el detonante), el qué y el cómo de la alimentación (conducta). Puede resultarte fácil empezar a mapear tus desencadenantes, comportamientos y resultados a medida que avanzas. Algunos bucles te resultarán evidentes, y otros pueden permanecer ocultos bajo la superficie, listos para emerger cuando estés preparado para descubrirlos. Consciente de la naturaleza humana y de cómo queremos encontrar soluciones lo más rápidamente posible, voy a añadir este comentario para que puedas volver a él más tarde: SI TE APRESURAS Y DEVORAS EL LIBRO, señala esta sección para volver a ella si, al concluir la lectura, tienes la sensación de no haber conseguido lo que buscabas.

El cambio no es un ejercicio intelectual. La sabiduría solo procede de la experiencia directa. No apresures el proceso de mapeo mental.

Capítulo 7

DÍA 4

La sabiduría de tu cuerpo

Uno de los mayores retos que afrontamos al romper los bucles del hábito es que nos cuesta escucharnos a nosotros mismos. En su breve relato «Una triste historia», James Joyce escribió que su personaje principal, la señora Duffy, «vivía a cierta distancia de su cuerpo». Joyce publicó su historia en 1914, pero no puedo pensar en una forma mejor de describir la condición moderna. Parece que vivimos desconectados de nuestro cuerpo, al que tratamos como a un robot de carne cuyo único propósito es transportar nuestro cerebro.

Esto nos mantiene atrapados en viejas rutinas y, lo que es más importante, hace muy difícil que escuchemos a nuestro cuerpo y aprendamos lo que intenta decirnos.

Nuestro cuerpo es una superautopista de la información que envía todo tipo de señales a nuestro cerebro. Piensa en todas las formas en que tu cuerpo te hace saber lo que sucede en la realidad que te rodea y en tu mundo interior. Los cinco sentidos nos permiten navegar a través del tiempo y del espacio. Tenemos neuronas olfativas que se activan por los olores en el aire. Esenciales para nuestro sentido del olfato, estas neuronas son tan importantes que son las únicas que tienen un pasaje directo al cerebro (a través de la placa cribiforme). Tenemos papilas gustativas especializadas –células gustativas, si queremos darles un nombre técnico– en nuestra lengua, en nuestras mejillas, incluso en el esófago. Interactúan con sustancias químicas y elementos en la comida y en la bebida, que nos proporcionan los cinco elementos de la percepción del sabor: salado, ácido, amargo, dulce y umami (un préstamo del japonés que puede traducirse como «agradable gusto sabroso»). Nuestro cuerpo necesita percibir el oxígeno, el dióxido de carbono y concentraciones de otras sustancias químicas en la sangre. Cada uno de nuestros órganos tiene una forma especial de monitorizar nuestro medio interno, desde una vejiga llena a un estómago vacío.

Casi todos estos tipos diferentes de receptores funcionan de manera similar al aprendizaje por refuerzo. Ofrecen *feedback*. Si tus niveles de dióxido de carbono son muy elevados en sangre, parte de tu tronco encefálico –la médula ventrolateral y la médula oblongada, para ser más específicos– envía una señal de *feedback* que pide a tu cerebro acelerar un poco el ritmo, y así empiezas a respirar más rápida o profundamente. Si comes algo demasiado caliente o especiado, quizá también respires más rápidamente, en esta ocasión por la señal de *feedback* de «ardor en la boca». Si tu vejiga está llena, esa emoción incómoda te plantea el *feedback* de que es hora de ir al baño.

Y, sin embargo, ignoramos constantemente estas señales corporales. Hemos adquirido la costumbre de anular los mensajes y las señales que nos envía. Son las 23:30 horas y estás en el sofá, viendo el final de un episodio de tu programa favorito de televisión. Netflix o Amazon te muestran, automáticamente, el siguiente, y tu corteza orbitofrontal tiene que decidir: «¿Cómo afronto esto?». Tu cuerpo dice: «Estás bostezando, se te cierran los ojos, has derramado el té. ¿Qué más quieres que te diga para que apagues la televisión y te vayas a dormir?». Este sería el movimiento correcto para tu cerebro de supervivencia. Sin embargo, lo que realmente sucede es que, cuando estamos en modo de baja energía, no podemos acceder a esta parte lógica de nuestro cerebro. Por lo tanto, el modo del hábito se activa y oímos una voz que dice: «La noche pasada te quedaste hasta tarde y mira, sigues vivo. Un episodio más. Vamos a ello».

Rob, que experimentó ataques de pánico y ansiedad desde quinto curso, explicaba: «Los primeros cuarenta años de mi vida hice todo lo que pude para salir de mi cuerpo, debido al terror extremo, el malestar, el odio a mí mismo... odiaba mi cuerpo y hacía todo lo posible por evitarlo». Un comentario sobre lo poderoso que resulta el *feedback:* Rob no tenía espejos en su apartamento para no verse a sí mismo.

La falta de espejos de Rob no era la solución. Por el contrario, es un ejemplo de un arreglo a corto plazo que nos ayuda temporalmente a evitar la culpa, la vergüenza o el odio hacia uno mismo, que pueden ser realmente tóxicos. Por ejemplo, podemos sentirnos culpables por cosas que nos sucedieron cuando éramos niños, adolescentes o jóvenes adultos, aun cuando no teníamos control sobre ellas. A su vez, esto puede alimentar ciclos de vergüenza respecto a quiénes somos. Y estos ciclos de culpa/vergüenza se acentúan cuanto más se retroalimentan entre sí. De un modo similar a una de mis pacientes, que aprendió que aumentar de peso evitaba los avances no deseados de los hombres, o como les sucedió a Jacqui y a Rob, podemos aprender a comer para calmarnos. Sin embargo, también como Jacqui y Rob y tantos otros, esto puede llevarnos a sentir más vergüenza acerca de cómo nos vemos y quiénes somos, y a la culpa cuando no podemos detener estos patrones alimentarios o perder peso. Nuestra percepción de nosotros mismos queda injustamente atrapada en cómo nos vemos (y en el aspecto que la sociedad quiere que tengamos). Así que comenzamos a distanciarnos de nosotros mismos. Intentamos renegar de nuestros cuerpos de cualquier manera posible. Perdemos contacto con nuestros cuerpos y con nosotros mismos.

Alguien de nuestra comunidad Eat Right Now escribió que su cuerpo le resultaba desconocido y ajeno, y que nunca se había sentido a gusto en él. Otros describieron sentirse fuera de control y desconectados, sin confiar en que sus cuerpos les brindaran señales significativas.

Como aprendiste en la primera sección del libro, estamos programados para acercarnos a cosas y experiencias que nos resultan placenteras y evitar las que son dolorosas. Por ejemplo, si tocas accidentalmente una estufa caliente, retiras la mano sin siquiera pensarlo. De hecho, nuestros cuerpos están tan exquisitamente diseñados para mantenernos a salvo, que la señal de «¡ay, está muy caliente!» ni siquiera tiene que llegar al cerebro para que los músculos se contraigan y alejen la mano de la estufa. Nuestras neuronas sensoriales en los dedos emiten una señal que se transmite a través de la médula espinal hasta nuestras neuronas motoras en el brazo, y ¡listo!, nos hemos movido antes incluso de saber qué ha ocurrido. Nuestro cerebro interviene después y evalúa la situación, concluyendo que la estufa estaba realmente caliente.

Frecuentemente buscamos información exterior sobre lo que está ocurriendo en nuestros cuerpos. ¿Alguna vez has consultado el clima en línea o en tu teléfono para confirmar que efectivamente está lloviendo antes de mirar por la ventana? Hacemos lo mismo cuando se trata de determinar qué es lo mejor para nuestros cuerpos. Consultamos nuestras aplicaciones, buscando que nos digan si deberíamos tener hambre. Nos enredamos en tratar de seguir planes alimentarios dictados por «expertos» o la mentalidad cultural del momento, que solo crean más distancia entre nosotros y nuestros cuerpos. Insistimos en tal o cual tendencia o dieta de moda, y luego nos culpamos por no poder seguirla. Aquí tienes un ejemplo de cómo funciona esto y hasta dónde puede llegar.

LA HISTORIA DE ANNE

Anne pasaba de los cincuenta cuando llegó a mi grupo de alimentación en la Facultad de Medicina. Era realmente buena describiendo sus experiencias con la comida. Tenía una manera intensa de articular lo que todos estaban experimentando, hasta el punto de que al final de una historia, los que estaban en la habitación no solo asentían con la cabeza, sino que parecían a punto de saltar de sus asientos. Como en una de esas películas reconfortantes donde alguien (bueno, seamos honestos, casi siempre es un hombre) acaba de dar un discurso emocionante y lleva a la audiencia a ponerse de pie, saltar y gritar.

En una sesión, Anne contó la historia de cómo había vivido décadas de su vida en lo que describía como una prisión que ella misma había construido y en la que se había encerrado. Una *prisión alimentaria.*

La historia de Anne empezaba en la infancia. Su madre era reportera de las revistas *Time* y *Magazine*, además de cocinera *gourmet*. El perfeccionismo era la regla del juego, y la madre de Anne era la entrenadora y el árbitro. Quería que Anne fuera la mejor mientras crecía, llegando al extremo de hacer que reescribiera los trabajos escolares que habían obtenido una calificación de notable. Ten en cuenta que estas revisiones eran solo para su madre; el profesor no iba a verlas, ya que había avanzado en el temario escolar. Mamá quería que Anne fuera perfecta antes de dar el siguiente paso.

Deseando ser como su madre, Anne aprendió el perfeccionismo como una forma de intentar mantener el control sobre su vida. Con veintitantos años comenzó a ganar peso. Ávida de conocimiento, comenzó a leer libro tras libro sobre cómo controlar su alimentación.

Creó una lista de reglas alimentarias. Su lista estaba compuesta por los típicos alimentos «buenos» y «malos»: come esto y no aquello. Sigue las reglas y estarás bien. «En un momento tenía una lista de setenta y cuatro alimentos –me contó–. Nada de aceite, nada de sal, nada de azúcar, nada de comida rápida, y tienes que hacerlo todo en casa».

Controlaba cada bocado que ponía en su boca, contando sus siete almendras exactamente a las 11:00, pesando su ensalada de col rizada, evitando escrupulosamente el azúcar... hasta las 16:00, cuando perdía el control. Al principio, al no permitirse tener comida basura en casa, comía mayonesa directamente del frasco con una cuchara (a veces con lonchas de pavo enrolladas). Más tarde, cuando tuvo su propio dinero, abría cajas de cereales y sacaba las bolsas de pasta («para que funcionara, tenía que ser pasta de harina blanca») de donde las había escondido y «comía lo más rápido posible y SIEMPRE distraída». Como puedes imaginar, este tipo de fracasos dejaban a la perfeccionista Anne, la alumna de sobresaliente, con la sensación de carecer de control y profundamente avergonzada.

Anne había pasado años distanciada de su cuerpo. Concentraba toda su energía intentando encontrar expertos que le dieran el consejo correcto, las reglas correctas que hay que seguir. En su sótano tenía montones de libros sobre nutrición y pérdida de peso, pero ninguno le era de ayuda. Cada uno de los libros que compraba era como un caramelo para su cerebro: era una dulce atracción y una promesa que la dejaba insatisfecha y con ansia de más. Cada dieta, directriz y regla que intentaba seguir solo la distanciaba cada vez más de sí misma. Cuanto más te alejas de tu cuerpo, más difícil es escuchar sus señales. Cuanto más dura esto, más difícil es discernir estas señales y recordar lo que nos están diciendo.

Podemos adquirir el hábito de pasar mucho tiempo lejos de nosotros mismos, distrayéndonos o con alguna otra manera de distanciarnos de nosotros mismos. Si hacemos esto con frecuencia, puede ser realmente difícil saber qué nos está comunicando nuestro cuerpo cuando sentimos ciertas sensaciones. Si experimentamos algo poco familiar, resulta complicado entender qué significa. ¿Tengo hambre o simplemente estoy estresado? Y cuanto más tiempo pasemos alejados de nuestros cuerpos, ignorando sus señales, más establecemos esta forma de no relacionarnos con nosotros mismos como un hábito. Si vamos a poner en orden nuestra alimentación, debemos escuchar al cuerpo que tenemos cuando nos dice lo que necesita.

AHORA MISMO: PERCIBIR LAS SEÑALES DEL CUERPO

Durante un día entero, descubre si eres capaz de advertir la forma en que ignoras todas las señales que tu cuerpo envía a tu cerebro. ¿Has ignorado tu vejiga, tu estómago, tu cuerpo, de alguna otra forma? ¿Te has tomado una tercera taza de café aunque ya te sentías nervioso? ¿Te has obligado a permanecer junto a tu ordenador aunque es hora de levantarte y estirarte un poco? ¿Te has dormido en el sillón en lugar de ir a la cama?

Puedes hacerlo con ayuda del mapeador de hábitos o con una hoja de papel en blanco. No te centres demasiado en el detonante, porque cuando hemos ignorado una señal durante un tiempo, el detonante no es tan relevante. En cambio, concéntrate en la conducta y en el resultado o consecuencia. En cada ejemplo, ¿cómo se ha sentido tu cuerpo cuando has ignorado una señal corporal?

Si trabajas con más detalle, tendrás más posibilidades de revitalizar y reforzar las habilidades de tu conciencia. Reforzar tu conciencia con este ejercicio también cumplirá una segunda función: reaprender cómo escuchar las señales de tu cuerpo. Incluso podrías tomarte un segundo día y repetir este ejercicio. A medida que percibas lo que estás ignorando, concéntrate en cómo sientes esas señales del cuerpo para que puedas reconocerlas más fácilmente. Y si sientes que estás en una buena racha, observa qué sucede cuando las escuchas en lugar de ignorarlas.

Capítulo 8

DÍA 5

Identificar tus impulsos: ¿hambre o algo más?

ANTOJOS

Pregunta sorpresa: ¿cuál es la sustancia más comúnmente deseada en los países de América del Norte y Europa? Si has respondido chocolate (que incluye todos los alimentos con chocolate), has acertado. Puede que recuerdes los elementos que hacen que los alimentos sean más deseables: generalmente tienen esa mezcla mágica de felicidad al punto de sal, azúcar y grasa que indica a nuestro cuerpo que lo que tenemos en la boca está lleno de calorías.

Un antojo de comida no debe confundirse con la sensación general de hambre. El hambre se centra en obtener calorías y desaparece cuando comes algo. El antojo se centra en el deseo de algo en particular. «Mi estómago ruge, así que creo que debería comer algo» es muy diferente a «¡necesito chocolate ahora!».

Los antojos de comida se han medido de diversas maneras. Las escalas analógicas simples piden a las personas que califiquen su deseo en una escala del 0 al 10. Medidas más sofisticadas distinguen entre el *antojo de estado* y el *antojo de rasgo*: lo que sucede en un momento particular (estado) y lo que suele ocurrir (rasgo). Por ejemplo, la escala más comúnmente utilizada en la comunidad científica es el cuestionario de característica de los antojos de alimentos (FCQ, por sus siglas en inglés).[1] El FCQ-Trait mide la frecuencia e intensidad de los antojos alimentarios *en general*. Incluye ítems como...

«Estoy preocupado por la comida».

«Si me abandono a un antojo, pierdo todo el control».

«Los antojos me hacen pensar invariablemente en cómo conseguir lo que quiero comer».

«Si tengo antojo de algo, me siento consumido por pensamientos relacionados con la comida».

Señalemos que el último punto subraya lo a menudo que utilizamos analogías, imágenes y símiles alimentarios para describir nuestros estados mentales: «Los pensamientos me *consumen*».

El FCQ-State mide la intensidad de los antojos alimentarios ahora mismo, *en el momento presente*.

Por ejemplo, utilizando categorías de respuesta desde «profundamente en desacuerdo» a «profundamente de acuerdo», presenta ítems como...

«Tengo un intenso deseo de comer [uno o más alimentos específicos]».

«Tengo antojos [de uno o más alimentos]».

«Tengo ansia de comer [uno o más alimentos específicos]».

Como podemos ver en los ítems del FCQ, términos como *deseo intenso*, *antojo* y *ansia* son bastante vagos. Sin embargo, todos tenemos la impresión de saber cuándo sentimos ansia o tenemos un antojo: tengamos presente hasta qué punto el FCQ refleja la vida real en el sentido de utilizar los términos *ansia* y *antojo* (e incluso *deseo*) de forma intercambiable. Son palabras diferentes que describen la misma experiencia. Desde la perspectiva del cerebro, los detonantes o las señales estimulan la producción de dopamina (y probablemente de otros neuroquímicos como las endorfinas) en la corteza prefrontal y el estriado ventral, mientras anticipamos la recompensa que se producirá cuando ingerimos determinados alimentos. El estriado ventral incluye el núcleo accumbens, un área central implicada en el sistema de recompensas del cerebro.[2] La dopamina se dispara cuando sucede algo inesperado. Así es como el aprendizaje por refuerzo nos ayuda a recordar dónde está la comida. En cuanto lo recordamos, el estallido de dopamina nos insta a ingerir alimentos. De ahí es de donde procede el inquieto e impaciente impulso del antojo. En tu mente surge el pensamiento del chocolate, seguido del antojo de comerlo. El pensamiento es solo un pensamiento. En cuanto hemos aprendido que queremos chocolate (o cualquiera que sea nuestro objeto de deseo), la dopamina nos levanta del sofá y nos lleva a la cocina. Nos dice: «Sabes que te gusta. ¿A qué estás esperando? ¡Ve a por él!».

Observa cómo hay una gran diferencia entre el gusto y el deseo.[3] Estos procesos han estado separados en nuestros cerebros durante mucho tiempo. La sensación de agrado, o cuánto nos gusta una comida, se ha relacionado con *puntos calientes hedónicos* en el núcleo accumbens, y probablemente implica la producción de endorfinas y endocannabinoides. Estas son sustancias químicas cerebrales que se unen a los receptores opioides y cannabinoides, los mismos receptores a los que se unen la heroína y la marihuana. Los endocannabinoides son parte del sistema de retroalimentación de nuestro cuerpo, que ayuda a mantener la homeostasis entre nuestros diferentes sistemas. Descubiertos en la década de 1990, los endocannabinoides ayudan a regular desde el apetito y la digestión hasta las sensaciones de dolor, el estado de ánimo y el sueño. Quizá hayas oído hablar o hayas experimentado la *euforia del corredor*, esa sensación de felicidad después de una carrera realmente buena o una larga sesión de ejercicio intenso en la que realmente te sientes en sintonía con el universo. Los investigadores pensaban que se debía a la producción de endorfinas. Pero estudios más recientes han descubierto que probablemente puedes agradecer a tu sistema endocannabinoide esa calada sin humo, ya que estos neurotransmisores no aparecen en las pruebas de detección de marihuana.[4] La dopamina está más implicada en el deseo, no en el gusto. El impulso de «ir a por ello» de la dopamina nos motiva a la acción.

GUSTO VERSUS DESEO

Ahora, tómate un momento para explorar por ti mismo la diferencia entre gusto y deseo.

Empieza con algo sencillo. Piensa en una camiseta o jersey que te gusta y que guardas en el armario. Sé consciente de la agradable sensación que te invade al pensar en esa prenda de vestir.

Ahora, piensa en una de tus comidas predilectas. ¿Se despierta automáticamente el impulso de comerla en este mismo momento? ¿O te limitas a disfrutar del placer que te provoca imaginártela?

Mi idea es que pensar en tu comida predilecta puede despertar un impulso o un deseo. ¿Por qué la ropa guardada en tu armario no te inspira lo mismo? Bueno, es algo que ya es tuyo: lo posees. Si quieres explorar la diferencia entre gusto y deseo un poco más, piensa en alguna prenda de vestir que hayas visto llevar a alguien o en un catálogo y que no posees. ¿Percibes el impaciente deseo de adquirirla?

El componente de deseo del antojo puede ser engañoso. Puede resultar difícil darse cuenta de cómo sentimos el antojo. Esto es especialmente cierto si, al igual que la señora Duffy, vivimos a cierta distancia de nuestro cuerpo. ¿Recuerdas a Jack y los kikos que engullía a puñados? Cuando le pregunté por qué seguía comiendo sin parar, contestó: «Es momentáneamente satisfactorio», aunque la forma en que respondió me hizo preguntarme si la satisfacción provenía de comer kikos o de aliviar la urgencia de comerlos automáticamente cuando los veía. Percibiendo quizá mi curiosidad o preguntándose él mismo cómo esto concordaba con sus anteriores descripciones de la alimentación automática, Jack continuó: «Definitivamente hay una desconexión entre mi cerebro y mi cuerpo. Paso mucho tiempo en mi cerebro. No estoy sintonizado con mi cuerpo».

Jack es un buen ejemplo de lo que podemos hacer en momentos en los que sentimos el impulso de comer. Podemos ser conscientes de esos momentos. Las señales del hambre se originan en tu estómago. Concéntrate ahí. Plantéate una sencilla pregunta: «¿Tengo hambre?». Si estás muy desconectado de tu estómago o todavía luchas con la confusión de la relación entre comida y estado de ánimo, en lugar de forzarte a no comer, sigue adelante y come, pero presta atención a esta actividad. ¿Cae la comida en un estómago vacío, recordándote el tiempo pasado desde la última vez que ingeriste alimentos? ¿O se integra pacíficamente en una cavidad relativamente llena, o al menos no vacía?

No pienses en ello. *Siéntelo.* Siente tu cuerpo.

Esto es lo que hizo Jack como parte de su misión. Empezó a prestar atención a su alimentación. En la primera visita de seguimiento, dos semanas después de nuestro encuentro inicial, Jack me habló de un reciente viaje en coche. Su esposa y él volvían de vacaciones. Ella había llenado un recipiente con almendras, para que las picaran por el camino. A él le gustan las almendras. Estuvo atento para comprobar si comía motivado por el hambre o por un impulso automático. ¿Realmente las deseaba? Veía las almendras, y en lugar de ingerirlas automáticamente, comprobaba si tenía hambre. A las dos horas descubrió que, en efecto, la tenía. Y comió, pero solo unas pocas.

Dijo: «Explorar cómo se siente mi cuerpo exige un esfuerzo... Estoy intentado reconstruir un vínculo».

Cuando una participante en nuestro programa Eat Right Now tuvo dificultades para sentir los antojos en su cuerpo, me informó:

«Mis antojos parecen tener su origen en mis pensamientos. Todo tipo de pensamientos negativos, *pensar* en comida. Pero no hay sensaciones físicas». Observa cómo esta persona subrayó la idea de pensar en la comida. Eso es lo que mejor se le da a nuestro cerebro: pensar. Pero nuestro cerebro no tiene neuronas sensoriales. Por eso los neurocirujanos pueden operar a un paciente despierto y sin anestesia. Nuestro cerebro no puede sentir hambre. Interpreta la señal que nuestro estómago envía como una sensación de hambre, pero el cerebro ni ruge ni gruñe.

Hasta que dejemos de vivir distanciados de nosotros mismos, recuperemos el contacto y la conciencia del cuerpo, percibir el antojo puede constituir un desafío.

Otra razón para no reconocer los antojos es el refuerzo negativo. Los antojos son desagradables. Están diseñados así. La activación de la dopamina nos aporta infelicidad hasta realizar la acción deseada. Como conocemos la sensación que nos deparan los antojos –incomodidad–, el proceso de refuerzo negativo en nuestro cerebro entra en acción. ¿Un impulso desagradable? Haz que desaparezca. Así que preferimos satisfacer el impulso lo más rápido posible. Cuanto más reiteramos esta conducta, más aprendemos a hacerlo. Mejoramos y nos volvemos más rápidos en aliviar el picor del antojo, guardando caramelos en el cajón de nuestro escritorio en lugar de ir a la sala de descanso.

Y, evidentemente, todos sabemos lo que sucede cuando intentamos ignorar o resistirnos a nuestros antojos: aquello a lo que nos resistimos persiste. De hecho, los antojos no solo persisten, sino que crecen. Como un picor que se vuelve cada vez más intenso hasta que nos rascamos, los antojos pueden hacernos sentir que nuestra cabeza explotará si no los satisfacemos. Jacqui lo llama el *monstruo del antojo*. Si luchamos o intentamos ignorar al monstruo del antojo, este se vuelve más grande y ruidoso hasta que acabamos por ceder.

LA TRAMPA DE LA COMIDA BAJA EN GRASAS: CÓMO CREA ANTOJOS

¿Te has dado cuenta de hasta qué punto la comida baja en grasas mantiene el antojo y nos hace desear más? Esto es así porque la grasa naturalmente contenida en los alimentos nos ayuda a regular la sensación de saciedad. Como los alimentos bajos en grasas han sido diseñados precisamente para extraer esta sustancia, no nos sentimos saciados a pesar de la ingesta de calorías.

Curiosamente, el movimiento en pro de los alimentos bajos en grasa se remonta a 1977, cuando el Comité Selecto del Senado sobre Nutrición y Necesidades Humanas publicó un informe en el que se sugería que los estadounidenses consumían menos grasas y más carbohidratos complejos para prevenir la diabetes, las enfermedades coronarias y los accidentes cerebrovasculares.[5] En aquella época esto sonaba científico y racional. A la industria alimentaria le sonaba especialmente bien. ¿Por qué? Bueno, si eliminas la grasa, tienes que sustituirla por otra cosa. Y esa otra cosa resultó ser azúcar. Gracias a las subvenciones gubernamentales al maíz, el azúcar, en forma de sirope de maíz de alto contenido en fructosa, se volvió muy barato. Ya sea bajo en calorías, *light*, bajo en grasa o sin grasa, se ha demostrado que todos estos tipos de alternativas a los alimentos habituales tienen cantidades más altas de azúcar.[6] Ya sea porque con estos alimentos alterados nos damos permiso para comer más («¡es bajo en grasa!») o porque estos alimentos no proporcionan a nuestros cuerpos la mezcla natural de grasas, proteínas, fibras y carbohidratos necesarios para producir la sensación de saciedad, sin duda el azúcar puede inducir a la mayoría de las personas a tener antojos.

EL TEST DEL HAMBRE

Si te cuesta distinguir si realmente tienes hambre o solo es un antojo, no estás solo. Es muy importante recalibrar y reintegrar tu cuerpo y tu mente. Te presento el proceso que he desarrollado tras mi iluminación con mi grupo clínico: las mujeres que luchaban contra sus atracones. Después de escribir en la pizarra y recibir *feedback* en tiempo real acerca de los conceptos clave con mis pacientes de la clínica, formalicé lo que ahora llamamos *test del hambre*.

La prueba del hambre está diseñada específicamente para reconfigurar esas conexiones enredadas entre tu cuerpo y tu cerebro. Te ayudará a interpretar tus señales para que puedas distinguir un antojo basado en emociones del hambre real o simplemente de un hábito.

Suponiendo que no sepas si tienes hambre, estrés u otra cosa, el test del hambre empieza con una sencilla pregunta: «¿Te apetece un *snack*?».

Nuestro principal impulso a la hora de comer deriva del hambre. Es lo que recibe el nombre de *hambre homeostática*, la conocida sensación que tiene lugar cuando tienes el estómago vacío y experimentas falta de energía, dificultades de concentración, irritabilidad e incluso mareos.

Los impulsos secundarios del hambre son aprendidos. También comemos cuando sucumbimos a nuestras emociones: se trata de la relación entre alimentación y estado de ánimo, por la que básicamente nos «comemos» nuestras emociones. Como he señalado anteriormente, esto recibe el nombre de *alimentación hedonista*.[7]

Hay un millón de ejemplos que podrían ilustrar el hambre hedonista. Lo más probable es que todos nos hayamos encontrado con la relación entre estado de ánimo y alimentación de un modo u otro. Por ejemplo, hace poco la madre de una de mis pacientes clínicas se fue a vivir con ella, y esto la estresó «un poquito» (mucho). Empezó a buscar dulces –en concreto, galletas– para aliviar su estrés. El recurso de Rob para aliviar la ansiedad fue la comida rápida.

No es fácil que una persona que experimenta el deseo de comer sea consciente de la diferencia entre hambre homeostática y hambre hedonista.

Por lo tanto, el primer paso consiste en ayudarte a descubrir si ese impulso procede del hambre, de las emociones o es un hábito.

Paso 1. Marca todo lo que corresponda:

- ○ Irritable o fácilmente frustrado.
- ○ Con el estómago vacío.
- ○ Agobiado.
- ○ Mareado o aturdido.
- ○ Con dolor de cabeza.
- ○ Malhumorado.
- ○ Tenso.
- ○ Con dificultades de concentración.
- ○ Con gruñidos o rugidos del estómago.
- ○ Aburrido.
- ○ Con una conducta de evitación.
- ○ Inquieto.
- ○ Cansado.
- ○ Otros...

Tengamos en cuenta que algunos puntos son específicos del hambre. Por ejemplo, el rugido del estómago guarda una relación relativamente específica con el hambre homeostática. Sin embargo, la dificultad de concentración puede ser una consecuencia del estómago vacío, pero también del estrés.

Aquí está la lista de nuevo, con la superposición entre diferentes categorías:

	ESTRÉS/ EMOCIÓN	HÁBITO	HAMBRE
Aburrido		x	
Con una conducta de evitación	x	x	
Inquieto	x		
Tenso	x		
Agobiado	x		
Con dificultades de concentración	x		x
Malhumorado	x		x
Con dolor de cabeza	x		x
Irritable o fácilmente frustrado	x		x
Con gruñidos o rugidos del estómago			x
Mareado o aturdido			x
Con el estómago vacío			x

Como hay mucho solapamiento entre los diferentes puntos de la lista, necesitamos una forma de decidir si el impulso de comer ha sido causado por una u otra categoría. Por ejemplo, si nos sentimos irritables, eso podría ser una señal de estrés/ansiedad o de hambre. ¿Cómo ponderar las diferentes categorías? En otras palabras, ¿cómo conceder más énfasis a una u otra? La forma más simple de hacerlo es señalar cuándo comimos por última vez. Si acabas de comer, tu estómago está lleno, y si estás irritable, puedes tachar el hambre de la lista como causa de la exasperación en ese momento.

Por lo tanto, el siguiente paso es comprobar cuándo (y cuánto) comiste.

Paso 2. ¿Cuántas horas hace que has comido? (De 0 a 5 o más).

Paso 3. Mira la lista del paso 1 y suma todos los puntos de cada columna. La columna con la mayor puntuación puede indicarnos —o, al menos, ayudarnos a reconocer— la causa más probable. Si dos categorías tienen una puntuación similar, usa el paso 2 para el desempate: si acabas de comer, gana la categoría del estrés/emoción; si no has comido hace tiempo, la categoría del hambre obtiene el punto de desempate. Cuatro o cinco horas puede ser un buen límite para empezar, pero puede divergir en función de cada persona.

Cuando creamos la aplicación Eat Right Now, reconfigurar nuestras señales cerebro-cuerpo parecía fundamental, así que incorporamos el test del hambre directamente en la aplicación y pedimos a las personas que comenzaran a usarlo desde el primer día (en la aplicación le dimos el nombre de *test del estrés*). Desarrollamos un algoritmo que calculaba una puntuación compuesta basada en las respuestas, evaluando automáticamente las diferentes categorías según lo recientemente que las personas hubieran comido. La idea era ayudarlas a desarrollar su conciencia, al mismo tiempo que aprendían más rápidamente y con mayor precisión cuáles eran sus detonantes para comer. La conciencia es a los hábitos lo que la levadura al pan: un ingrediente esencial para que se produzcan cambios. El test del hambre era una manera sencilla para que las personas comenzaran a incorporar la conciencia a sus vidas. He aquí algunas respuestas reales de quienes lo usaron:

> Hoy he hecho el test y realmente ha funcionado. En el pasado, me he agotado con las dietas porque sentía que tenía que prestar tanta atención a la comida que, después de seis u ocho meses, ya no tenía fuerzas. Creo que el test del estrés ha contribuido a que mi atención se mantuviera en mi cuerpo y en mi situación, y no realmente en la comida, en las opciones saludables, etcétera. He seguido el consejo de Eat Right Now y, al final, realmente me apetecía una comida saludable. ¡Eso es tener un buen día!

> Después de muchos años de dietas de restricción calórica, corro el riesgo de confundir las punzadas de hambre de verdad y los antojos provocados por la ansiedad. El test del estrés me ayuda a pensar en cuánto tiempo ha pasado desde que he comido y si de verdad tengo hambre o no. Hoy, por ejemplo, tuve la sensación de que me enfrentaba a un antojo, pero el test del hambre me ayudó a darme cuenta de que habían pasado cuatro horas desde el desayuno y que probablemente tenía hambre de verdad.

En la segunda y tercera parte de este libro, descubrirás herramientas y ejercicios que te ayudarán a trabajar tus impulsos.

AHORA MISMO: UTILIZA EL TEST DEL HAMBRE

A lo largo del día, recurre al test del hambre cada vez que sientas el impulso de comer fuera de horario. Sigue los pasos 1, 2 y 3 para determinar si tu impulso proviene del hambre o de algún otro lugar. Si eres una persona que tiende a esforzarse al máximo y realmente quieres intentarlo, usa el test del hambre cada vez que sientas el impulso de comer. No lleva mucho tiempo y cuanto más lo practiques, más rápidamente recalibrarás o mejorarás a la hora de reconocer las señales del hambre hedonista y homeostática.

Segunda parte

INTERRUMPIR TUS BUCLES DEL HÁBITO MEDIANTE LA CONCIENCIA

Días 6-16

En la primera parte del reto de los veintiún días nos hemos centrado en el porqué, el qué y el cómo comemos. «¿Por qué busco comida? ¿Qué tipo de comida deseo? ¿Cómo me dispongo a ingerirla? ¿Estoy hambriento, estresado, aburrido, me siento solo, o todo a la vez?». También nos centramos en arrojar luz al oscuro rincón del hábito mapeando los bucles de hábitos alimentarios. Todo esto dependía, fundamentalmente, de una cosa: la conciencia. Evidentemente, ser amables con nosotros mismos durante el proceso nos ayuda a estar abiertos al aprendizaje y al cambio, y a reorientar cualquier energía que desperdiciemos en autocrítica o dudas habituales. En la segunda parte, vamos a utilizar la conciencia para potenciar al máximo el proceso de cambio en sí mismo.

Puede parecer extraño que alguien que quiere dejar de fumar acuda a su médico solo para que este le diga que siga fumando. En la Facultad de Medicina, aprendí los cinco puntos para ayudar a mis pacientes a dejar un hábito: preguntar, aconsejar, evaluar, asistir, ordenar. Este sigue siendo el estándar aún hoy.[1] Se suponía que teníamos que animar a nuestros pacientes a dejar el hábito, recetar medicación contra el tabaco (si era pertinente) y establecer un seguimiento desde la primera semana de la fecha teórica de abandono del hábito. El problema es que esto no funciona muy bien. Cuando empecé a investigar por qué, descubrí que hay otro punto aún más importante, si no más, que los otros cinco: la conciencia.

Desde una perspectiva neurocientífica, la única forma de romper un mal hábito es prestando atención a hasta qué punto es gratificante, o poco gratificante (¿recuerdas los errores de predicción positivos y negativos de Rescorla y Wagner?). Por lo tanto, de forma aparentemente herética, empecé a decirles a mis pacientes que siguieran fumando, pero prestando atención a lo que hacían. «¿Cómo? ¿Mi médico me pide que siga fumando?». Mi laboratorio realizó un ensayo clínico controlado y aleatorio, y descubrió que enseñar a las personas a prestar atención a cómo sabían y olían los cigarrillos (y también cómo usar el mindfulness para resistirse a los antojos) fue cinco veces más efectivo que el tratamiento estándar de referencia.[2] Una persona en nuestro programa lo resumió en una frase: «Hoy todos los cigarrillos que he fumado me han parecido repugnantes». Así es, si seguimos la neurociencia y nos dirigimos directamente a la fuente –la corteza orbitofrontal y el valor de recompensa–, podemos romper todo tipo de hábitos poco saludables (fumar, comer en exceso, preocuparse, procrastinar; y la lista continúa) y, al mismo tiempo, desarrollar otros nuevos y más saludables.

En la primera parte establecimos el escenario para el cambio. En la segunda parte vamos a provocar el cambio. Si intentamos forzarlo, lucharemos contra nuestro cerebro, porque a nuestro cerebro no le gustan los cambios. Para nuestro cerebro, cuando algo es diferente, señala un potencial peligro. Piensa de nuevo en nuestros antepasados en la sabana en busca de comida. Si se aventuraban en territorio desconocido, no podían estar seguros de que no hubiera tigres escondidos en los arbustos esperando para devorarlos, así que tenían que estar en alerta máxima mientras exploraban, cartografiando minuciosamente el territorio hasta convencerse de que allí no había tigres. Es por eso por lo que miles de años después todavía nos ponemos nerviosos al hacer cosas nuevas. No es que sean necesariamente peligrosas, sino que nuestros cerebros de supervivencia no lo saben. Empezamos con precaución y tenemos que aprender por nosotros mismos que lo que estamos probando no nos dañará. Con el tiempo, la conducta se torna familiar, incluso cómoda. El término *zona de confort* proviene de ahí: confort = seguridad para nuestro cerebro. El objetivo es que nuestra zona de confort incluya prestar atención a nuestra alimentación.

Y como un anticipo de la tercera parte, si te apetece, otro objetivo más amplio es hacer que el propio cambio sea más cómodo. Cuando te aventuras fuera de tu zona de confort, en lugar de entrar directamente en la de pánico, ¿puedes comenzar a familiarizarte y sentirte cómodo con el cambio en sí mismo? Puedes entrar en tu zona de crecimiento y aprender a quedarte ahí más tiempo, darte cuenta de que aprender y crecer no tiene por qué ser aterrador; al contrario, el crecimiento puede ser intrínsecamente gratificante en sí mismo.

En la primera parte, nos centramos mucho en identificar qué comemos. En esta segunda parte, profundizaremos en la exploración del porqué y cómo comemos. Me atrevo incluso a sugerir que no te cortes y comas esos alimentos prohibidos, tal como sugerí a mi paciente que siguiera fumando. Te presentaré herramientas que te ayudarán a entrenar tu mente para atender al momento presente, en lugar de deslizarte hacia un modo automático o por defecto, a fin de tomar decisiones alimentarias inteligentes y en sintonía con lo que tu cuerpo y tu cerebro realmente necesitan. A continuación, te enseñaré a utilizar tu capacidad para prestar atención, para comer de forma más consciente, a fin de aprender qué alimentos son satisfactorios y cuáles te disgustan.

Ahora presta una especial atención a la siguiente fase. Si no lo haces, será mucho más difícil cambiar tus hábitos. Si prestas atención, tus hábitos cambiarán para mejor. Y será mucho más fácil de lo que piensas.

Capítulo 9

DÍA 6

El poder de prestar atención

¿Alguna vez te ha sucedido? Estás escuchando un pódcast sobre crímenes reales mientras recoges los platos de la cena. ¿Aprenderán tus hijos a acabarse el plato? Se han dejado la mitad de la cena. Atiendes a los giros argumentales del caso que el locutor intenta resolver, echas un vistazo y descubres que los platos de tus hijos están vacíos. Te has comido sus sobras, como si fueras una aspiradora humana.

Apuesto a que estás familiarizado con la sensación de sorpresa que surge en situaciones así. Podrías haberlo evitado de haber prestado atención.

Estoy seguro de que a lo largo de tu vida docenas de personas te han regañado por dejar vagar tu atención: un profesor que te sorprendió mirando por la ventana mientras intentaba explicar fracciones o tu pareja mientras conducías por una carretera en un día de viento intenso. Tal vez esas personas son las voces autocríticas que viven en tu mente (lo exploraremos más adelante). «¡Presta atención!» es una frase que hemos escuchado tantas veces que tendemos a no prestarle atención. ¿Irónico, no?

Sin embargo, la ciencia es bastante clara en lo que respecta a cómo hemos de prestar atención para aprender nuevos conceptos y habilidades, entablar vínculos empáticos con los demás e incluso cambiar hábitos adictivos.[1] Y probablemente has realizado este experimento incontables veces. Es mucho más fácil comprender lo que otra persona nos dice si estamos prestando atención.

Este es uno de esos maravillosos y raros ejemplos en los que la sabiduría convencional encaja con la investigación científica y con la espiritualidad. Aunque no seas un practicante del budismo o tu idea del zen sea pasar diez minutos en silencio en la ducha, probablemente sepas que existen profundas prácticas espirituales que dependen de nuestra capacidad para atender al mundo que nos rodea, y al vasto universo de nuestro propio estado interno.

En este capítulo, vamos a descubrir cómo la conciencia nos ayudará a cambiar nuestra forma de comer. Nos centraremos en sintonizar con el tercer elemento de tu bucle del hábito, el valor del resultado/recompensa de la conducta (en términos simples, «¿qué obtengo de esto?»). Cuando sabemos cuán gratificante es un alimento (o no lo es), podemos determinar su valor para nosotros en comparación con otros alimentos y tomar una decisión sobre qué comer.

En la tercera parte, aprenderás cómo entrenarte para elegir recompensas diferentes (es decir, más saludables), pero por ahora centrémonos exactamente en cómo nuestro cerebro toma decisiones sobre qué comer.

La única manera en que podemos cambiar nuestros hábitos es si la corteza orbitofrontal utiliza la atención para ayudar a evaluar con precisión el valor de recompensa de una elección de alimentos.

CÓMO PRESTAR ATENCIÓN PUEDE CAMBIAR LOS VALORES DE RECOMPENSA

Uno de los deberes más importantes de la corteza orbitofrontal es determinar las jerarquías de valor. A medida que, a lo largo de la vida, vamos probando diversos alimentos, nuestro cerebro aprende el sabor de cada uno y desarrolla preferencias, de modo que, cuando nos ofrecen dos comidas que hemos probado antes, podamos elegir la que tiene un mayor valor de recompensa. Es la vieja situación en la que el «delicioso helado» vence al «insulso brócoli».

No podemos prestar atención a todo a la vez. ¿Recuerdas la función de «configurar y olvidar» del cerebro, esa parte que nos ayuda a desarrollar hábitos para que podamos ahorrar energía para aprender cosas nuevas? El hábito nos dice: «Esto funcionó antes, así que no lo pienses, simplemente sigue haciéndolo». En este punto es donde prestar atención es útil si queremos romper con nuestras viejas rutinas.

Si prestamos atención mientras comemos, la corteza orbitofrontal toma nota de las opciones disponibles. Si un alimento sabe realmente bien, la corteza orbitofrontal determina que este alimento debería estar en nuestra lista de aprobados. Si el alimento sabe mal o te hace sentir mal, lo pondrá en una lista negra. Como veremos en un momento, esto también se aplica a la cantidad de comida que ingerimos; es decir, si habitualmente comemos en exceso, pero no prestamos atención a lo que nuestro cuerpo nos dice acerca de los resultados («uf, esto no me sienta muy bien»), seguiremos haciéndolo.

Los errores de predicción positivos y negativos que discutimos antes son cruciales para ayudar a nuestra corteza orbitofrontal a actualizar los valores de recompensa en nuestro cerebro. Si prestas atención y experimentas (ves, saboreas y sientes) que algo es mejor de lo esperado, obtienes un error de predicción positivo y ese comportamiento se refuerza. Si se te da a elegir, definitivamente te decantarás por esta opción en lugar de otras que ocupan una posición más baja en la lista.

Si prestas atención y experimentas que algo es peor de lo esperado –«este cigarrillo tiene un sabor horrible», «esas patatas fritas supersaladas me han dado dolor de cabeza»–, obtienes un error de predicción negativo en tu cerebro y ese comportamiento no se refuerza. Estás menos predispuesto a repetirlo en el futuro. Nada de esto sucede sin conciencia. Si no prestas atención, no puedes obtener un error de predicción positivo *o* negativo. Te limitas a seguir con el viejo hábito.

Observa cómo esto no tiene nada que ver con la fuerza de voluntad. La conciencia lo es todo cuando se trata de cambiar el comportamiento. Date tiempo para asimilarlo. *La conciencia lo es todo cuando se trata de cambiar el comportamiento.*

Hablando en un sentido práctico, en la mayor parte de las conductas útiles, cuanta más atención prestamos, más nos desilusionamos. Parecen cada vez menos mágicas porque descubrimos que no son tan gratificantes como recordábamos. Esto es importante, por lo que lo repetiré una vez más: el cambio de hábitos depende y está estimulado por la atención. Cuando la corteza orbitofrontal tiene información real obtenida a partir de la atención, optará por lo que le resulte más beneficioso. Cuando la corteza orbitofrontal descubre que los viejos hábitos ya no funcionan, los aparta para permitir que algo mejor ocupe nuestra mente. Veamos cómo funciona en la vida real.

Mi peliagudo antojo de gominolas

Mi debilidad alimentaria personal ha sido mi relación con las gominolas. Solía ser total y absolutamente dependiente de ellas. Me atraía su color, su dulzura y, en efecto, su sabor (¿por qué masticarlas nos resulta tan atractivo?). Sea cual sea la razón, yo estaba enganchado. Mi pasión por las gominolas era un asunto serio. Compraba una bolsa tras otra de esas chucherías semitransparentes y de colores brillantes que podrían usarse como cebos de pesca, y las engullía.

Había quedado prendado desde hacía tiempo, en la época de la universidad. Tan pronto como pensaba en ellas, tenía que comerlas. El canto de las sirenas solía empezar después de la cena y, si intentaba ignorarlo, mi deseo no hacía más que aumentar en intensidad durante toda la noche. Como todos los otros productos alimentarios diseñados, las gominolas están pensadas para generar deseo. Comía un par y quería más. Trataba de resistir un rato y luego, finalmente, cedía y me comía toda la bolsa. Lo racionalizaba así: «Bueno, al menos ya pasó. Me siento mal ahora (y me sentiré mal mañana por la mañana), pero al menos ya no tengo más gominolas en casa».

Como había comido durante mucho tiempo, habían establecido un valor de recompensa en mi cerebro. Se habían mudado y ocupaban el primer lugar en mi lista de «cuando quiero algo dulce, quiero ESTO». Se habían convertido en un hábito.

Y entonces, un día, hice un cambio. Había estado practicando mindfulness –aprender a estar consciente y prestar atención a mi mundo interior y exterior– durante un par de años, y decidí centrar mi atención en el hábito de las gominolas. Una noche, en lugar de abandonarme por completo –comerme toda la bolsa, sentirme mal a la mañana siguiente y culpable por no poder controlarme, pero sin tener que pensar en ello hasta la próxima vez que me las encontrara en casa–, comencé a prestar atención mientras las comía. Descubrí que no sabían tan bien. La dulzura era un tanto excesiva: eran empalagosamente dulces, nada parecido a la complejidad del buen chocolate negro o la miel. Y la textura realmente se parecía a masticar goma; comerlas no era tan satisfactorio como morder algo crujiente, ni siquiera tan bueno como masticar un chicle. De hecho, cuando realmente caí en la cuenta de estos elementos, no reforzaban lo que fuera que me había enganchado antes. No puedes engañar al cerebro cuando se presta atención.

Mi cerebro generó un sólido error de predicción negativo: las gominolas no estaban tan buenas como se esperaba. Y eso marcó el final del asunto. Mi cerebro se había dado cuenta. Cada vez que las comía y realmente prestaba atención, me preguntaba qué había visto en ellas. Mi nivel de atracción fue perdiendo intensidad. Con el tiempo, perdí todo interés en las gominolas.

He estado prestando atención desde entonces. He aprendido a prestar atención antes, durante y después de comer. Cuando tengo hambre por la mañana, puedo hacer una comprobación rápida para tener una idea de cuánta hambre tengo, y preparar así la cantidad de comida que me resulta satisfactoria. También sé que si como en exceso, no estoy tan alerta y tengo menos energía. Para ser claro, esto no es un cálculo intelectual de cuánto *debería* comer; todo ha surgido al estar en sintonía con mi cuerpo y escucharlo. Me siento lento y letárgico. Ese error de predicción negativo (comer en exceso no sienta bien) me ha ayudado a detenerme cuando estoy lleno. Comer más allá del nivel de saciedad es incómodo, especialmente si lo comparamos con cuando dejamos de comer antes de llegar a ese punto. Y ya no me siento empujado a comer en exceso. Cuando mapeo mis bucles de hábitos alimentarios y presto atención a los resultados, soy capaz de descubrir qué es lo que funciona y qué no cuando se trata de encontrar mi propio punto de equilibrio para mantener una buena salud mental y física.

Quiero destacar en particular un bucle del hábito alimentario al que se enfrentan muchas personas: la inseguridad alimentaria. Con esto no me refiero a los niveles de inseguridad alimentaria del ámbito social y de la población en general, que resultan de problemas en las cadenas de suministro globales y afectan a millones de personas todos los días. Esta es una cuestión real y apremiante en la que definitivamente no soy experto. Cuando nos centramos en estos problemas en el ámbito de la población en general y nos damos cuenta de cómo afectan al individuo, podemos ver los resultados inmediatos de nuestros cerebros de supervivencia en acción: sentir hambre, necesitar comida, no saber si se conseguirá más después, comer tanto como sea posible ahora. A modo de ejemplo, siempre he tenido la suerte de tener acceso a la comida. A pesar de saber intelectualmente que podré acceder a la comida más tarde, solía tener el hábito de comer más de lo que realmente necesitaba en una comida o en un aperitivo. Esto se remontaba a aquellos momentos en los que me quedaba sin energía mucho antes de poder volver a comer, y mi cuerpo me lo había hecho saber a través del refuerzo negativo, indicándome que debería tratar de encontrar formas de evitarlo en el futuro. Cuando lo representé gráficamente, tenía este aspecto:

Detonante: sentir temor de agotar mi energía antes de la próxima comida, y desmoronarme física y mentalmente.

Conducta: comer más allá de la sensación de saciedad.

Resultado: evitar el decaimiento.

Cuando empecé a examinar esto (y continúo haciéndolo, ya que este hábito sigue manifestándose activamente), probé a no consumir calorías extras, y descubrí que, en general, me encuentro bien (puedo tener algo para picar disponible, en caso de necesidad). El miedo era elevado, pero mi cuerpo me decía, en voz baja: «Eh, eso no sienta bien. ¿Probamos otra cosa?». Con frecuencia soy testigo de esta lucha de poder del mecanismo de supervivencia en mis pacientes y en los miembros de Eat Right Now. El miedo es fuerte. El cambio también da miedo. Juntos pueden silenciar la voz de la sabiduría que proviene de nuestro cuerpo. Cuando prestamos atención y escuchamos todas las voces, es más fácil determinar la decisión inteligente que debemos tomar, o al menos probar para ver si encaja. Cuando prestamos atención, nuestra corteza orbitofrontal reubica la opción de «comer porque temo tener hambre después» más abajo en la jerarquía de recompensas a través de ese proceso de error de predicción negativo.

Una vez que comprendes cómo funciona tu cerebro, puedes empezar a colaborar con él en lugar de luchar contra él. Cuanto más habitual sea el comportamiento, será menos probable que sea percibido por tu corteza orbitofrontal. Así que, en los próximos capítulos, te mostraré cómo dirigir tu atención para ayudar a tu corteza orbitofrontal a descubrir las conductas alimentarias no deseadas en tu cerebro, para que puedas reorganizar esa jerarquía de recompensas. Incluso descubrirás, a partir de algunos de mis estudios, que podemos mapear ese cambio en el valor de recompensa, y que este se efectúa sorprendentemente rápido. Como verás en los casos de Jacqui, Rob, Anne, Jack y otros, una vez que esa jerarquía cambia, no hay vuelta atrás.

Alguien en mi grupo bromeó conmigo y me dijo que tendría que haberle advertido de que su comida favorita ya no ocuparía un lugar privilegiado en su lista. Por lo tanto, creo que también debería advertirte a ti: cuando realmente prestas atención, es posible que te dejen de gustar ciertos alimentos de los que antes no te saciabas. Como me pasó a mí con las gominolas, esos amores culinarios podrían terminar. Esto tiende a suceder más con los alimentos procesados; nuestro sabio cuerpo sabe lo que es mejor para él y nos envía señales de *feedback* en este sentido, desde el sabor hasta cómo nos sentimos después de comer. Pero no te preocupes, de repente no te dejarán de gustar cosas que realmente saben bien (basta comparar comer helado elaborado con un montón de ingredientes que apenas podemos pronunciar con el helado hecho con unos pocos ingredientes naturales). Tal vez comas menos, al tiempo que los disfrutas más. Este es el poder de la atención.

AHORA MISMO: PRACTICA LA ATENCIÓN

Antes de comenzar tu jornada, programa tu teléfono o calendario en línea para un mínimo de cinco recordatorios durante el día. No es necesario que se vinculen con las comidas o con cuando vas a picar algo, sino en momentos aleatorios. Elige una frase o palabra clave que te invite a detenerte y sumergirte en la conciencia por un instante. Si eres más tradicional y el papel es tu tecnología preferida, coloca pósits en las zonas de la casa que visitas regularmente: la nevera, el espejo del baño, el armario, etcétera. Cada vez que te encuentres con un recordatorio, detén lo que estás haciendo (¡salvo si conduces!) y pregúntate: «¿De qué soy consciente en este momento?». ¿Estás sintonizado con lo que estás haciendo, o has activado el piloto automático? ¿Puedes sentir alguna sensación en tu cuerpo o estás viviendo en tu mente?

No te desanimes si en esos cinco momentos del día, el recordatorio es lo que desactiva el piloto automático. Mejorarás con la práctica. Tan solo tómate un momento para ver cómo te sientes al estar presente y ser consciente de lo que está sucediendo en tu mente y en tu cuerpo (qué pensamientos, emociones o sensaciones corporales están presentes). ¿Cómo te sientes al ser consciente, en oposición a actuar según el piloto automático?

Capítulo 10

DÍA 7

Alimentación consciente

BIENVENIDOS A LA SOCIEDAD SECRETA DE LAS PASAS

Con un poco de suerte, ya te has hecho una idea de lo que significa prestar atención. Sin embargo, ¿qué significa exactamente cuando la aplicamos al acto de comer? Quizá hayas oído hablar de la alimentación consciente o intuitiva. En las últimas décadas se han multiplicado los artículos, libros y ahora aplicaciones centradas en prestar atención mientras comemos. Por ejemplo, el libro *Alimentación intuitiva*, que Evelyn Tribole y Elyse Resch publicaron originalmente en 1995, contiene diez principios fundamentales que concuerdan hermosamente con lo que sabemos de la neurociencia de la alimentación, y muchos de ellos –si no todos– subrayan la importancia de estar atentos a (y ser amables con) nosotros mismos para acoger la sabiduría de nuestro cuerpo.[1]

Mi propia introducción a la alimentación consciente tuvo lugar cuando descubrí el programa de reducción del estrés basada en el mindfulness (MBSR, por sus siglas en inglés).

A Jon Kabat-Zinn se le ocurrió la idea del MBSR en los años setenta. Quería unir la meditación y las prácticas de yoga con la medicina occidental, por lo que diseñó un programa de ocho semanas y empezó a impartirlo en el Centro Médico de la Universidad de Massachusetts. En las siguientes décadas, Jon se convirtió en una estrella de *rock* en el mundo del mindfulness, y el Centro de Mindfulness de la Universidad de Massachusetts pasó a ser el escenario central para la formación de instructores y la investigación avanzada en atención plena. Lo conocí en un seminario de investigación en el verano de 2006, cuando le pregunté qué pensaba de adaptar el MBSR a las adicciones.

Yo era profesor asociado en la Facultad de Medicina de Yale cuando me propusieron el puesto de director de investigación en el Centro de Mindfulness de la Universidad de Massachusetts, oferta que acepté en el acto. No solo iba a tener la oportunidad de liderar una cartera de investigación estudiando los efectos del MBSR, sino que también tendría la oportunidad de profundizar en mi enseñanza del mindfulness.

El MBSR es tal vez más conocido por algo aparentemente muy pequeño: una pasa. El ejercicio de la pasa constituye un rito de paso. Al acabar el programa de ocho semanas, los alumnos se confiesan unos a otros lo que realmente han pensado del «ejercicio de la pasa» y lo que hicieron con ella. Cuando conocen a alguien que quiere embarcarse en el programa, le dicen: «¡Oh, ya verás con la pasa!» y «Espero que te gusten las pasas».

La mayor parte de las clases del MBSR se realizan con los alumnos sentados en círculo. Grupos de diez a cuarenta personas toman asiendo en sillas siguiendo esta formación, de modo que puedan verse bien unos a otros. El instructor se sienta en una silla dentro del círculo, para señalar que forma parte del grupo.

El rito de la pasa tiene lugar en la primera sesión. Los instructores toman un bol y se pasean por el interior del círculo. Dicen algo así como «voy a depositar algo en vuestra mano. Dejadlo ahí hasta que todo el mundo haya recibido el suyo». Van de silla en silla y usan una cuchara para –de la forma más higiénica posible– colocar una única pasa en la palma de la mano de cada estudiante.

Cuando me ha tocado liderar el ejercicio de la pasa, admito que me gusta añadir misterio y suspense.

En cuanto todo el mundo tiene su pasa, el instructor prepara el siguiente movimiento. Con el objetivo de infundir en el grupo lo que los practicantes zen llaman la *mente de principiante* – un estado de posibilidades infinitas y ausencia de expectativas – , el instructor sugiere que los alumnos imaginen que no saben qué es ese objeto. No lo han visto antes, y su trabajo consiste en explorarlo desde todos los ángulos posibles. Yo llego a sugerirles que son presentadores de un noticiario marciano y que acaban de llegar a la Tierra. Su trabajo consiste en escribir una historia sobre este diminuto objeto, para que los marcianos puedan leerla en la próxima edición de *Diario del Planeta Rojo*.

Probablemente eres capaz de imaginar lo que pasa a continuación (este es un buen ejemplo de las predicciones sobre el futuro elaboradas por tu cerebro a partir de la experiencia pasada; nuestro cerebro es muy bueno a la hora de llenar los huecos).

Como era de esperar, los miembros del grupo pasan un largo rato observando la pasa, explorando su aspecto, investigando sus rugosidades y grietas, evaluando su color, sosteniéndolas a la luz para descubrir si son traslúcidas. Normalmente, lo hacen en silencio, tomando notas mentales para compartir sus impresiones con el grupo (o con su editor en la redacción de Marte).

En cuanto el grupo contempla la pasa/objeto como nunca lo había hecho antes, pasa al siguiente sentido: el oído. Es posible que esto no lo entiendas. Podrías pensar: «¿Cómo demonios suena una pasa? A mí me parecen terriblemente silenciosas». Bueno, si la sostienes cerca del oído y la frotas entre los dedos, este objeto aparentemente mudo emite, si se lo estruja, todo tipo de sonidos.

Luego le toca el turno al olfato. ¿Cómo huele una pasa? He oído respuestas diversas, desde «mal» a «muy dulce».

¿Y, por último, el sabor? No tan rápido.

Hacemos que las personas se lleven la pasa hasta su boca y, luego, justo cuando están a punto de introducirla, les pedimos que se detengan. Que paren y tomen nota de qué pasa en su boca. Como los perros en el experimento de Pávlov, la gente descubre que está salivando. A veces saliva mucho. ¡El cerebro vuelve a predecir el futuro! Con la expectativa de que las pasas lleguen a la boca para ser ingeridas –porque así es como ha ocurrido en el pasado–, nuestro cuerpo se pone en movimiento, preparándose para lo inevitable. Pedimos a los estudiantes que paren y observen esta reacción.

Finalmente comen la susodicha pasa. La instrucción es comerla lentamente, dejándola reposar en la lengua por un tiempo, luego dar un mordisco para notar exactamente lo que está sucediendo antes de tomar los siguientes bocados conscientes previos a tragar. Para algunos, ya es demasiado. Han estado conteniéndose durante lo que parece una eternidad. Liberan todas esas expectativas acumuladas y se tragan la pasa.

Al final del ejercicio, el instructor charla con el grupo, preguntando con una sonrisa: «¿Qué habéis notado?». La expectativa es que las personas habrán notado algo sobre las pasas que antes no habían percibido. E invariablemente, el grupo informa acerca de las novedades que acaban de descubrir. Te sorprendería saber las diversas cosas que la gente percibe.

Y cuando unas semanas después un amigo les cuenta que está pensando en hacer un curso de MBSR, esbozan una sonrisa...

Vale, bonita historia, pero ¿y qué? ¿A quién le importa la sociedad secreta de las pasas?

Te sacaré de tu cavilación: por supuesto, el ritual de la pasa es un ejemplo perfecto de alimentación consciente.

Concentrémonos en el núcleo del mindfulness: la conciencia y la curiosidad. No se necesita un neurocientífico para predecir que comer algo lentamente nos ayudará a prestar atención y a ser más conscientes de su sabor real. La alimentación consciente tiene que ver con comer con atención. Cuando al comer prestamos atención –practicamos la alimentación consciente–, percibimos el aspecto, el olor, la textura y el sabor de la comida. La disfrutamos más. Y es mucho más difícil meter en la boca una cucharada de pasas, kikos, gominolas, almendras, cacahuetes o lo que sea cuando nos tomamos media hora para hacerlo. Rompemos esa cadena automática. Salimos del bucle del hábito al prestar atención.

Y no hacen falta unas condiciones especialmente atípicas –una playa, velas, incienso ni cualquier otro de los estereotipos de la meditación– para comer conscientemente. Es cierto que ayuda disfrutar de un lugar tranquilo y libre de distracciones (libros, *smartphones*, televisiones, etcétera) para prestar atención mientras tomamos un *snack* o una comida. Pero una vez que lo dominas, podrás practicar la alimentación consciente prácticamente en cualquier lugar (por favor, no lo intentes mientras conduces).

Pero esto es solo una parte de la historia...

¿HASTA QUÉ PUNTO ERES CONSCIENTE CUANDO COMES?

¿Te has dado cuenta de que cuando empezamos a comer o picoteamos, prestamos la máxima atención a los primeros dos bocados y entonces nuestro cerebro pierde rápidamente el interés y se concentra en otras cosas? ¿Por qué sucede esto? Una vez más, esto demuestra la eficiencia de tu cerebro. Se activa cuando empiezas a comer para asegurarse de que los alimentos no están en mal estado o podridos. Una vez que tu cerebro emite la señal de «todo en orden», puedes dejar de prestar atención a la comida y volver a la conversación que tenías, al libro que estabas leyendo, al programa que estabas viendo o al trabajo en el que estabas inmerso, y no pensar en tu comida nuevamente.

Hace unos años, Celia Framson y sus colegas en la Universidad de Washington desarrollaron una herramienta útil para evaluar nuestro nivel de atención plena mientras comemos.[2] Recibe el nombre de *cuestionario de la alimentación consciente*, y es un poco diferente de estar preocupados por la comida cuando estamos restringiendo nuestra alimentación o siguiendo una dieta; se han creado otros cuestionarios para medir este tipo de aspectos. La versión completa incluye veintiocho preguntas. Muchos cuestionarios hacen preguntas muy similares de forma ligeramente diferente, así que incluyo diez de las más relevantes para que puedas utilizar esta versión abreviada para establecer tu punto de referencia.

CUESTIONARIO DE ALIMENTACIÓN CONSCIENTE

En una escala del 1 (nunca o rara vez) a 4 (normalmente o siempre), ¿cómo responderías a las siguientes preguntas?

1. Picoteo sin ser consciente de ello.
2. Cuando siento estrés en el trabajo, busco algo de comer.
3. Me doy cuenta de que como dulces de una bandeja solo porque están ahí.
4. Cuando estoy triste, como para sentirme mejor.
5. Pienso en las tareas que debo hacer mientras estoy comiendo.
6. Si quedan sobras de comida que me gusta, tomo una segunda ración a pesar de sentir saciedad.
7. Dejo de comer cuando estoy lleno, aunque se trate de una de mis comidas predilectas.
8. Reconozco cuándo como y no tengo hambre.

9. Soy consciente de cuándo los alimentos ingeridos influyen en mi estado emocional.
10. Saboreo cada bocado.

¿Qué puntuación has obtenido? Si has logrado una puntuación elevada en los puntos del 1 al 5 y una puntuación baja en los puntos del 6 al 10, no estás solo. La última pregunta es demasiado para cualquiera. ¿Quién saborea realmente cada bocado? Pero captas la idea. Lo que estas preguntas subrayan realmente es hasta qué punto solemos estar distraídos y comemos en función de señales externas y no internas, motivados por las emociones y no por el hambre. La alimentación no consciente es la regla y no la excepción. Recuerda: configurar y olvidar es nuestro modo por defecto. Aprendemos cómo comer y establecemos la mecánica del tenedor a la boca como un hábito. Aprendemos qué alimentos nos gustan y establecemos nuestras preferencias como hábitos.

Aunque no tan antiguos como nuestros mecanismos evolutivos para crear hábitos, el concepto de mindfulness pertenece a la psicología budista y se remonta miles de años en el tiempo. Originado hace aproximadamente dos mil quinientos años en el Sudeste Asiático, en una lengua que ya no existe (el pali) y en una época en la que ni siquiera se había inventado el papel, es indudable que el término ha evolucionado a través del tiempo y del espacio, primero en el lenguaje oral, luego a través de traductores y tradiciones culturales, hasta el punto que hoy se difunde en las redes sociales de Occidente.

La definición de mindfulness o atención plena de Jon Kabat-Zinn podría ser tuiteada de la siguiente manera: «Prestar atención, en el momento presente, intencionadamente y sin juzgar».

Se han escrito innumerables libros sobre qué es el mindfulness y cómo practicarlo en todas sus formas y manifestaciones. La lista de dolencias y condiciones que abordan estos libros cubre todo el ciclo de vida, desde el nacimiento hasta la muerte. Si bien la ciencia que sostiene el mindfulness todavía está en sus primeras etapas —mi laboratorio fue de los primeros en trabajar con él, y eso fue hace solo veinte años—, cada vez se descubre más sobre lo bien que funciona y para qué, así como lo que sucede en nuestro cerebro cuando prestamos atención. Si realmente estás interesado en ese último aspecto de la neurociencia, aquí va un poco de autopromoción descarada: escribí *La mente ansiosa* para explicar cómo podemos quedar atrapados en antojos y adicciones que van desde las drogas hasta las redes sociales y nuestros propios patrones de pensamiento, y cómo el mindfulness podría ayudar. Sin embargo, no necesitas leer ese libro, porque se reduce a lo siguiente: presta atención y tu cerebro se encargará del resto.

La cuestión pragmática es que a menudo el mindfulness se mitifica, considerándolo un estado refinado al que solo los gurús y monjes pueden acceder. No es el caso. Todos tenemos la capacidad de estar curiosamente conscientes en cualquier momento. Es más bien una cuestión de despertar a lo que está sucediendo en este momento y luego recordar cuánto mejor nos sentimos al ser conscientes que al no serlo.

ALIMENTACIÓN CONSCIENTE EN EL MUNDO REAL

Hace aproximadamente un año, alguien colgó esta pregunta en la comunidad en línea de nuestro programa:

> Trabajo como cuidador interno. Tengo turnos de diez a catorce horas, por lo que la práctica de mindfulness me resulta complicada. Si

> realmente presto atención a mi comida, puede llevarme más de media hora terminarla. Tengo la sensación de que en realidad no dispongo de tiempo para dedicar a las comidas o al picoteo.

Otra persona preguntó: «Solo dispongo de veinticinco minutos para almorzar. ¿Cómo saboreo cada bocado con atención plena?».

Otro más señaló: «Tengo dificultades para practicar mindfulness, ya que solo dispongo de un descanso de quince minutos para el almuerzo».

Tener el tiempo necesario para sentarse y meditar cotidianamente puede ser un lujo. Caminar o comer lentamente puede considerarse un privilegio. Muchas personas tienen varios trabajos y hacen malabares con la familia, los estudios, el trabajo, etcétera. Mi madre crio cuatro hijos mientras trabajaba a jornada completa e iba a la escuela nocturna. Imaginadla sentándose durante cinco minutos para contemplar una pasa. Imposible.

¿Listo para la segunda parte de la historia?

En algún momento de la historia de la sociedad secreta, el ejercicio de la pasa se convirtió en el símbolo de la alimentación consciente. En otras palabras, la gente cree que la alimentación consciente equivale a comer con *lentitud*. Sin embargo, creo que no deberíamos reducir nuestra alimentación al estándar del rito de la pasa. Después de todo, ¿con cuánta frecuencia puedes dedicar media hora a un único bocado de comida? Sin embargo, algunas personas se aferran a esa elevada referencia. Temen que, si no comen lentamente, su alimentación no sea, o no pueda ser, consciente. «Mindfulness = hacer las cosas lentamente» puede convertirse en una regla que nuestro cerebro intente seguir y que utilice para juzgarnos cuando no la seguimos.

Lo entiendo. Si observamos a los monjes en sus templos o a quienes meditan en un retiro, todos parecen moverse a la mitad de la velocidad habitual. Por lo tanto, nuestro cerebro, que siempre extrapola y predice, asume que hacer las cosas a la mitad o a un cuarto de la velocidad normal es la única forma en la que el mindfulness puede funcionar. Pues bien, que un monje camine lentamente o alguien tarde treinta minutos en comerse una pasa no significa que *así* es como funciona el mindfulness.

Independientemente de nuestra situación personal y de las limitaciones de tiempo, todos tenemos la habilidad de estar atentos. Todos podemos ser curiosos. Y esto no tiene por qué manifestarse bajo la forma de la contemplación de una pasa durante diez minutos antes de comerla. Todos podemos ser conscientes en cualquier momento, al margen de lo rápido que nos movamos, o lo rápidamente que comamos.

Por eso, cuando alguien me dice que solo tiene quince minutos para comer, respondo: «Fantástico, tienes quince minutos para prestar atención mientras comes». Si se muestra aprensivo ante la idea de romper la regla según la cual «el mindfulness consiste en masticar lentamente», le ayudo a romper el mito compartiendo mi propio secreto a voces: como soy un tipo relativamente ocupado, tengo que apañármelas para lidiar con un montón de tareas cada día. No incluyo una hora de almuerzo en mi horario y a menudo tengo reuniones todo el día. Así que a veces —¡glups!— como durante una reunión.

Quizá se te ocurra pensar: «No lo quiere admitir. Es el tipo del mindfulness. Está escribiendo un libro sobre alimentación consciente. No puede decir que come mientras hace otras cosas. Deja el libro. No creas nada de lo que te dice».

Sí, lo he hecho. Intento señalar que tenemos que trabajar con las condiciones que la vida nos brinda. Podría programar un almuerzo de una hora. Podría comer muy lentamente, pero yo no funciono así. Mi mujer dice que tengo dos velocidades: rápida e inmóvil. O avanzo rápidamente o estoy en la cama, dormido.

Sin embargo, rápido no quiere decir de manera precipitada o inconsciente. Moverse rápidamente quiere decir que el movimiento no es lento. Sí, podemos avanzar a toda velocidad y ser conscientes de ello. Los atletas son un buen ejemplo de mindfulness en movimiento. Tienen que mantener la vista fija en pelotas que a veces alcanzan una velocidad asombrosa. Los corredores de fútbol americano no pueden avanzar lentamente hacia el campo contrario. Si estás jugando al sóftbol o al béisbol, no puedes pedir cortésmente al lanzador que reduzca la velocidad para que puedas observar la pelota acercándose hacia ti.

Podemos comer rápidamente y estar atentos al mismo tiempo. También podemos prestar atención a la razón por la que vamos a comer. Solo requiere un momento. Evaluamos nuestro impulso con la pregunta: «¿Por qué estoy buscando comida justo ahora? ¿Tengo hambre o se trata de otra cosa (aburrimiento, estrés, ansiedad, soledad, etcétera)?». Podemos cuestionarnos a nosotros mismos, como nos enseña a hacer el test del hambre. Cuanto mejores seamos en esto, más rápidamente evaluaremos nuestro estado.

Prestar atención tiene que ver con alejar el teléfono móvil, un libro o cualquier otra distracción mientras comemos. Si nos encontramos en mitad de una reunión, esto no será posible. Y está bien. Podemos prestar atención a los resultados de aquello que comemos y la cantidad ingerida. Es tan importante, si no más, que la velocidad a la que comemos o si nos vemos obligados a comer mientras hacemos otra cosa.

Si bebes alcohol antes o durante las comidas, habrás descubierto que comes más de lo habitual cuando lo haces. El alcohol supone un doble contratiempo: dificulta la atención mientras estamos comiendo y provoca la desconexión de la corteza prefrontal, lo que reduce el autocontrol que creemos estar ejerciendo. Esta es una obviedad: aplicar el mindfulness cuando bebemos es, en el mejor de los casos, un desafío.

Alimentación consciente en situaciones sociales

Un hilo muy activo en nuestra comunidad en línea empezó cuando alguien comentó el siguiente escenario:

> Imaginemos que estás cenando con tu familia o tomando el desayuno con tus compañeros de trabajo. La conversación es interesante y fluida, y participas activamente en ella. ¿Cómo mantener la alimentación consciente en estas circunstancias? Me da la impresión de que, si me repliego sobre mí misma y me concentro en cada bocado, desconectaré. No estoy segura de cómo encajar las piezas.

Alguien respondió:

> Las situaciones sociales en la mesa funcionan mejor para mí porque estoy hablando y escuchando. No hablo mientras mastico o si tengo la boca llena. Por lo tanto, ingiero bocados más pequeños, mastico, trago, dejo el tenedor en su sitio, etcétera. Tengo cuidado de cortar los alimentos con cuidado y al llevarlos a la boca para no acabar con el vestido manchado de salsa. Todo esto es mucho más consciente, pero no de la forma habitual.

Esta respuesta es especialmente esclarecedora. Subraya el estereotipo de lo que significa el mindfulness «habitual». También señala una paradoja: comer en situaciones sociales puede ser una oportunidad para prestar atención, dando un bocado cada vez. Muchas personas están de acuerdo en que puede suponer un reto, y que el reto puede asumirse como una misión (si deciden aceptarla). Formamos los hábitos a partir de breves instantes que se repiten muchas veces. Centrarnos en un breve momento —o incluso en un bocado— nos ayuda a desarrollar el hábito de prestar atención cuando comemos, aun en condiciones «deficientes».

Este es un ejemplo de alguien de nuestro programa:

> Decidí picar algo porque estaba cansado. Incluso pensar en la razón de ese deseo es mucho más de lo que normalmente ocurre automáticamente. Pero mucho mejor, disfruté de cuatro M&M's, sí, cuatro. Y me sentí bien. Nunca, nunca jamás, fui capaz de dejar una bolsa abierta de M&M's en mi cajón en mi vida anterior. Hacerlo fue realmente sorprendente.

Le pedí a Tracy que describiera cómo vive la alimentación consciente. Ella descubrió que había empezado a practicarla una década antes de abordar el estudio formal del mindfulness. Me explicó cómo, durante la secundaria, uno de sus premios favoritos era un bombón relleno de la marca Godiva que solo estaba disponible una vez al año. Usaba su paga para comprar una cajita de cinco unidades. Estos bombones rellenos de chocolate con leche espolvoreados con canela eran «gloriosos», especialmente porque sabía que solo tenía cinco de ellos para disfrutar antes de que desaparecieran durante otro año. Los comía lentamente, con los ojos cerrados; cada uno era «un torrente de deleite y alegría». Diez años después, cuando hizo su primer ejercicio de alimentación consciente, se dio cuenta de que ya sabía cómo hacerlo. «¡Nadie tuvo que enseñarme!». Esto le dio la esperanza de que el mindfulness realmente no tenía que ver con aprender, sino con recordar; por ejemplo, recordar que las cosas deliciosas se pueden saborear.

TRES MITOS SOBRE LA ALIMENTACIÓN CONSCIENTE

1. La alimentación consciente consiste en comer lentamente.
2. La alimentación consciente solo puede practicarse en soledad.
3. La alimentación consciente transforma la comida en una tarea, eliminando el placer.

Por lo tanto, tu misión, si decides aceptarla, consiste en descubrir si puedes adquirir el hábito de comer conscientemente. Juega con la experiencia de prestar atención o ten curiosidad mientras comes. Aunque solo tomes unos pocos bocados así, es un buen comienzo.

En los próximos capítulos, profundizaremos en las aguas de la atención plena para aprender a utilizarla y aprovechar las fortalezas de tu cerebro, romper los hábitos inútiles y crear otros más saludables.

AHORA MISMO: EL RITUAL DE LA PASA

No te voy a pedir que te comas una pasa, pero te voy a sugerir que realices tu propia versión del ejercicio de la pasa en casa. Elige un alimento que comas con cierta regularidad. Puede ser una rebanada de pan, un pedazo de aguacate, un trozo de plátano o una nuez. Intenta elegir un alimento que no tenga muchos ingredientes –nada de Doritos o rosquillas, por favor–, de modo que puedas concentrarte en la experiencia de la degustación sin distraerte pensando en qué es lo que estás saboreando. Toma asiento en un lugar tranquilo y céntrate en la experiencia de ingerir ese alimento.

¿Qué aspecto tiene? Describe su color, su tamaño y textura.

¿Cómo huele? ¿El olor es acorde con la expectativa del sabor?

Si lo aprietas entre los dedos, ¿cuál es su consistencia? Si no puedes apretarlo, ¿qué aspecto tiene su superficie? ¿Rugosa, suave, con agujeros?

Sí, incluso puedes probar a escucharlo.

Antes de llevártelo a la boca, pregúntate: «¿Qué sabor espero que tenga?».

A continuación, deposítalo encima de la lengua, toma un bocado y explora el sabor. ¿Era lo que esperabas?

¿Qué sensaciones te embargan al prestar atención mientras estás comiéndolo?

Si te has sentido moderadamente inspirado después de este ritual, sugiero que transfieras esta práctica a los *snacks* y las comidas. Recuerda que no es necesario comer con lentitud. Esa no es la cuestión. Empieza a explorar qué y cuánto comes cuando dejas que tus sentidos y tu cuerpo sean tu guía.

Capítulo 11

DÍA 8

Reconecta con tu cuerpo

Retrocedamos un poco y volvamos al momento en el que decidiste empezar a comer, ya fuera una sola pasa como un bufé libre.

Incluso con la herramienta del test del hambre del capítulo 8, algunas personas pueden encontrar difícil afirmar con confianza: «Sí, realmente tengo hambre. Tengo una necesidad biológica genuina de comida», porque nos hemos alejado mucho de las señales de nuestro cuerpo. Afortunadamente, nuestros cerebros son tremendamente flexibles o, en términos científicos, presentan un elevado grado de neuroplasticidad. Podemos volver a entrenar a nuestro cerebro para prestar atención a nuestro cuerpo.

Nuestros cerebros tienen áreas dedicadas a prestar atención no solo a la sensación y la temperatura, sino también a las emociones, lo que se conoce como *conciencia interoceptiva*, que, al parecer, involucra a la ínsula (del latín *isla*). Se cree que la corteza insular está relacionada con la percepción de emociones homeostáticas como el hambre y la sed. También está involucrada en la percepción de emociones, tanto las nuestras como las de los demás. Por ejemplo, se ha demostrado que la ínsula está hiperactiva en personas con trastornos de ansiedad.[1] Sin embargo, no solemos utilizar la ínsula lo suficiente.

EL ESCÁNER CORPORAL

Satya Narayan Goenka, más conocido como S. N. Goenka, fue un empresario indio que vivió en Birmania en los años sesenta. Aquejado de grandes migrañas, aprendió a meditar y descubrió que esto le resultaba tan útil que dedicó su vida a enseñar meditación *vipassanā* (el documental *Doing Time, Doing Vipassana* [Cumplir condena, hacer *vipassanā*] subraya que llegó a enseñarla a mil reclusos y al personal de una de las prisiones más duras de la India). Antes de su muerte en 2013, había fundado centros de meditación en todo el mundo.

Goenka ayudó a popularizar un tipo de meditación conocida como *exploración corporal*, en la que se escanea el propio cuerpo de la cabeza a los pies como forma de anclar la conciencia en el momento presente. Esta técnica puede ayudarnos a desarrollar una comprensión profunda de nuestro cuerpo: cuáles son las sensaciones físicas subyacentes y cómo nos relacionamos con ellas. A finales de la década de los setenta, Jon Kabat-Zinn incorporó esta meditación, rebautizada como *escaneo corporal*, como una práctica fundamental en su curso de MBSR.

El barrido/escáner corporal puede ser una forma útil de comenzar a reconectar con tu propio cuerpo. Es sorprendentemente simple y poderoso.

EJERCICIO DE ESCÁNER CORPORAL

Si no te apetece leer este ejercicio, una simple búsqueda en internet te llevará a encontrar muchas grabaciones en diversas lenguas. Yo también he subido una grabación a mi página web (<https://drjud.com/mindfulness-exercises/>).

Toma asiento o échate en un lugar tranquilo. Cierra los ojos lentamente. Tómate un momento para percibir el movimiento de tu respiración.

Cuando estés listo, centra tu atención en las sensaciones físicas de tu cuerpo, especialmente aquellas relacionadas con el tacto o la presión, ahí donde tu cuerpo entra en contacto con la silla o el suelo. A cada espiración, libérate de la tensión que haya podido acumularse en tu cuerpo.

El propósito de la práctica es, en la medida de lo posible, llevar la conciencia a las sensaciones que experimentas mientras centras tu atención en cada parte de tu cuerpo. Si tu mente divaga, condúcela suavemente a la conciencia de tu cuerpo.

Tómate un momento y agradécete haber hecho el esfuerzo de estar aquí en este momento. Observa cómo sientes esto en tu cuerpo.

Ahora dirige tu atención hacia las sensaciones físicas en tu abdomen, volviéndote consciente de las sensaciones que se acumulan ahí mientras inspiras y espiras.

Tras haber conectado con las sensaciones en el abdomen, invita a tu atención a desplazarse hacia los dedos del pie izquierdo. Observa si puedes abordar estas sensaciones con una fascinación infantil, como si las estuvieras explorando por primera vez. Concéntrate en cada uno de los dedos del pie izquierdo por turno, aplicando una curiosidad amable a la calidad de las sensaciones que encuentres, mientras las percibes: una sensación de hormigueo, calor, presión, pulsación o ninguna en particular. Si hay áreas que no puedes sentir, mantén tu atención en ellas, observando lo que puedas acerca de esas zonas.

Cuando estés listo, abandona la conciencia de los dedos e invita a tu atención a descubrir las sensaciones en la planta del pie izquierdo. Aplica una conciencia suave y curiosa a la planta del pie, y percibe todas las sensaciones que se concentran allí. A continuación, invita a tu atención a dirigirse al empeine, luego al tobillo. Luego, sube hacia la pantorrilla y la rodilla. Detecta y anota, de la mejor manera que puedas, todas las sensaciones en estas áreas. Puedes pensar en tu atención como en un foco que se desplaza lentamente por tu cuerpo, llevando a la conciencia cualquier sensación que se encuentre en el camino.

De nuevo, si hay áreas en las que resulta difícil detectar sensaciones, limítate a sentir tanto como puedas. Si descubres que te estás juzgando por tu rendimiento en esta actividad, descubre ese pensamiento y lleva la conciencia de vuelta a tu cuerpo. Si descubres que te estás juzgando por el aspecto de tu cuerpo, haz lo mismo: toma nota y descubre cuánto tiempo puedes quedarte en una zona libre de juicios.

A continuación, invita a tu atención a dirigirse a la pantorrilla izquierda. Percibe las sensaciones que se dan en ella. Quizá percibas la presión de tu pierna contra la silla o el suelo.

En este ejercicio es inevitable que tu mente divague y se aleje de tu cuerpo de vez en cuando. Es completamente normal. La mente funciona así. Si percibes que tu mente divaga, admítelo con amabilidad, detecta adónde se ha marchado y trae de vuelta la atención a tu cuerpo.

Ahora, invita a tu atención a concentrarse en tu pie derecho y en sus dedos. Continúa aplicando la conciencia y una curiosidad amable a las sensaciones físicas, permitiendo que las sensaciones que están ahí sigan presentes. Observa ahora lo que sientes en la planta de tu pie derecho, en el empeine y en el tobillo, ya sean pulsaciones, presión, hormigueo, calor, frescor o cualquier otra sensación.

A continuación, invita a tu atención a subir hacia tu pantorrilla y observa las sensaciones que se concentran allí. Luego, dirígete a tu rodilla. Si sientes algún dolor o molestia en cualquiera de estas áreas, simplemente sé consciente de ello. En la medida de lo posible, respeta la naturaleza de tus sensaciones. Luego, guía suavemente tu conciencia hacia tu muslo derecho. Observa las sensaciones.

Continúa hacia tus caderas y cintura. Siente tu peso en la silla o en el suelo y todas las sensaciones que lo acompañan. Déjate fascinar: ¿cuáles son las sensaciones que conforman tu experiencia en este momento?

Dirige lentamente tu concentración hacia tu abdomen. ¿Qué sientes? Observa cómo se eleva y desciende con cada respiración. Puedes empezar con tu piel, tomando conciencia de las sensaciones allí, y luego desplazar tu atención hacia el interior de tu abdomen, a tus órganos internos.

Ahora, invita a tu conciencia a tu caja torácica. Limítate a percibir tantas sensaciones como sea posible. Luego sube hacia tu pecho y tus hombros. Puedes notar las pulsaciones de los latidos de tu corazón, o el movimiento cuando tus costillas se expanden y contraen al respirar. Observa si puedes aplicar una fascinación infantil a estas sensaciones, como si las estuvieras explorando por primera vez.

Si notas que tus pensamientos divagan, o si te distraes con un sonido o te sientes inquieto, anótalo como «pensamiento», «sonido» o «inquietud» y guía suavemente tu atención de nuevo hacia las sensaciones en tu cuerpo.

Guía ahora tu atención hacia los dedos de tu mano izquierda. Siente cada dedo y los lugares donde entran en contacto con la silla o tu cuerpo. ¿Qué sucede cuando prestas atención a toda tu mano a la vez, simplemente aplicando la conciencia sobre ella? Luego, pasa hacia la muñeca y el antebrazo. Observa todas las sensaciones ahí, luego en tu codo, en la parte superior del brazo y en el hombro. Detecta cualquier tensión o rigidez.

Conduce suavemente tu conciencia a los dedos de tu mano derecha y siente cada uno de ellos por separado. Observa cualquier hormigueo o deseo de moverlos. A continuación, guía tu atención hacia la palma de tu mano y la muñeca, el antebrazo y el codo. Concéntrate en la parte superior de tu brazo y en el hombro derecho.

Deja que tu atención llegue a tu cuello. Observa si hay tensión, presión, calor o cualquier sensación que sea predominante. Luego, dirige tu concentración hacia la parte posterior de tu cabeza. Observa si puedes sentir tus cabellos. Lleva tu atención a tu oreja izquierda y luego a la oreja derecha.

Guía tu atención hacia tu barbilla. Concéntrate en las sensaciones de tu rostro. ¿Cómo sientes tus dientes? ¿Cómo sientes tu lengua? Explora. Considera tus mejillas y tu nariz. Observa si puedes sentir la temperatura de tu aliento y si esta cambia cuando inspiras y espiras.

Presta atención a tus ojos y a los músculos alrededor de tus ojos. ¿Cómo los sientes? Luego, pasa a tus cejas y a tu frente. Explora. Lleva esa fascinación infantil a cada sensación que percibas. A continuación, lleva la conciencia a la parte superior de tu cabeza.

Después de haber «escaneado» todo tu cuerpo de esta manera, dedica unos momentos a descansar en la conciencia del cuerpo en su totalidad. Observa cómo no requiere mucho esfuerzo limitarse a descansar siendo consciente de las sensaciones que surgen.

Por último, muy lentamente y con suavidad, manteniendo aún la conciencia de tu cuerpo, cuando estés listo, abre los ojos y permite que tu conciencia se expanda para incluir todo tu entorno.

Prestar atención a las sensaciones corporales te ayudará a ser más consciente y experimentar las emociones y sensaciones físicas con más claridad, lo que te permitirá reconocer su naturaleza y hasta qué punto se encuentran en el origen de determinadas conductas. También contribuirá a afinar tu cerebro, para mejorar su capacidad de percibir sensaciones sutiles en tu cuerpo y comprender el significado de esas señales. Todo ello mejorará tu habilidad para usar el test del hambre, porque hace más fácil discernir la diferencia entre hambre, soledad o aburrimiento. No te preocupes si sientes que tu cuerpo es un lugar extraño en este momento. A medida que practiques aumentarán la sintonía y la afinidad que experimentas en relación con él. Por eso recibe el nombre de *práctica* de mindfulness y no perfección del mindfulness.

El escáner corporal es una práctica ideal para realizar antes de dormir. Esto es especialmente cierto si, en cuanto apoyas la cabeza en la almohada, tu mente dice: «¡Ahora es mi turno!» y se abalanza sobre los remordimientos, las preocupaciones o la planificación que al parecer no ha tenido tiempo de abordar durante el día. La práctica del escáner corporal te ayudará a disipar esos patrones de pensamiento a fin de poder dormir más rápidamente y levantarte descansado.

Si practicas el escáner corporal con regularidad, descubrirás que los resultados del test del hambre son más fáciles de comprender. Te volverás un experto en interpretar las señales corporales sobre la marcha.

CONECTAR CON TU CUERPO

Una de mis historias favoritas sobre cómo prestar atención ayuda a escuchar las señales del cuerpo es el relato de Anne. Ella había recibido una llamada telefónica de su hermana que la puso furiosa. Se puso a conducir enrabietada y se encontró con un McDonald's. Tal como explica ella misma: «Me surgió el pensamiento: "¡Ve allí ahora mismo!"». Una vez alguien dijo que comer en restaurantes de comida rápida equivalía a «pedir la hamburguesa de la vergüenza». Anne buscaba una hamburguesa de la ira, muy hecha. La línea de autoservicio era larga, por lo que tuvo que aparcar y entrar a pedir. Mientras caminaba por el aparcamiento, pensaba: «Me voy a pedir esto, y aquello, y lo otro también».

De pronto tuvo un momento de lucidez. Se dio cuenta de que su cerebro le estaba diciendo qué hacer sin tener en cuenta lo que su cuerpo quería o necesitaba. Pensó: «Esto está muy mal. Te has enfadado con ella, y por eso te vas a castigar. Vas a atiborrarte hasta enfermar solo porque estás molesta con tu hermana. Ella gana. ¿Es eso lo que quieres?». Lo pensó un momento y fue aún más lejos, preguntándose: «¿Qué es lo que tratas de reprimir y no sentir? ¿Cómo lo sientes en tu cuerpo ahora mismo? Muy mal. ¿Cómo te quieres sentir? Bien. Estupendo...».

Ella explicó la iluminación que tuvo en ese momento: «Cuando conectas con tu cuerpo, tu mente está más o menos en silencio. Es como si estuviera observando: "¿Qué me va a decir?"». Describió lo que ocurrió a continuación. «El sentimiento, el deseo, el deseo de querer reprimirlo, desapareció. Solo recuerdo pensar: "No quiero comida. Solo estoy enfadada. Estoy realmente enfadada y estoy cansada de recoger los pedazos, pero no quiero comer. No tengo hambre. Solo estoy enfadada". Dejarlo ir fue en realidad más fácil que aferrarse».

Tomarse el tiempo para conectar con su cuerpo la ayudó a descubrir que en realidad no tenía hambre.

Se dio la vuelta y regresó al coche. Anne subrayó la importancia de ese momento: «Tomé asiento y fue instantáneo: no quería nada. Simplemente, no lo quería. Y entonces me marché y conduje hasta casa».

Este es un ejemplo de lo rápidamente que pueden cambiar las cosas cuando prestamos atención a nuestro cuerpo. Experimentamos un momento de conciencia sobre cómo estamos representando un viejo hábito que no resolverá lo que sea que estemos sintiendo –en este caso, la ira y el dolor que Anne estaba experimentando–, y somos capaces de escuchar a nuestro cuerpo en lugar de seguir adelante con el impulso.

Hacia el final de nuestra conversación, Anne reflexionó sobre cómo ella era la única persona que conocía que *había perdido* cinco kilos durante la pandemia. Señaló una pizarra en la pared, junto a la mesa de la cocina. Estaba llena de listas de la compra y otros escritos. Me dijo que durante mucho tiempo había escrito «confianza» en ella. Era su pequeño recordatorio, su mantra, para confiar en que había comido lo suficiente. Lo explicó así: «Es casi una sensación física; suspiras y quieres alejarte de la mesa. Dices: "He terminado". Si prestas suficiente atención, tu cuerpo te dirá qué está pasando».

Tu cuerpo tiene una gran sabiduría que ofrecerte, si permites que la atención plena te muestre dónde se encuentra.

AHORA MISMO: PRUEBA EL ESCÁNER CORPORAL

Prueba el escáner corporal hoy mismo. Descubre si eres capaz de ponerlo en práctica de forma habitual. Como he sugerido antes, un buen momento para comenzar es por la noche, cuando te dispones a dormir, de manera que no lo percibas como otro de los puntos en tu lista de tareas pendientes que te abruma o te hace sentir mal por no haberlo hecho. Incluso si solo llegas hasta la rodilla antes de quedarte dormido, está bien. Compara cómo te sientes antes de empezar y después. Si te duermes, puedes considerarlo como «relajante».

Aprender a escuchar a tu cuerpo es una excelente manera de iniciar el proceso de romper los bucles de hábitos alimentarios establecidos desde hace mucho. Con el tiempo, tal vez percibas una mayor sintonía con las señales de tu cuerpo y te sientas mejor preparado para interpretarlas. Esto no significa que ya no tengas antojos provocados por el estrés o las emociones, sino simplemente que los distinguirás mejor del hambre homeostática. En el próximo capítulo, veremos qué hacer cuando esos antojos te pillen desprevenido.

Capítulo 12

DÍA 9

Conoce tus mesetas del placer

CHOCOLATE: UN EXPERIMENTO CIENTÍFICO

Imagina que conduces por la autopista y encuentras un cartel en el que se lee «PRUEBA TU CHOCOLATE FAVORITO. TODO EL QUE QUIERAS. ¡TE PAGAMOS POR ELLO!».

Te sientes intrigado. ¿Cuál es el truco? ¿Se trata de un proyecto de investigación de mercado en el que una empresa de alimentación está reclutando a incautos para ayudarlos a afinar el punto de placer de alguna nueva barra de chocolate, y que nos gastemos en ese producto el dinero tan duramente ganado?

Sin embargo, este anuncio no es obra de una corporación perversa que busca maximizar sus beneficios. Es la idea original de la doctora Dana Small, estudiante de posgrado en la Universidad Northwestern en ese momento, y que ideó este experimento científico para medir nuestro placer.

La doctora Small es ahora una líder en el campo de la investigación alimentaria. Es profesora de Psiquiatría y Psicología, y directora del Centro de Investigación sobre Dieta Moderna y Fisiología en la Universidad de Yale. Dana Small ha publicado cientos de artículos relacionados con cómo nuestro cerebro asimila las señales sensoriales y metabólicas, y cómo estas afectan a nuestras decisiones alimentarias. Para medir cómo el olfato, el sabor y otros estímulos sensoriales influyen en las señales cerebrales ha tenido que inventar todo tipo de artilugios extravagantes para suministrar alimento, líquidos e incluso olores a las bocas y narices de las personas.

La doctora Small quería que sus sujetos comieran su chocolate *favorito*, por lo que les dejó elegir. Hizo una prueba piloto con quince personas. Los participantes evaluaron veinte tipos de chocolate, de más a menos agradables. El chocolate semiamargo de Lindt (50 % de cacao) y el chocolate con leche de la misma marca obtuvieron la puntuación más alta. Sin embargo —y esto podría encajar con tu experiencia—, a los individuos que preferían el chocolate semiamargo no les gustaba el chocolate con leche, y viceversa. Para simplificar las cosas, cuando llegó la hora de escanear su cerebro, Dana les dio a elegir entre las dos puntuaciones más altas.

A continuación, estableció una escala para medir cuánto les gustaba el chocolate a los sujetos del estudio. Los someterían a una tomografía por emisión de positrones (PET) y les darían chocolate, una onza cada vez, mientras su cerebro era escaneado. Después de cada bocado, se les pedía que calificaran, en una escala de −10 a +10, cuánto les gustaría tomar otra onza: −10 equivalía a «horrible, comer más me hará enfermar», y +10 se calificaba como «realmente quiero otra onza».

Imagina que das tu primer bocado a tu chocolate favorito. ¿Cómo lo calificarías? Probablemente diez de diez, «realmente quiero otra onza». No hubo sorpresas y esto es lo que informaron los participantes de su estudio. Y luego continuó. Otra onza. Calificación. Otra onza. Calificación. Y otra.

Al principio todo era inocente. Pero Dana siguió alimentando a sus sujetos más allá de su punto de placer. No los obligaba a comer grandes cantidades contra su voluntad. Todos habían firmado formularios de consentimiento y sabían en lo que se habían metido. Sin embargo, no deja de sorprender lo pronto que pasamos de «realmente quiero otra onza» a «horrible, comer más me hará enfermar». En algunos casos, pasó a las dieciséis onzas. En otros casos, hubo que llegar a las setenta y cuatro.

¿Cómo es posible que el chocolate, cuyo sabor es tan agradable, fuera terrible al mismo tiempo? Bien, nuestro cerebro tiene que establecer la diferencia entre lo que sabe bien y lo que sienta bien. Estamos configurados para conocer la diferencia entre lo bueno y lo excesivo. Este mecanismo funciona de forma muy diferente para la supervivencia. Lo agradable y lo desagradable nos permiten saber si un alimento tiene calorías (e incluso cuántas) o si es venenoso. Las punzadas de hambre nos permiten saber cuándo tenemos hambre y cuándo hemos comido lo suficiente. Que algo nos guste es diferente a desearlo.[1] Nos puede gustar algo, y en función de las circunstancias –por ejemplo, haber comido setenta y cuatro onzas de chocolate–, lo podemos desear o no en ese momento.

Dana Small quería entender la diferencia entre que nos guste el chocolate y querer o no querer más. Se centró en el deseo, en cómo el chocolate hacía sentir a las personas. ¿Qué revelaron los cerebros de los sujetos de su investigación? A medida que disminuía el valor de recompensa del chocolate, aumentaba el flujo sanguíneo en la corteza orbitofrontal. Una forma de interpretarlo es que la corteza orbitofrontal registraba que algo bueno estaba pasando a ser excesivo.

Aún más interesante fue que la corteza cingulada posterior (CCP) se activaba en mayor grado a ambos extremos del espectro: desear más y desear que el experimento llegue a su fin. Esta región cerebral es la encrucijada de una matriz neural conocida como *red neuronal por defecto*. Se activa cuando se muestran señales (pensemos en ellas como detonantes cerebrales) a personas adictas a ciertas sustancias y comportamientos que les recuerdan estos hábitos: cocaína, cigarrillos, apuestas, etcétera.

MESETAS DEL PLACER

Dana mapeó lo que llamó la *meseta del placer*.

Veamos cómo funciona una meseta del placer en la vida real. Cuando tienes hambre, te sientas y tu cuerpo dice: «Dame de comer». Empiezas a comer, y si los alimentos son comestibles (y, con suerte, sabrosos), tu cerebro los registrará como una fuente segura de calorías. A continuación, tu cerebro comprueba que hay espacio disponible en tu estómago. Te diriges cuesta arriba, impulsado tanto por el gusto como por el deseo: es decir, hasta que has comido suficiente. Has alcanzado la parte más alta de la meseta del placer.

Cuanto llegas a la meseta, el gusto que te procura la comida disminuye un poco. No es que de pronto tenga un sabor horrible; pero ya no es tan placentero como antes. Y el deseo baja considerablemente. Esa es la señal de tu cerebro para frenar. Sin darte cuenta, sigues comiendo y ganando impulso. No percibes la barandilla que tienes delante. No ves las señales de advertencia que dicen que este es el final del camino. De repente, caes por el acantilado. Todos sabemos cómo nos sienta comer en exceso, ya sea en una comida festiva o simplemente al no prestar atención cuando tenemos prisa. Cuando nos hemos estrellado contra el fondo y el polvo se asienta, nuestro estómago nos hace saber cuánto nos he-

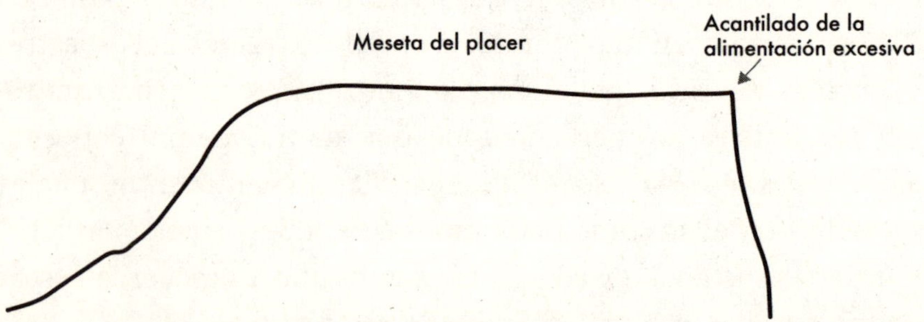

Figura 1. La meseta del placer.

mos excedido a través de señales que nos indican que estamos enfermos o hinchados, y que padecemos una indigestión.

Ahora, agreguemos el postre a la imagen.

Una vez que hayas terminado tu comida, si tienes el hábito de tomar postre –o simplemente te apetece algo dulce–, podrías tener un antojo, digamos, de chocolate. Dado que ese imperioso gusanillo en realidad no es hambre, tienes una colina mucho más pequeña que subir, que tiene que ver más con la saciedad y la satisfacción que con la plenitud. Por lo tanto, asciendes a la meseta a mayor velocidad, lo que también hace que sea más fácil caer por el precipicio del exceso.

Tanto si comes sin prestar atención, tienes el hábito de comer en exceso o eres miembro del club de los que siempre rebañan el plato, todas estas acciones hacen que sea realmente fácil caer por ese precipicio. Cuando te estrellas, te levantas de entre los escombros y te sientes fatal, tanto mental como físicamente. Comer en exceso no sienta bien. Atracarse de dulces no sienta bien. Nuestro cuerpo lo sabe. Es sabio y tiene sistemas naturales para ayudarnos a parar, pero los desactivamos una y otra vez. Caemos por el barranco muchas muchas veces antes de empezar a prestar atención a cómo nos sienta exactamente caer por el precipicio, y luego nos sentimos desilusionados por haber estrellado nuevamente nuestro vehículo.

Tracy me contó su experiencia con la meseta del placer y el helado. «¿Realmente era cuestión de aprender cuántos bocados disfruto de verdad? En algún momento, mi boca se enfría tanto que dejo de saborearlo después de un rato. Al final, ya no es agradable».

Otro miembro de nuestro programa comentaba: «Examiné realmente cada bocado y pude dejar comida en mi plato y alejarme sintiéndome satisfecho».

Cultivar la conciencia nos ayuda a saber cuándo hemos tenido suficiente. Naturalmente, empezamos a levantar el pie del acelerador, así que paramos sin siquiera necesitar pisar el freno. Anne compartió su experiencia de cómo la alimentación consciente la ayudó a encontrar su meseta del placer y a dejar de comer cuando su cuerpo no quería más. Explicó que recientemente había tomado una porción razonable de comida sana para almorzar. Comió sin mirar una revista ni echar un vistazo al teléfono móvil. Se dio permiso para servirse un segundo plato si lo deseaba. Prestó atención y disfrutó de cómo sabía todo, pero cuando dejó de saborearlo con el mismo placer, dejó de comer. Luego se maravilló de que, cuatro horas más tarde, aún no tenía hambre, aunque solo había comido una única ración. Su meseta del placer le señaló cuándo su cuerpo había tenido suficiente.

AHORA MISMO: DESCUBRE TU MESETA DEL PLACER

Es sencillo (pero no necesariamente fácil). Para localizar tu meseta del placer en relación con tu comida favorita o la cantidad de alimentos que ingieres, tendrás que prestar atención a cada bocado. Pregúntate a ti mismo: «¿Este bocado es más, menos o igual de placentero que el anterior?». No hace falta ir más allá en la comparación entre este bocado y el anterior. Ser consciente no hará que de pronto tu comida favorita se vuelva desagradable, pero si eres capaz de detectar que te resulta menos agradable a medida que comes, eso es señal de que has alcanzado tu meseta del placer y que el valor de recompensa de los futuros bocados será inferior.

Mapea tu propia meseta del placer, aplicando la conciencia a cada bocado. Puedes utilizar una hoja de papel y dibujar un eje Y para el *placer* y un eje X para el *número de bocados*. Puedes contar y hacer una marca (una X) para cada bocado. Observa dónde y a qué velocidad alcanzas tu límite. ¿Dos patatas fritas? ¿Una onza de chocolate negro? Tal vez te sorprendas.

Debes empezar en un momento en el que no sientas un hambre voraz –por ejemplo, con un postre o uno de tus aperitivos favoritos– para familiarizarte con el proceso. Cuando tenemos hambre, puede resultar muy difícil prestar atención.

Luego puedes aplicar este ejercicio de conciencia a las comidas, concentrándote en el placer, el deseo y la saciedad. Utiliza tu boca como tu principal guía, y concede a tu estómago quince minutos para ponerse al día, de modo que pueda avisarte cuando hayas alcanzado el «¡ya basta!». Las señales de saciedad se procesan aproximadamente en unos veinte minutos después de tu primer bocado, así que tu cerebro necesita ese tiempo para registrar que estás lleno, aunque definitivamente puedes alcanzar la saciedad antes. No tienes que esperar los veinte minutos completos desde el último bocado, pero sí tienes que darle a tu cuerpo un poco de tiempo para procesar lo que has comido y cuánto has comido.[2]

Al principio, es posible que caigas en el precipicio un par de veces. Eso está bien, siempre y cuando prestes mucha atención a cómo te sientes y aprendas de la experiencia. La próxima vez verás las señales antes. Con la práctica, será cada vez más fácil detenerte suavemente.

Capítulo 13

DÍA 10

La herramienta de los antojos (primera parte)

Si ya has explorado un poco la meseta del placer, habrás descubierto lo que parece ser un problema: tu meseta parece muy alta. Si tienes un pasado de restricción alimentaria –«oh, no puedo comer *x* en ningún caso, o me saldré del camino fijado»–, podría parecer que nunca has alcanzado la meseta o que ni siquiera hay una señal que te indique dónde está el acantilado.

Esto no es un problema tuyo o de tu cerebro. Es más bien un reflejo de los límites de las dietas restrictivas. El planteamiento «primero la cabeza; el cuerpo, ni siquiera en segundo lugar», no está basado en el cerebro. Como tal, muestra su fragilidad cuando es sometido a presión. Cuando estamos estresados (u oprimidos por otra emoción intensa), podemos perder fácilmente el control y entra en juego el efecto de violación de la abstinencia, lo que acelera nuestra velocidad mientras nos precipitamos por el acantilado. Aquí necesitamos reconectar los cables entre el cerebro y el cuerpo.

Resulta que este proceso de recalibración tiene una larga, pero en gran parte ignorada historia.

PRESTAR ATENCIÓN A LA SATISFACCIÓN

Mientras desarrollábamos herramientas para Eat Right Now, encontré un artículo titulado «Overeating and Mindfulness in Ancient India» [Comer en exceso y prestar atención plena en la antigua India],[1] de mi amigo, el monje budista y estudioso Bhikkhu Anālayo, que era residente en un centro de estudios budistas en el Massachusetts occidental. En aquel momento, yo llevaba veinte años meditando y siempre me había interesado descubrir cómo los conceptos budistas se traducían en herramientas pragmáticas. Anālayo estaba en la misma línea. La enseñanza central del budismo –independientemente del linaje o de la tradición– tiene que ver con poner fin al sufrimiento en todas sus formas y aspectos. Yo le pregunté a él si en los textos budistas había ejemplos de problemas con la alimentación. Como buen erudito que es, investigó y escribió el artículo.

En él, Anālayo cuenta la historia de un rey llamado Pasenadi, que tenía un problema con los atracones. Como era un rey sabio, se presentó ante Buda en busca de consejo. Buda respondió que «las personas permanentemente conscientes conocen la medida de los alimentos que han recibido». Anālayo señala que la elección de la palabra *medida* por parte de Buda probablemente se refiere a comer lo suficiente, pero no demasiado. Eso me sonó a una meseta del placer. El rey valora la sabiduría de esta sugerencia y pide a alguien de la corte que memorice la enseñanza y la recite delante de él antes de cada comida. Al recordarle constantemente que debía prestar atención al comer, el rey es capaz de abandonar los atracones y poco a poco pierde peso.

Además de lo que señala Anālayo, los textos budistas comentan las tres dimensiones de la experiencia (tanto al comer como en otras actividades): satisfacción, obstáculo y liberación. Por ejemplo: «Salí en busca de la satisfacción en el mundo. Cualquier satisfacción que existe en el mundo, la he encontrado. He visto claramente con sabiduría hasta dónde se extiende la satisfacción en el mundo».[2]

Piensa en la satisfacción como en el deseo de cumplir un impulso, rascarse un picor o saciar la sed de algo. Interpretación: Buda no alcanzó la iluminación –un lugar desprovisto de sufrimiento– obligándose a renunciar a hacer cosas que le aportaban placer. Según muchos relatos, cuando era príncipe se concedía todo tipo de placeres terrenales: comida, bebida, sexo, etcétera. Eso no funcionó, por lo que probó con el extremo opuesto y se transformó en un asceta, negándose a sí mismo estos placeres y absteniéndose de relaciones sexuales, practicando el ayuno, etcétera. Sí, también él probó la dieta restrictiva, aplicándola más allá de la comida. Esto tampoco funcionó.

En cambio, probó un planteamiento radicalmente distinto. Cultivó la atención. Prestó atención de verdad al proceso de satisfacción de sus deseos y de negación de los placeres terrenales. Básicamente se preguntó a sí mismo: «¿Qué consigo con esto?». Gracias a esta exploración, descubrió que satisfacer sus deseos no era gratificante en sí mismo. Esto redujo su inclinación a seguir haciéndolo. De hecho, dejó de entusiasmarle. ¿Por qué insistir si no nos hace sentir bien?

También descubrió que la satisfacción de sus deseos era fugaz y que, paradójicamente, solo creaba más deseo. Conviene recordarlo, porque es importante. Satisfacer el impulso de comer un pedazo de tarta puede hacernos sentir muy bien en ese momento, pero quizá no tenga un elevado valor de recompensa: el placer de la tarta es fugaz y solo nos hará desear comer más. Es como un picor tan intenso que no podemos evitar rascarnos. Y nos rascamos. Esta acción nos alivia, pero a los pocos segundos nos pica *aún más*, cada vez más, en un ciclo que los budistas llaman *samsara* (infinitos ciclos de sufrimiento). Quedó aún más desencantado cuando entendió este proceso con claridad.

Buda descubrió cómo liberarse del penoso e interminable ciclo del sufrimiento mediante la práctica de la atención y mapeando diversas situaciones. El paralelismo con lo que la ciencia moderna ha descubierto en relación con la ruptura de los ciclos del hábito es casi demasiado perfecto. La conciencia nos ayuda a descubrir los resultados (valor de recompensa) de nuestra conducta. Si prestamos atención y sintonizamos las señales de nuestro cuerpo, veremos claramente la causa (rascarnos cuando sentimos picor) y el efecto (el picor no cesa). Esto nos desencanta aún más respecto a los viejos patrones de comportamiento, y nos induce a buscar otra cosa.

Nos liberamos de este infinito bucle del hábito solo si intentamos alguna otra cosa. Procuramos no rascarnos y el sarpullido desaparece. Somos libres. Pero ¿acaso no rascarnos no nos hace sentir incómodos? Sin duda. Sin embargo, ¿qué es peor? ¿Sentir picor por un momento o durante un tiempo prolongado? Es difícil que nuestro cerebro vea más allá del picor inmediato. ¿Cómo podemos aprovechar la satisfacción inmediata para dejar de rascarnos? ¿Y podríamos usarla al mismo tiempo para recalibrar el sistema de manera que podamos encontrar nuestras verdaderas mesetas del placer?

El valor de recompensa dispone la meseta del placer en términos de lo que comemos y la cantidad que ingerimos. Comer hasta sentirnos llenos produce satisfacción. Mentalmente podemos pensar que comer en exceso presenta algunas de las virtudes de la satisfacción, pero también aporta malestar a nuestro cuerpo y a nuestra mente. Una onza de chocolate puede ser gratificante; difícilmente lo serán setenta y tres. Según las antiguas enseñanzas, hemos de explorar la satisfacción hasta su límite. La única forma de calibrar el sistema –encontrar el verdadero punto de satisfacción– es recurrir a los errores de predicción positivos y negativos. Cuando se trata de comer en exceso, todo se reduce a ese error de predicción negativo: saber, por nuestra propia experiencia, que comer en exceso no nos sienta tan bien como nuestro cerebro espera que nos sintamos.

Hemos creado una herramienta para ponerlo a prueba en la vida real. La idea es llevar la conciencia a la alimentación excesiva para que podamos ver dónde está el precipicio y también encontrar nuestras mesetas reales. Una vez que hacemos esto, ya no tenemos que frenar bruscamente cuando vemos que estamos justo al borde del acantilado y vamos demasiado rápido; detenernos en la cima de la meseta se convierte en una tarea mucho más sencilla.

LA HERRAMIENTA DE LOS ANTOJOS (PRIMERA PARTE)

Esta herramienta funciona así.

Observa cuándo sientes el antojo de un alimento.

Si decides satisfacerlo, adelante. Pero presta atención –hazlo *de verdad*– a cómo te sientes mientras lo haces. Conéctate con tu cuerpo, tus emociones y tus pensamientos. Básicamente, come cualquier tipo o cantidad de comida que normalmente ingerirías cuando te asalta un antojo, pero hazlo como un ejercicio ampliado de alimentación consciente al que añades la atención a cómo te hace sentir.

Después, hazte una pregunta crucial: «¿Qué estoy obteniendo de esto?». Así vinculas la causa (qué o cuánto comiste) con sus efectos en tu cuerpo y en tu mente. Tu cerebro podría tener algunas respuestas inmediatas –generalmente, en forma de juicio, como «no deberías haberlo hecho» o «esto es malo»–, pero tu cuerpo lo sabe mejor. Busca la sabiduría atendiendo a lo que tu cuerpo tiene que decir.

Si prefieres un proceso paso a paso, a continuación te ofrecemos una descripción de cómo descomponerlo para cuantificar más fácilmente los resultados.

La herramienta de los antojos

- Presta atención a por qué quieres comer justo ahora (sientes hambre o aburrimiento, te empujan tus emociones, etcétera).
- Presta atención a lo que estás a punto de comer. ¿De qué está compuesto? ¿Qué aspecto tiene y a qué huele?
- Presta atención mientras tomas cada bocado (olor, sabor, textura, temperatura, etcétera).
- Sigue atento hasta que acabes de comer.

Después de comer, plantéate las siguientes preguntas:

1. ¿Cuánto has comido? (Rodea mentalmente la respuesta).

En exceso. Demasiado. Lo correcto. Muy poco. Nada.

2. Examina tu cuerpo. ¿Cómo te sientes físicamente ahora?

¡Fatal! -10 -5 0 +5 +10 ¡Estupendamente!

3. Examina tus emociones. ¿Cómo te sientes ahora?

¡Fatal! -10 -5 0 +5 +10 ¡Estupendamente!

4. Examina tus pensamientos. ¿Qué tipo te pensamientos tienes ahora?

¡Horribles! -10 -5 0 +5 +10 ¡Maravillosos!

Ahora suma los resultados. Una puntuación positiva sugiere que estás encantado con lo que has hecho, y una negativa apunta a que te diriges a la tierra del desengaño. Recuerda: el aprendizaje basado en recompensas se asienta en el nivel de gratificación de una conducta. Si puedes ver claramente los resultados de esa conducta, tu cerebro puede calcular lo gratificante o poco gratificante que ha sido. Sumarlo puede ayudar a que el cálculo del error de predicción sea más claro para tu cerebro.

Es posible que estés negando con la cabeza, en señal de duda, en este momento. «He comido y he satisfecho mi antojo. Me di el gusto y me siento bien. Me siento muy bien porque el antojo me desagrada y ahora ha desaparecido y estoy satisfecho». Sí, rascar donde pica puede sentarte bien y resultar satisfactorio en ese instante. Pero más tarde te picará más. Y tendrás que rascarte otra vez. Además, el efecto de *bomba gástrica* aún no se ha manifestado, así que espera uno, cinco o quince minutos si has respondido «demasiado» o «en exceso» a la pregunta sobre la cantidad de comida que has ingerido.

Hay algo más en esta ecuación.

Como probablemente sabes, nuestro cerebro está tan vinculado al lenguaje –cómo describimos lo que acaba de pasar realmente influye en nuestra experiencia de lo que acaba de pasar–, que las palabras que utilizamos para plantearnos preguntas dan forma a nuestra experiencia.

Mi laboratorio probó con diferentes preguntas para descubrir la mejor manera de obtener esa puntuación compuesta sobre la experiencia de las personas después de hacer este ejercicio. Hicimos que las personas registraran sus pensamientos, emociones y sensaciones corporales después de comer, y luego comparamos su nivel de satisfacción con su nivel de contento. A simple vista, *satisfecho* y *contento* podrían parecer lo mismo. Pero no lo son.

Compruébalo por ti mismo. Después de satisfacer un antojo, ¿cuán satisfecho te sientes? ¿Hasta qué punto estás contento? Para algunas personas, la respuesta es la misma. Pero para muchas otras hay una diferencia fundamental. Esto es lo que descubrió mi laboratorio. Preguntar si las personas estaban satisfechas no acertaba a determinar si alguien se estaba centrando en el desencanto. Preguntar si estaban contentas daba en el clavo. *Satisfacer un antojo es diferente a sentirse contento después.* Podemos sentirnos momentáneamente satisfechos al rascarnos la irritación producida por ortigas, pero no contentos, porque la causa subyacente del picor todavía está presente. Rascarse el picor es distinto a no tenerlo.

Estar temporalmente satisfechos con algo no nos hace sentir necesariamente contentos, y puede hacernos pasar por alto el hecho de que podríamos estar manteniéndonos inconscientemente en un ciclo de sufrimiento. Estar descontentos nos ayuda a desapegarnos del ciclo, lo que nos motiva a salir de él. Tengamos presente que esta es una motivación natural. No tenemos que forzarnos. Queremos cambiar porque no somos felices con la forma en que las cosas se manifiestan. Otra evidencia de que no necesitamos de la voluntad.

Podemos simplificar la primera parte de la herramienta de los antojos en estas dos preguntas:

1. ¿Qué consigo haciendo esto? (Registra tus pensamientos, emociones y sensaciones corporales).
2. ¿Hasta qué punto estoy satisfecho? (Pregúntatelo ahora y dentro de cinco o de quince minutos).

Cada vez que abordes la primera parte de la herramienta de los antojos, ayudarás a tu cerebro a determinar el nuevo valor de recompensa de cada vieja (o nueva) conducta alimentaria a la que lo apliques. Como verás pronto, cada pregunta te ayuda a acercarte a un punto de inflexión donde el comportamiento cambia. Esa transformación señala una meseta del placer nueva o recalibrada. Y, como sucedió con mi obsesión por las gominolas, si realmente no encuentras satisfacción en la «cosa» (no consideraría las gominolas ni los Doritos como comida, más allá del hecho de que son vehículos muy eficientes para aportar calorías) que estás comiendo, esa meseta podría ser llana. La llanura es la peor pesadilla de la industria de las patatas fritas. *Llano* significa «apuesto a que no puedes conseguir que coma ni una sola».

También puedes practicar el uso de la herramienta de los antojos con otras conductas, ya que así es como tu cerebro aprende a cambiar en relación con cualquiera de ellas (por ejemplo, observa cuán satisfecho te sientes después de gritarles a tus hijos o a tu pareja).

Aquí tienes otra idea importante. Comer con conciencia no hace que, por arte de magia, dejen de gustarte el chocolate, el pastel, los dónuts, el helado o cualquier capricho de tu elección. De hecho, es posible que te gusten aún *más* cuando te das cuenta de lo deliciosos que son. El negocio está en explorar la satisfacción hasta el final. Cuando incorporamos la herramienta de los antojos a la aplicación Eat Right Now, la programamos para preguntar al usuario por su nivel de contento en ese instante. Y luego, cinco o veinte minutos después. Estos últimos pasos sirven de ayuda si has ingerido una gran cantidad de comida a gran velocidad. Recuerda: puede ser necesario ese tiempo para que las calorías sean absorbidas, suba la insulina, se activen las señales de la saciedad y tu cuerpo registre la sensación de plenitud. Esto ofrece a tu estómago, tu cuerpo y tu cerebro el tiempo necesario para permitirte saber si no están de acuerdo con lo que acaba de ocurrir. Si resulta que no te has excedido al realizar este ejercicio, esa también es información valiosa. Cultiva la magia de alcanzar esa meseta del placer y detenerte antes de caer en el abismo del exceso.

Nuestros cuerpos son lo suficientemente sabios como para saber que los alimentos procesados o la comida basura no sientan

tan bien como la que no ha sido procesada. Nuestro cuerpo tiene la inteligencia necesaria para saber que comer en exceso no sienta bien. Por supuesto, podemos recurrir a nuestra comida predilecta o comer más de lo habitual para apaciguarnos o anestesiarnos, pero esto es cualquier cosa menos placentero. Tan solo necesitamos entender con claridad el proceso de causa y efecto. La causa –comer en exceso– conduce a un efecto: no nos sentimos bien. Necesitamos datos sólidos.

El proceso de desencanto suele ser gradual. Si hemos mantenido el hábito de comer cierto tipo o cantidad de comida durante un largo tiempo, ¿qué sucede cuando empezamos a prestar atención? Como ocurrió en mi experiencia con las gominolas, descubrimos que no era tan apetecible como recordábamos. Sin embargo, eso no eliminó mágicamente mi hábito de comer gominolas. ¿Por qué?

Bueno, si he estado comiendo gominolas durante mucho tiempo, el valor de recompensa está bastante arraigado. Entonces, si presto suficiente atención para obtener un error de predicción negativo (peor de lo esperado), mi cerebro podría descartar ese dato. Como he almacenado una vasta base de datos de información que dice «las gominolas son buenas», tenderé a ignorar un solo dato que apunte en otro sentido. «Oh, debes de haber cometido un error», se dice a sí mismo mi cerebro. Esperaba que las gominolas tuvieran buen sabor, y en nombre de la estabilidad del sistema, de pronto no voy a cambiarlo todo por una única información.

Desde el punto de vista de la supervivencia, esto es bueno. Cuando hemos visto una y otra vez que algo nos ayuda a sobrevivir, no es bueno cambiar repentinamente el curso de acción debido a una nueva información. Correríamos hacia las colinas cada vez que oyéramos un ruido fuerte y ambiguo. Tenemos que averiguar qué causó el ruido para determinar si es peligroso o si son nuestros familiares gastándonos una broma. Años de esperar a que la luz cambie antes de cruzar la calle de manera segura no deberían desaparecer porque una vez conseguimos cruzar sin que hubiera tráfico.

Yo tenía que prestar atención cada vez que comía gominolas para asegurarme de que el primer error de predicción negativo no fuera una casualidad. Cuanta más información recopilaba, más probable era que esta fuera precisa y fidedigna. Y ese valor atípico –lo que significa que estaba realmente fuera de lo que esperaba– se convirtió en la norma. Pasó a ser una señal digna de confianza. Yo no necesitaba fuerza de voluntad. Simplemente necesitaba prestar atención para entender una y otra vez que en realidad no me gusta el sabor de las gominolas. Así es como se fraguó mi desencanto. Y ha perdurado hasta el día de hoy.

Pero esto se aplica a mí y a las gominolas. ¿Cuán rápido funciona este proceso en general?

¿CUÁNTO TIEMPO TARDA EN FUNCIONAR LA HERRAMIENTA DE LOS ANTOJOS?

Como un friki de la ciencia, quería saber cuánto tarda una persona en desencantarse de una comida. En un estudio dirigido por Isabelle Moseley (estudiante universitaria en Brown en aquella época) y Véronique Taylor (compañera de posdoctorado), empezamos con una pequeña cohorte de sesenta y cuatro mujeres con sobrepeso e hicimos un seguimiento de su uso de la herramienta de los antojos mientras formaban parte del programa Eat Right Now.[3] Ocho semanas después, medimos cambios en los antojos de comida, la alimentación por estrés y la alimentación basada en recompensas, y descubrimos que, de un modo similar a lo sucedido en un estudio de Ashley Mason de hace unos años y que mencioné en la introducción, todos estos habían disminuido significativamente. Fue agradable descubrirlo. La replicación es el sello distintivo de la ciencia.

Luego nos centramos en la herramienta de los antojos. Podíamos calcular los cambios en el valor de recompensa. Y podíamos descubrir la velocidad a la que acontecían estos cambios. Solo hicieron falta quince minutos de uso de la herramienta de los antojos para que el valor de recompensa cayera *por debajo de cero*. Veíamos cómo los valores iban bajando –cada vez que el sujeto recurría a la herramienta de los antojos– e incluso la transformación en la conducta de los participantes: de lanzarse al impulso de comer a no seguirlo en absoluto. Repetimos este estudio con mil personas en una comunidad y detectamos el mismo patrón: cuando prestamos atención, no pasa mucho tiempo antes de que los valores de recompensa cambien y la conducta se modifique.

Es una buena noticia. Si has tenido el hábito de comer en exceso (por ejemplo) durante años o décadas, no necesitas pasar años (o décadas) para cambiar ese comportamiento. Nuestros cerebros son bastante plásticos. Tenemos que ser capaces de adaptarnos a nuestro entorno con gran rapidez. Nuestros ancestros no disfrutaban del lujo de ser perseguidos veinte veces por un tigre hasta descubrir que era peligroso. Tenían que aprender rápido. Aún tenemos esa capacidad. Cuanto más empleamos nuestra conciencia, más rápido aprendemos.

Rob lo expresó así:

> No estaba intentando cambiar nada. No tenía agenda. No estaba a dieta ni en un proceso de restricción calórica. En ese momento lo había intentado todo y, cuando llegué al programa, me había rendido por completo. Cuando me descubrieron la curiosidad [prestar atención con una actitud curiosa], todo cambió. Muy pronto descubrí que podía tolerar seguir vivo. Podía aceptar el malestar. Estaba

> tan machacado después de años de ansiedad y obesidad que no creo que me quedara ningún recurso para cambiar aunque quisiera. El pequeño esfuerzo que me llevó a recordar el cambio hacia la conciencia fue todo lo que pude conseguir. Después de algunas semanas, incluso ese pequeño esfuerzo era casi innecesario. Fue reemplazado por una llamada interior que me impelía a ser curioso, sencillamente porque así me sentía mejor.

Rob no necesitaba que alguien le recordara que debía prestar atención. Su sufrimiento era lo suficientemente doloroso como para motivarlo. Exploró la satisfacción hasta el final y se desencantó con el proceso. Tanto si estás utilizando la herramienta de los antojos o simplemente te preguntas: «¿Qué gano yo con esto?», puedes hacerlo por tu cuenta.

AHORA MISMO: UTILIZA LA HERRAMIENTA DE LOS ANTOJOS

Procura descubrir si eres capaz de usar la herramienta de los antojos al menos una vez al día durante los dos siguientes días. En particular, recurre a ella cuando tengas el impulso de comer algo a pesar de no tener hambre o si tienes el hábito de comer en exceso y estás a punto de reproducir esa conducta. Puedes simplemente abrir el libro y hacerte las preguntas de la herramienta de los antojos mientras comes. Al final, presta una cuidadosa atención a tu nivel de satisfacción.

Capítulo 14

DÍA 11

Crea tu banco de datos del desencanto

Vamos a repasar dónde estamos ahora. En la primera parte, hemos aprendido a mapear patrones de alimentación. En la segunda parte, hemos visto cómo prestar atención a lo gratificante –o no gratificante– que es un comportamiento, para así poder interrumpir el bucle del hábito.

Acabas de aprender a evaluar cómo sienta comer un alimento en particular utilizando la herramienta de los antojos. Utilizada regularmente, esta herramienta te ayudará a establecer lo que llamo una *base de datos del desencanto*: un conjunto de recuerdos de errores de predicción negativos en los que tu corteza orbitofrontal puede basarse al tomar decisiones sobre qué comer. Antes de tomar mejores decisiones, necesitas socavar el atractivo de conductas habituales arraigadas.

Cada vez que el valor de recompensa se desploma, dispones de otra entrada en la base de datos del desencanto. A medida que el valor de recompensa real se vuelve más claro, la conducta se desplaza hacia arriba o hacia abajo en la jerarquía de recompensas. La verdadera meseta del placer se vuelve más fácil de encontrar en el camino.

La herramienta de los antojos está específicamente diseñada para proporcionarte datos en tiempo real basados en tu propia experiencia. Este conjunto de datos es oro puro. Cuando se trata de cambiar de conducta, nada es más valioso que tu propia experiencia. Y el *feedback* inmediato es la mejor manera de aprender.

Vemos los resultados de una conducta en tiempo real, por lo que no podemos confundirla con ninguna otra causa. Si el resultado llega más tarde, es difícil saber qué lo ha causado, porque resulta complicado conectarlo directamente con la conducta A, ya que las conductas B y C acontecieron después y posiblemente lo provocaron. Cuanto más uses la herramienta de los antojos, más datos depositarás en tu cuenta bancaria del desencanto.

Cuando esta base de datos dispone de la suficiente información, ocurre algo muy bueno. Tus antojos ya no tienen el atractivo que tenían antes. ¿Por qué? Cuando saboreamos, olemos y sentimos lo desagradable que resulta un cigarrillo, nuestro cerebro se pregunta: «¿Por qué voy a fumarlo?». Cuando recordamos lo que nuestro cuerpo y nuestro cerebro nos dijeron las últimas diez veces que comimos en exceso, el cerebro nos pregunta: «¿Estás realmente seguro? Recuerda cómo te sentó la última vez».

TODO A SU DEBIDO TIEMPO

Hace aproximadamente una década, en uno de nuestros estudios sobre dejar de fumar, observamos que fomentar el desencanto puede contribuir, con el tiempo, a disminuir el impulso. Al final de un tratamiento de cuatro semanas, la gente dejó de fumar, y sin embargo aseguraba sentir un profundo anhelo de hacerlo. Este anhelo no se desvaneció inmediatamente. Un par de meses después, el impulso de fumar cigarrillos había descendido significativamente. Habían dejado de alimentar el fuego del anhelo, pero, al igual que en el caso de una hoguera a la que dejamos de añadir leña, llevó un tiempo que el deseo de fumar se consumiera por sí mismo.

Al mes de iniciar el tratamiento, Jack me preguntó cuánto debía esperar para que funcionaran las técnicas que estaba aprendiendo a manejar. Creo que esperaba que yo le dijera: «¡Cualquier día de estos, Jack!».

Había estado utilizando las herramientas de las que habíamos hablado en sus dos últimas sesiones: prestar atención cuando sentía el impulso de comer –el porqué– y también ser consciente mientras comía para evaluar mejor cuándo estaba saciado, el cómo. Lo expresó de esta manera: «Me doy un toque a mí mismo y me pregunto: "¿Tienes hambre o simplemente te dejas arrastrar por el hábito de consumir más comida?". Tengo cierto nivel de conciencia, pero necesito conectarme más con mi cuerpo. Puedo determinar que en realidad no tengo hambre, pero aun así tengo el impulso de comer algo más». Al hablar de su hábito de «terminar el plato», señaló: «Hay un conflicto. Sé que va a ser una experiencia desagradable [comer en exceso]. Mi cerebro me está diciendo que va a ser delicioso, una dulce recompensa», me insiste: "No quieres dejarlo. Más vale que te lo termines". Es muy seductor».

Jack estaba describiendo el clásico tira y afloja entre el cerebro y el cuerpo. Nuestro cerebro nos dice una cosa y las señales de nuestro cuerpo nos indican otra. ¿A cuál debemos prestar atención?

Pregunté a Jack durante cuánto tiempo había mantenido esos hábitos alimentarios. «Se remontan a la infancia. Lo recuerdo con mucho dolor, han sido cincuenta años –y continuó–: Detecto estos bucles del hábito, que me llevan a comer más. A veces como impulsado por la ansiedad o la tristeza, pero en estos momentos no son más que un detonante que me incita a seguir porque es lo que siempre he hecho».

Cincuenta años es mucho tiempo para crear y reforzar un hábito. En nuestro estudio sobre la alimentación, los valores de recompensa cambiaban con relativa rapidez. También detectábamos los cambios en los antojos gracias al cuestionario de antojos alimentarios. Después de dos meses, los antojos descendieron significativamente, lo que coincidió con una reducción de la alimentación inducida por el estrés. Afortunadamente, como parecen sugerir estos datos, no hacen falta cincuenta años para romper con estos hábitos. Pero crear el estado de conciencia necesario exige cierta repetición.

Hacia el final de la sesión, le transmití a Jack su misión: «Descubre cuánto tiempo tarda tu experiencia en prevalecer en tu cerebro».

También le expliqué que probablemente podría relacionar su frustración con una peculiaridad de nuestro cerebro llamada *descuento por demora*.

DESCUENTO POR DEMORA

A nuestro cerebro le gusta mirar hacia delante. Nos proyectamos hacia el futuro e imaginamos dónde queremos ir y qué conductas lo harán posible. Por ejemplo, para quienes vivimos en el hemisferio norte, el 1 de enero es, en general, bastante frío. Nos arropamos con nuestros jerséis y pantalones de abrigo, intentando conservar el calor. Imaginamos cómo será el verano, cuando vayamos a la playa o salgamos a tomar el sol. ¿Cuántos de nosotros empezamos a proyectar –las normas sociales, las expectativas y las costumbres de la sociedad desempeñan un papel importante– qué aspecto queremos tener cuando llegue el calor? Observamos los catálogos de vacaciones y vemos a personas delgadas tomando el sol en bañador. Carteles publicitarios, revistas y redes sociales nos instan –de manera consciente o inconsciente– a parecernos a esas personas esbeltas. Nuestro cerebro se une a la idea y establecemos (otra vez) el objetivo de adelgazar y tonificarnos para que la temporada de natación nos vaya bien. Impulsados por la ingesta masiva de alimentos desde el Día de Acción de Gracias hasta año nuevo, el 1 de enero es el momento tradicional para fijar el objetivo de comer menos y hacer más ejercicio en el gimnasio. Nuestro cerebro nos incita a la acción. Dice: «Haz esto ahora y serás recompensado más tarde».

La idea de diseñar un plan hoy que nos sirva de ayuda en el futuro tiene mucho sentido. Si sacamos buenas notas en la secundaria o en la universidad, conseguiremos un buen trabajo. Si ahorramos hoy, tendremos reservas para la jubilación. Si nos cepillamos los dientes cada noche, tendremos menos posibilidades de tener caries y necesitar una endodoncia. Si dejamos de fumar, reduciremos la probabilidad de cáncer. Si todo va bien, tendremos una bonita sonrisa (¡sin dentadura postiza!) en el espejo (contemplando nuestro cuerpo en plena forma, y libre de cáncer) cuando nos jubilemos en algún soleado confín.

El 2 de enero, de vuelta al trabajo, comprobamos nuestra larga lista de correos electrónicos y nos estresamos. Todos estos planes saltan por los aires mientras abrimos el cajón en busca de algunas golosinas.

¿Qué ha pasado?

El término científico que define el impulso de enero que se transforma en fracaso en febrero –si es que llegamos hasta ese mes– recibe el nombre de *descuento por demora*. Esta cuestión se ha investigado mucho (científicos como Warren Bickel y otros han tomado la iniciativa en su estudio), pero básicamente se expresa así: preferimos una recompensa pequeña ahora que una mayor en el futuro. En economía se mide al milímetro ofreciendo a la gente elegir entre recibir, por ejemplo, diez dólares hoy u once la semana que viene. ¿Qué preferirías tú? ¿Que te regale un billete de diez dólares nuevecito ahora mismo, o que te prometa añadir un dólar la semana próxima? La mayoría de la gente opta por coger la suma inferior en ese mismo instante. ¿Por qué? Nuestro cerebro contable podría calcular la diferencia y descubrir que once dólares es un 10%, y que no lograremos un beneficio superior si ingresamos el billete en nuestro banco esta semana y lo sacamos a la siguiente. Por otra parte, nuestro cerebro de supervivencia nos dice: «Eh, no sé si este tipo estará por aquí la semana que viene. No te arriesgues. Toma el dinero y corre».

El tiempo es un elemento tan fundamental en este proceso que el descuento por demora también se conoce como *descuento temporal*, *descuento de tiempo* o, sencillamente, *preferencia temporal*. Preferimos lo que es seguro. Cuanto más miramos hacia el futuro, todo se torna más incierto. Entre esta semana y la siguiente puede pasar cualquier cosa. Y muchas más se pueden interponer entre este instante y el mes que viene o el verano próximo.

Por lo tanto, cuando tiene que elegir, nuestro cerebro hace lo que ha funcionado una y otra vez, es decir, el hábito. Podríamos intentar perder peso para el verano, pero esa fecha queda muy lejos. No sabemos lo que pasará mientras tanto. Tal vez lo consigamos o tal vez no. Pero *sabemos* cómo saben los dulces. Sabemos que nos pueden aportar un breve alivio (o al menos una distracción) ahora que estamos estresados. ¿Ropa de verano dentro de seis meses? ¡Gominolas ahora mismo!

Podrías preguntarte: «¿Por qué me das malas noticias sobre nuestro cerebro?».

Bien, tendrás que escucharlas en algún momento. ¿Prefieres retrasarlas seis meses o enterarte ahora? Como cuando nos arrancamos rápidamente una tirita, puede doler un poco, pero eso es mucho mejor que prolongar el dolor. De hecho, la mayor parte del dolor ha quedado atrás. Tu propia experiencia te ha mostrado cómo funciona el descuento por demora. Sin duda, has experimentado momentos en los que el impulso de darte el gusto ha superado a la sensible voz interior que en tu mente te dice: «No deberías». Entonces, tal vez puedas considerar esto como una buena noticia y como un giro para que tu cerebro aproveche el descuento por demora: ¿no es mejor aprender y cambiar ahora en lugar de retrasarlo para el futuro, cuando los hábitos estarán aún más arraigados?

Para empezar, comprender cómo funciona el descuento por demora te ayuda a confiar menos en la fuerza de voluntad. La fuerza de voluntad a menudo nos muestra esas recompensas retrasadas: come menos, deja de fumar, ahorra dinero, haz más ejercicio ahora, y serás más feliz en el futuro. ¿Pero no quieres ser feliz ahora? ¡Sí! Por supuesto que sí.

Aquí es donde puedes empezar a jaquear el sistema de recompensas de tu cerebro. Eso es lo que ya estamos haciendo. Por eso, preguntarte a ti mismo «¿qué estoy obteniendo de esto?» te ayuda a actuar en este mismo momento. Y cada acción correcta en este momento ingresa dinero en el banco del cerebro hoy para que pueda generar interés, que se puede retirar como desinterés –desencanto– cuando lo necesites en el futuro.

Tracy describió cómo pasó bastante tiempo antes de que se desencantara de la ingesta excesiva en las comidas festivas con su familia. Tal como comentó ella misma:

> El último Día de Acción de Gracias fue el primero en el que no me sentí mal por haber comido demasiado. Estuvo muy bien, porque al tomar mi plato y recorrer la mesa en la que cada cual se servía a sí mismo, sabía hasta qué punto la comida iba a suponer un impacto para mí. Así pues, me limité a tomar solo una pequeña cantidad de lo que quería probar. Había aprendido la cantidad que me hacía sentir satisfecha y conocía el umbral a partir del cual no me sentía bien.
>
> En algunas ocasiones te das cuenta de algo y te dices: «No quiero volver a hacerlo», y otras veces hacen falta muchas pruebas. En mi caso ocurrió así, porque he necesitado muchos días de Acción de Gracias para descubrir que al final me desmorono. Caigo en un

coma alimentario. Ya no disfruto de la relación social con personas a las que no veo muy a menudo. Y entonces me quiero marchar pronto a casa y acostarme temprano. Me llevó muchos años, muchas fiestas y eventos, no desear repetirlo nunca más, no querer sentirme incómoda con mi cuerpo.

Tracy señaló que esto no tenía que ver con la voluntad o con el hecho de contar calorías. Subraya la recompensa, real y tangible, de estar a gusto en ese momento exacto. Tal como explicó ella misma: «No tenía que ver con la cantidad que debería comer. No tenía que ver con medir la ración en mi plato. Guarda relación con descubrir, con el tiempo, cuál es el número de bocados que disfruto».

Tracy también señaló la importancia de ser paciente con el proceso. Es muy fácil para nuestro cerebro olvidar cómo nos sienta comer en exceso, pasándolo por alto en favor del recuerdo de cosas positivas: «¡Estaba taaan rico! Lo pasé muy bien». Y así sucesivamente. Nuestro cerebro quiere situarse en el lado positivo de la historia, por lo que recuerda las cosas buenas y olvida lo que realmente sucedió, hasta que sucede tantas veces que ya no podamos ignorar la verdad. Las observaciones reiteradas son las que conducen a un cambio duradero. Cuanta más atención prestamos, más precisas son las observaciones y más rápido nuestro cerebro las considera como una señal sólida de que algo ha cambiado. Nuestras señales del valor de recompensa en nuestro cerebro se han actualizado. La meseta del placer se ha recalibrado y realineado según la realidad de hoy. Es entonces cuando sabemos que hemos llenado el banco de datos del desencanto hasta el punto en el que, como una cuenta bancaria, ha acumulado suficiente valor como para empezar a cobrarlo.

Tenemos que llenar nuestra base de datos con esta nueva información, de modo que desplace a la información antigua y establezca, con claridad, la nueva recompensa. Solo entonces este cambio en nuestra conducta se convertirá en nuestro nuevo hábito. Mi banco de datos del desencanto en relación con las gominolas está lleno. Ya no necesito comer más gominolas para saber que la señal es sólida. Me basta recordar cómo era comerlas para decirme: «No, gracias».

En caso de que lo hayas pasado por alto anteriormente, o de que tu cerebro no haya querido procesar la información, recuerda que el desencanto no hace que la comida sabrosa sea insípida ni que el chocolate deje de ser atractivo. Es posible que hayas descubierto que, si prestas una atención cuidadosa, tu helado favorito siga siendo tu favorito. Como ya he dicho, es posible que incluso te guste más. Pero, como hemos visto, *gustar* es muy diferente a *querer*. No hay problema en disfrutar de la comida que sabe bien. Al prestar atención, podemos pasar del consumo excesivo y la alimentación automática –que restan valor a la experiencia– a sentirnos contentos en el presente. Cada vez que cambiamos estas conductas, depositamos información en nuestra base de datos de desencanto, lo que facilita recurrir a nuestra experiencia pasada en el futuro.

AHORA MISMO: CREAR BASES DE DATOS

Vamos a construir esas bases de datos del desencanto. Afortunadamente, ya tienes el instrumento para hacerlo: la herramienta de los antojos. Si ya la has utilizado algunas veces, estás en camino. Elige un alimento que sea particularmente problemático para ti; en otras palabras, ¿cuál es tu equivalente a las gominolas? Si luchar contra el consumo excesivo de ese alimento es un problema constante para ti, concéntrate en eso. Intenta usar la herramienta de los antojos entre diez o quince veces (o más) con esa conducta y atiende a los resultados. Incluso puedes dibujar el gráfico de la puntuación compuesta para ver cómo cambia con el tiempo (puntuación en el eje Y y tiempo en el eje X).

Capítulo 15

DÍA 12

Retrospectivas: mirar atrás para seguir avanzando

Sin importar hasta qué punto prestas atención a las señales de tu cuerpo, sin importar tu capacidad para discernir si tienes hambre o estás bajo el control de un fantasma hambriento, vas a cometer errores. Eres humano, no un robot. Afortunadamente, tu increíble cerebro procesa las experiencias de un modo que haría avergonzar a los ordenadores más poderosos y que te permite aprender de los fracasos. ¿Ayer te comiste una bolsa entera de patatas fritas? No pasa nada. ¿Te has servido dos porciones —bueno, fueron tres— en una comida de celebración o mientras estabas de vacaciones? Todo va bien. ¿No has sido capaz de renunciar al hábito de picar a medianoche? No te preocupes. Siempre que puedas aplicar estas experiencias para un uso positivo, podrás transformar la sensación de fracaso o de vergüenza en el impulso para progresar.

EL COMBUSTIBLE DEL *FEEDBACK*

Piensa en tu deportista favorito. Por mucho que se entrene y por mucho talento innato que tenga, no será capaz de lograr su rendimiento máximo sin ayuda de un entrenador. Incluso los mejores deportistas buscan activamente el *feedback* porque saben que su aprendizaje depende de que los demás señalen cómo podrán mejorar. Agradecen las oportunidades de *feedback*. Si no escuchan a su entrenador, no aprenden.

Los entrenadores no solo señalan lo que sus atletas hacen bien; también muestran que hay espacio para mejorar. «Has sido demasiado lento para reaccionar». «Asegúrate de que estiras rápidamente las piernas». Los buenos deportistas atenderán al *feedback* y harán ajustes la próxima vez que salten al campo o a la pista. Aprendemos de nuestros errores.

De hecho, creo que aprendemos más cuando fracasamos o caemos que cuando no tropezamos. Esto son buenas noticias porque, si el objetivo es aprender, seguiremos adelante sin importar nuestro rendimiento en una determinada tarea. Con demasiada frecuencia, las personas se dejan paralizar por el pensamiento de «un paso hacia delante, dos pasos hacia atrás» cuando cometen un error. Se sienten derrotadas cuando no logran un progreso ininterrumpido, pero eso supone que solo importa el progreso hacia delante. Ignoran el hecho de que aprender de los errores es la mejor manera de avanzar.

El aprendizaje no es lineal. Más bien se parece a una montaña rusa. En ocasiones, cuando estamos aprendiendo a partir de lo que acaba de suceder, puede parecer que estamos retrocediendo, pero eso podría ser solo la preparación para un gran avance. El conocimiento tiene que ver con eso.

La atención plena en el momento presente es maravillosa —ideal, incluso—, pero puede resultar muy complicado poner interés en los resultados de nuestras acciones en este instante, porque, bueno, estamos justamente ahí. Hay personas que reclaman nuestra atención, nuestra canción favorita suena de fondo, un problema laboral ocupa nuestra mente. No siempre podemos alejarnos y ver exactamente lo que estamos haciendo. Además, podemos tener la impresión de que el instante transcurre muy deprisa. O simplemente puede que no estemos de humor para prestar atención. Esto último sucede con frecuencia. En pocas palabras, «¡a la mierda!». «Es demasiado. ¡A la mierda! No voy a prestar atención».

¿Preparado? *Está bien.* Si de vez en cuando tiras por la ventana el mindfulness cuidadosamente cultivado, no pasa nada. No todo se ha perdido. Una de las increíbles facetas de nuestra mente es nuestra capacidad para volver sobre una experiencia en cuanto esta ha concluido. No siempre podremos comer con atención plena, pero podremos recordar lo que ha sucedido cuando no lo hemos hecho.

En realidad, a veces aprendemos más al analizar un acontecimiento una vez que ha pasado que cuando está sucediendo. Volviendo a la analogía deportiva, lo que no ha resultado obvio en el momento puede realmente serlo si repasamos la jugada, la ponemos a cámara lenta y la volvemos a ver.

EL DESLIZ DE JACK

En nuestra cuarta sesión, Jack me habló de su cena la noche anterior. Pidió comida para llevar en un restaurante mexicano. Antes de hacer el pedido, pensó en lo que quería tomar y se decidió por una gran ensalada. Por ahora, todo bien. Cuando su mujer y él empezaron a comer, prestó atención y descubrió que su deseo menguaba. Se estaba acercando a su meseta del placer. «Estaba comiendo, reconociendo que me estaba llenando. Más de lo que era necesario». ¡Buen trabajo, Jack! Se dijo a sí mismo que estaba lleno, pero... siguió comiendo. También descubrió cómo se decía a sí mismo que al menos su ensalada era sana, lo que tan solo parecía alimentar su conducta de alimentación excesiva.

Jack es la prueba de que no podemos simplemente pensar para salir de estos hábitos. Su ejemplo ilustra cómo nuestro cerebro cambia sus historias para permanecer en el lado ganador. Primero nos dice que dejemos de hacerlo. Si ve que eso no funciona, sugiere: «Bueno, sigue adelante y come. Al menos es sano».

Prestar atención a los resultados de nuestras acciones es fundamental para actualizar su valor de recompensa en nuestro cerebro y, por lo tanto, cambiarlas. Si no puedes prestar atención a los resultados de las acciones antes de acometerlas, presta atención mientras las llevas a cabo. ¿Te conduce a un resultado doloroso? Si no puedes prestar atención mientras las realizas, al menos podrás hacerlo después. ¿Produjo un resultado doloroso? Después también cuenta. Este resultado doloroso se puede manifestar en nuestro cuerpo (tal como señaló Jack), a través de la sensación de sentirnos más llenos de lo necesario. También puede manifestarse en nuestra mente (y en nuestro cuerpo) en forma de pensamientos y emociones como el remordimiento. Incluso si no puedes prestar atención y recurrir a tu base de datos del desencanto antes de llevar a cabo una acción o te encuentras perdido en la acción mientras la realizas, puedes aprender mucho *a posteriori*.

Una digresión relevante: el remordimiento es diferente a la vergüenza. El remordimiento nos puede ofrecer la señal de que algo va mal y que es necesario cambiarlo en el futuro. La vergüenza, simplemente, nos mantiene atrapados en espirales de culpa y malestar, de modo que aparta el foco de la acción y nos arrastra a censurarnos a nosotros mismos (volveremos sobre ello más adelante).

Yo era capaz de ver las conexiones que se formaban en el cerebro de Jack. «¡Estoy aquí! Es una buena manera de entenderlo. Se trata de un proceso».

Jack estaba listo para oír hablar de las retrospectivas.

Retrospectivas

Para ayudarlo a utilizar y aprender a partir de un desliz, acompañé a Jack en el proceso de una retrospectiva: básicamente, una reproducción de lo que había sucedido. Le pregunté: «¿Puedes rememorar la sensación de haber comido demasiado la noche anterior?». Él asintió, indicando que sí podía.

«¿Cómo lo sientes en tu cuerpo?».

Hizo una pausa, sintiendo su cuerpo mientras recordaba la experiencia. «Me siento incómodo. Mi estómago presiona mis órganos, mi piel. Siento que mi estómago se ensancha. Está más lleno de lo necesario. Siento incomodidad».

Yo continué: «Si ahora tuvieras la cena delante de ti y recordaras esto, ¿te ayudaría a tomar la cena esta noche?».

Él respondió: «¿El siguiente bocado será más satisfactorio que el último? Cuando alcanzo la saciedad, la respuesta es no. Ambas piezas, en combinación, me permitirán decir "basta". Mi actitud es la de acabar el plato. Siempre lo termino. Solía pensar: "No tengo por qué acabarlo", pero apartaba esa idea. Se trataba de una ensalada. Me convencí de que era lo correcto. Me centré en mi mente y no en mi cuerpo».

Concluyó el ejercicio de retrospectiva con «¿cómo me sentiré si me detengo ahora? ¿Cuál es un lugar más cómodo para estar?».

Nuestro cerebro predice el futuro a partir de nuestra experiencia pasada. Cuando hacemos una retrospectiva, ya sea unas pocas horas después o al día siguiente, podemos revisar con calma y obtener los detalles de lo que ha sucedido. Si lo recordamos con la suficiente nitidez, el mero hecho de experimentar las emociones a través del recuerdo puede cambiar los mismos patrones cerebrales que se alteraron al acometer la conducta por primera vez. Nuestro cerebro registra que sentir *x* equivale a sentir *x*, independientemente de si ha sucedido hace un día o ahora mismo.

Las retrospectivas pueden ser muy poderosas. Prestamos atención al resultado de la acción: comer o alguna otra cosa. Lo recordamos a la vez que nos planteamos: «¿Qué he conseguido con esto?». Fijamos ese recuerdo. Podemos repetirlo mientras resulte útil para nuestro aprendizaje. Cuanto más vívidamente recordemos los detalles de la acción, más fácil será centrarnos, obtener el error de predicción negativo y desencantarnos con la conducta. Cuanto más fortalecemos ese desencanto, más arraigamos ese recuerdo. Cuanto más arraigamos ese recuerdo, más fácil y rápidamente podremos evocarlo en el futuro.

El recuerdo hace algo interesante con nuestra memoria. La próxima vez que nos encontremos en la misma situación, se nos hace más fácil recordar lo que sucedió la última vez porque hemos fortalecido ese circuito cerebral. Cuanto más recordamos, más profundamente lo fortalecemos. Con cada recuerdo, reforzamos nuestra capacidad para tomar una mejor decisión.

Cómo recordamos es tan importante, si no más, que *aquello* que recordamos. Realmente tenemos que sentir lo que sentimos a fin de [re]crear esa emoción en el recuerdo. Si no sentimos esa emoción excesiva, la indigestión, el remordimiento o un determinado resultado, nuestro cerebro no aprende. La *experiencia sentida* del resultado de la conducta es más importante que la propia conducta. Esto es lo que indica a nuestro cerebro si debemos repetir la acción. Cada vez que reproducimos y sentimos los resultados, es más fácil recordar exactamente hasta qué punto la conducta ha sido gratificante, o frustrante.

Y lo mejor de todo: recordar no nos cuesta nada. Es un *snack* mental saludable que podemos masticar cuando lo necesitemos (siempre y cuando llevemos a la mesa la curiosidad y la amabilidad, en lugar de los viejos hábitos del juicio, la vergüenza y la culpa). Te propongo un ejemplo para que entiendas cómo funciona en la vida real.

En uno de los grupos semanales de Zoom que codirijo, una de nuestras participantes estaba teniendo dificultades. Describió cómo el día anterior había llegado a casa después del trabajo, tras haber planeado una comida saludable para la cena. Estaba cansada después de un largo día en la oficina, así que en su lugar hizo nachos con queso en su freidora. Este plato le produjo un horrible dolor de estómago, y tomó antiácidos y otros medicamentos para aliviar la hinchazón. No importaba lo que hiciera, nada ayudaba. Su malestar la mantuvo despierta hasta las tres de la madrugada. Había estado utilizando el programa Eat Right Now durante unas dos semanas y media, por lo que entendía el concepto de *prestar atención*, pero como ella misma dijo: «A veces estoy cansada. No puedo hacerlo. Solo quiero comer lo que me apetece». Estaba desanimada porque no podía controlarse.

Como hice con Jack, desvié la conversación del autocontrol y le pregunté si todavía podía recordar el resultado de lo que había sucedido. Sí, era bastante evidente. Señalé que su experiencia no había sido en vano. Cada vez que recordaba la situación, podía reducir el valor de recompensa, sin tener que repetir la acción en sí misma. Su tono y su expresión facial pasaron de la preocupación de no poder hacerlo a la comprensión. Estaba aprendiendo gracias al recuerdo. Y eso la motivó a seguir avanzando, cambiando la actitud según la cual pensaba: «La he fastidiado», a otra en la que se preguntaba: «¿Qué puedo aprender de esta situación?».

Podemos aplicar esta práctica retrospectiva a momentos en los que sentimos el impulso de comer cuando no tenemos hambre o incluso cuando nos hemos despeñado por el acantilado de la alimentación excesiva. También podemos aplicarla incluso después de episodios de alimentación saludable, cuando hemos logrado detenernos con éxito en la meseta del placer en lugar de caer en los atracones o comer en exceso. Así como nuestro cerebro aprende de los errores de predicción negativos («¡uf, comer en exceso es muy desagradable!»), también se beneficia de los errores de predicción positivos («¡guau, me siento ligero y lleno de energía después de no comer en exceso o de tomar una comida saludable. ¡Me siento orgulloso de poder hacerlo, sin huella alguna de culpa!»).

Cada paso, tanto si lo analizamos en el momento como si lo revisamos retrospectivamente, puede hacernos avanzar, siempre y cuando estemos abiertos a aprender.

AHORA MISMO: REFLEXIONA RETROSPECTIVAMENTE

Descubre si eres capaz de practicar la retrospectiva ahora mismo. Busca tu diario o tu bloc de notas. Recuerda la última vez en que realizaste tu versión de las gominolas o caíste por el acantilado de la alimentación excesiva. Tómate un momento para concentrarte en el sabor o en la cantidad. A continuación, centra tu atención en tu cuerpo. ¿Eres capaz de recordar cómo te sentiste después? ¿Recuerdas los pensamientos y las emociones que surgieron en ese momento? ¿Cómo te sentías veinte minutos después? Pregúntate: «¿Qué consigo con esto?». No permitas que tu cerebro realice la tarea; simplemente, atiende a lo que tu cuerpo tiene que decir. A continuación, traduce esa experiencia en palabras y, tal como hizo Rob, escribe los detalles en un papel. Esto te ayudará a recordarlos y facilitará su evocación en el futuro. Y te preparará para la segunda parte de la herramienta de los antojos.

Capítulo 16

DÍA 13

La herramienta de los antojos (segunda parte)

Un día normal de 2018 subí a un avión. Era un vuelo largo, así que tendría que hacer al menos una comida allí. Normalmente, suelo llevar conmigo algo sano para tomar en el avión (mi opción actual es un sándwich que siempre lleva aguacate), pero esa mañana tenía prisa y embarqué sin llevar comida en el equipaje de mano. Mientras nos preparábamos para el despegue, una de las azafatas me preguntó si quería picar algo. Me tendió un paquete de galletitas de queso, de esas brillantes y con el color naranja típico de los conos de tráfico. Al recordar que había subido al avión con las manos vacías, observé el *snack* en todo su esplendor, empaquetado de un naranja brillante. Debo admitir que, por un momento, me sentí tentado (¡comida gratis!). Pero luego hice algo que me indujo a cambiar de opinión: me imaginé abriéndolas, metiéndomelas en la boca y mordiendo ese presunto hojaldre y pasta de queso falsos, y luego noté que mi estómago se revolvía. No acepté las galletitas. Bastó con *imaginar* cómo sería comerlas y mi estómago reaccionó.

Resulta que nuestro cuerpo es bastante sabio. No necesita leer listas de ingredientes para saber si algo es bueno para nosotros o no. Solo tenemos que escucharlo.

Esos diez segundos —la simulación de la ingesta del *snack* y sentir repugnancia— plantaron la semilla para la herramienta de los antojos. Cuando te preguntas «¿qué consigo con esto?», obtienes una sensación nítida de lo gratificante o frustrante que resulta. Gracias a las retrospectivas, echamos la vista atrás para aprender de nuestra conducta previa. Con la segunda parte de la herramienta de los antojos combinaremos el pasado de las retrospectivas con los datos recopilados de la experiencia en el momento presente. Reunirás estos datos y mirarás hacia el futuro para predecir el resultado de tu conducta *antes* de llevarla a cabo, de manera que puedas cambiar su rumbo.

UTILIZAR LA HERRAMIENTA DE LOS ANTOJOS PARA EVALUAR EL VALOR DE RECOMPENSA ACUMULADO

En primer lugar, sé consciente cuando te asalte un antojo alimentario.

En segundo lugar, imagina que lo ingieres en todo su esplendor. Imagina su aspecto, su olor: su temperatura, textura, sabor, etcétera. Si tienes problemas con la cantidad de comida, concéntrate en cuánto comes. No te detengas. Ve a por ello.

En tercer lugar, imagina cuál será el resultado. ¿Qué sensación te depara el hecho de concentrarte en tu estómago? ¿Qué ocurre cuando comes demasiado rápido o vas más allá del umbral de la saciedad? ¿Hasta qué punto afecta a tu estado de ánimo o a tu nivel de energía? ¿Qué emociones surgen? ¿Frustración? ¿Ira? ¿Decepción?

Esta es la primera parte de la herramienta de los antojos, la que utilizarás para cuantificar tus resultados. Lo único que he cambiado es que ahora responderás a las preguntas después de imaginar la conducta, y no tras haberla implementado.

La herramienta de los antojos (segunda parte)

Imagina lo siguiente:

- Presta atención a por qué quieres comer justo ahora (por hambre, una emoción, aburrimiento, etcétera).

- Presta atención a lo que estás a punto de comer. ¿Cuáles son los ingredientes? ¿Qué aspecto y qué olor tienen?
- Presta atención a cada bocado (olor, sabor, textura, temperatura, etcétera).
- Sigue prestando atención hasta que acabes de comer.

Después de imaginar que has comido, plantéate las siguientes preguntas:

1. ¿Cuánto has comido? (Rodea mentalmente la respuesta con un círculo):

Demasiado. Mucho. La cantidad correcta. Muy poco. Nada.

2. Conéctate con tu cuerpo. ¿Cómo te sientes físicamente ahora?

¡Fatal! -10 -5 0 +5 +10 ¡Estupendamente!

3. Conéctate con tus emociones. ¿Cómo te sientes ahora mismo?

¡Fatal! -10 -5 0 +5 +10 ¡Estupendamente!

4. Conéctate con tus pensamientos. ¿Qué tipo de pensamientos te surgen ahora?

¡Horribles! -10 -5 0 +5 +10 ¡Maravillosos!

Segunda parte

Ahora responde a lo siguiente: ¿Cuál es la intensidad de tu impulso de comer ese tipo de comida o esa cantidad de alimentos ahora en comparación con antes de hacer el ejercicio?

Mucho más débil. -10 -5 Igual que antes. 0 +5 +10 Mucho más fuerte.

Después de este ejercicio suelen suceder dos cosas. Si en el pasado no has prestado una atención minuciosa a los resultados de ingerir este tipo o cantidad de comida, probablemente querrás comer más. No hay problema: solo significa que necesitas más datos. Puedes seguir usando la herramienta de los antojos (la primera parte) y practicar la alimentación consciente. Podrás repetir el proceso una y otra vez mientras lo necesites. Sigue añadiendo información para ampliar tu base de datos.

Si has prestado una atención cuidadosa y dispones de una amplia base de datos, descubrirás que seguir adelante con la ingesta no es tan excitante en comparación con antes de empezar el ejercicio. La herramienta de los antojos, aplicada a los *snacks* de queso, me ofreció una lectura inequívoca: me sentiría mejor si no los tomaba.

Si no has comido cierto tipo o cantidad de alimentos durante un tiempo, tu anhelo podría verse reforzado. Esto es así porque nuestro cerebro utiliza la experiencia pasada para predecir la conducta futura. Si ha transcurrido un tiempo desde que te atiborraste (por ejemplo, con gominolas), puede resultar difícil recordar cómo era esa experiencia. Por lo tanto, será complicado recordar el valor de recompensa. Eso también está bien. Si esto sucede, piensa en la última vez que te atiborraste. Evoca ese recuerdo. Recuerda las sensaciones *en tu cuerpo*. Tu cuerpo sensitivo es mucho más poderoso que tu cerebro pensante. Tu corteza orbitofrontal atiende a la evidencia que tu cuerpo le presenta desde la última ocasión. Si es complicado recuperar esos recuerdos corporales, no hay problema. Esto significa que tu base de datos necesita una actualización. Como un CD-ROM o una tarjeta de memoria demasiado vieja para el nuevo sistema operativo de tu ordenador, tienes que reunir más datos. Vuelve a la herramienta de los antojos (primera parte).

Para ser claros, el uso de la herramienta de los antojos no es un ejercicio intelectual. Todos sabemos —mentalmente— que cierto tipo o cantidad de alimentos no son «buenos» para nosotros. También sabemos que conocer algo intelectualmente no basta para que surta efecto. Si estás pensando eso mientras haces este ejercicio, toma nota y procura dejarlo a un lado. Concéntrate en tu experiencia corporal directa. Conéctate con tu cuerpo: «¿Cómo lo siento en mi estómago? ¿Cómo me siento emocionalmente después de hacer *x*?». Recuerda que los cuerpos sensibles son mucho más poderosos que los cerebros pensantes. Ahí es donde está la acción. En términos científicos, trasladas el valor de recompensa previo de la conducta alimentaria a tu memoria de trabajo.

La herramienta de los antojos depende de un ingrediente simple: la conciencia. Cuando prestamos atención a los resultados de comer para satisfacer un antojo en la primera parte, podemos ver más claramente qué y cuánto nos hace sentir insatisfechos. Cada pieza de información se deposita en nuestro banco de datos hasta que esté lo suficientemente lleno como para utilizarlo en la segunda parte de la herramienta. Aplicamos la conciencia a nuestro momento presente para poder pulsar el botón de pausa en la alimentación automática y en su lugar ejecutar una simulación en nuestro cerebro para predecir el resultado de nuestra conducta: «¿Qué sucederá si como una cantidad *x* del alimento *y*?».

Curiosamente, la palabra *mindfulness* es una traducción moderna de la antigua palabra pali *sati*, que significa «recordar» o «recopilar».[1] Desde una perspectiva cerebral, recopilamos la experiencia pasada en el momento presente para predecir la conducta futura. Con la segunda parte de la herramienta de los antojos, imaginamos cómo sería comer una cantidad *x* del alimento *y*. Pero lo que realmente está haciendo nuestro cerebro es recordar que comer una cantidad *x* de *y* nos hace sentir de cierta manera. Si el saldo es positivo, nuestro cerebro nos dice que sigamos adelante. Si el saldo es negativo, ese desencanto nos ayuda a no repetir la conducta porque nuestro cerebro tiene la suficiente evidencia para no repetir algo que nos hace sentir mal. Si no tenemos bastantes datos para simular lo que sucederá o no podemos recordar cómo era, nos limitamos a repetir la primera parte de la herramienta de los antojos para reunir más datos.

Jacqui describió hasta qué punto gestionar el desencanto supuso un «asombroso agente transformador» en su vida. Y se emocionó aún más cuando se dio cuenta de que tenía décadas de datos de desencanto para utilizarlos en la segunda parte de la herramienta de los antojos. Como ella misma expresó: «¡Quién hubiera pensado que todas esas experiencias no deseadas del pasado podrían ser tan útiles ahora!». Incluso años después, recordaba fácilmente toda la experiencia de su último atracón. Comenzó con un cóctel de «de perdidos al río» formado por una combinación de ansiedad, excitación, anticipación y vergüenza que la impulsó a romper su jaula de restricción alimentaria. El agradable sabor de las rosquillas solo duró unos pocos bocados antes de ser ahogado por la urgencia de seguir engulléndolos para intentar anestesiar las emociones iniciales de estrés que desencadenaron el atracón. Esto fue seguido por «sentimientos extremadamente incómodos de hinchazón, pesadez y náuseas que me hicieron sentir que no podía moverme ni respirar con facilidad». Normalmente, sus atracones sucedían por la noche, de lo que se derivaban otras consecuencias negativas. A la mañana siguiente, tuvo una resaca alimentaria: toda la comida le pareció una bomba en el estómago, una sensación enfermiza y dolorosa «para rematar, con una dosis extra de autocrítica». No era muy divertido recordarlo, pero al menos aprovechó la evocación para algo positivo.

Después de aprender a explorar lo que obtenía de sus atracones, Jacqui pudo recurrir a esta base de datos del desencanto para utilizarla en la segunda parte de la herramienta de los antojos:

> Cuando sentía que estaba a punto de sucumbir a los atracones, normalmente al volver a casa después de dar clase o realizar labores de asistencia, aparcaba frente a la tienda o el establecimiento de comida rápida y me concedía permiso para lanzarme al atracón si así lo deseaba. Imaginaba lo que pasaría si cedía al impulso. Lo repasaba todo —la compra incómoda, el breve alivio, la hinchazón, el malestar, la vergüenza, la náusea, la somnolencia, la falta de descanso, la resaca alimentaria y la autocrítica—. Luego me iba (a menudo riéndome de mí misma), ¡y me sentía libre y empoderada más allá de lo imaginable! ¡Se trataba de un pequeño juego que prolongaba durante un rato, porque era muy extraño, nuevo y divertido no ser esclava de los antojos!

Así pues, ahora observa hasta qué punto puedes empezar a unir las dos partes de la herramienta de los antojos en tu propia vida. Como ocurrió con Jacqui, verifica que tienes una gran cantidad de datos de desencanto almacenados de manera que puedas pasar directamente a las simulaciones. Si no tienes muchos datos —insisto, no te preocupes—, puede llevarte algún tiempo llegar hasta ahí. Descubre el volumen de datos que puedes recopilar cada vez que comes. Por otra parte, mantente alerta ante los bucles del hábito de la autoflagelación, como juzgarte a ti mismo o castigarte por no haberlo logrado aún. En estos casos, aplica la herramienta de los antojos de la misma manera: pregúntate qué estás obteniendo de ese hábito y verifica si, al mismo tiempo, eres capaz de generar desencanto hacia él. Cuanto más consciente seas de cada bocado (o pensamiento de autocrítica), más rápidamente crecerá esa base de datos.

AHORA MISMO: UTILIZA LA HERRAMIENTA DE LOS ANTOJOS, SEGUNDA PARTE

Recurre a la segunda parte de la herramienta de los antojos la próxima vez que sientas el impulso de comer un tipo de comida que deseas evitar o aquel alimento que engulles más allá del umbral de saciedad (el club del plato limpio). Toma nota de la intensidad del impulso de continuar con la conducta. A continuación, si el impulso ha pasado o ha perdido su fuerza, toma nota de lo que sientes: el poder del desencanto. Si el impulso se ha vuelto más imperioso, sigue adelante y come, pero mientras lo haces, atente a los pasos de la segunda parte de la herramienta de los antojos, a fin de asegurarte de que recopilas toda la información para tu base de datos.

Capítulo 17

DÍA 14

RAIN para el desfile de los monstruos de los antojos

Como hemos explicado en la primera sección de este libro, parte de nuestra alimentación es impulsada por la experiencia de las emociones o el cambio al piloto automático. Cuando nuestro cerebro planificador y nuestro cerebro de supervivencia se comunican de manera deficiente, la corteza orbitofrontal puede verse abrumada, y la alimentación emocional o habitual toma el control. En este capítulo y el siguiente, aprenderás dos herramientas clave para abandonar el piloto automático y, en cambio, aplicar la conciencia a momentos como ese *antes* de que la corteza orbitofrontal decida levantar el tenedor.

Piensa en los dos próximos capítulos como en una clase magistral sobre la atención. Refuerzan la conciencia que has estado perfeccionando, y la usan específicamente para desenmascarar el terror de los antojos o aquellos momentos en que sientes que has perdido el control. Al final de estos capítulos, dispondrás de herramientas que te ayudarán a superar los antojos en cuanto estos se presenten. Serás capaz de aplicar estas herramientas a la alimentación y también a cualquier conducta habitual.

Lidero, junto con la doctora Robin Boudette, la supervisión semanal de un grupo de formación de facilitadores del programa Eat Right Now. Robin pasó veinte años de su carrera como psicóloga especializada en la recuperación de trastornos alimentarios.

Como practicante e instructora de mindfulness, Robin buscaba la forma de aplicar la atención plena a su trabajo, y colaborar con Eat Right Now le ofrecía la oportunidad perfecta para hacer exactamente eso.

Cuando Robin y yo revisamos las solicitudes para cada nuevo grupo que vamos a formar, las credenciales —o la ausencia de las mismas— que la gente trae consigo no son tan importantes como su experiencia vital y su relación con la comida.

Tomemos el ejemplo de Mary Beth, asesora de abuso de sustancias e instructora de MBSR en Florida. Después de completar nuestro programa de formación para coordinadores, ahora lidera grupos, principalmente de personas que luchan contra la ansiedad y los patrones habituales que ya no les sirven. Una semana, durante nuestra sesión de entrenamiento, Mary Beth nos contó cómo su padre moldeó su relación con la comida desde que era muy joven. Su padre era un cobrador de peaje de los puentes y túneles de Nueva York (antes de la tecnología automatizada) y tardó trece años en culminar su licenciatura universitaria. Valoraba profundamente la educación y quería transmitir esos valores a su hija. Incluso ideó un sistema de recompensas para animar a Mary Beth a esforzarse en la escuela.

Cuando Mary Beth llegaba a casa con sus notas, él le pedía que se las mostrara. Si todo lo que había sacado eran sobresalientes, él la recompensaba llevándola a tomar un banana *split*, su premio especial favorito. Si sus notas no eran tan buenas, pero había demostrado su esfuerzo, también recibía una recompensa, pero no el codiciado postre, sino un granizado. En sus propias palabras: «Envidiaba a mi hermano, que siempre conseguía banana *split*, mientras yo tenía mi granizado». Al final de la historia, agregó: «Mi padre debía de conocer el aprendizaje basado en recompensas».

El padre de Mary Beth había creado un bucle del hábito:

Detonante: la necesidad de sacar buenas notas.

Conducta: estudiar mucho.

Resultado/recompensa: banana *split*.

Cuando creció, Mary Beth siguió queriendo recompensarse a sí misma con comida cuando lograba algo difícil. ¿Su primer trabajo de verano? Recompensa. ¿La admisión de su solicitud de ingreso en la universidad? Recompensa. ¿Romper una amistad complicada? Recompensa. Recompensa. Recompensa. Quizá su cuerpo no quería banana *split*, pero su fantasma hambriento sí lo deseaba.

CÓMO CREAMOS MONSTRUOS ACCIDENTALMENTE

Casi todos nosotros interiorizamos este tipo de hábitos durante nuestra vida. Nos recompensamos cuando somos «buenos» y nos castigamos si somos «malos». Intenté reflejarlo mientras escribía el guion para una animación que usamos en nuestros programas. En ella, imaginamos a un niño con una rabieta que se apacigua rápidamente en cuanto recibe una piruleta. ¿Qué sucede? Los niños aprenden que gritar y montar una pataleta puede reportarles piruletas en el futuro. A continuación, la animación sugiere que exploremos qué sucede con la rabieta si el niño no recibe la golosina. El berrinche puede resultar incómodo durante un tiempo, pero al final el niño deja de gritar. También nos hace imaginar al niño interior que llevamos dentro, cuántas veces lo hemos alimentado accidentalmente con golosinas para poner fin a sus rabietas, y qué podría suceder si aprendemos a convivir con sus gritos en lugar de actuar para que desaparezcan.

Como podrás imaginar, creo que tenemos que tratar a nuestros hijos con amor y compasión (también necesitamos tratarnos a nosotros mismos del mismo modo). Pero, desgraciadamente, satisfacer cada capricho de nuestros hijos, sin darle más vueltas no ganará un concurso de crianza infantil (levanta la mano si, en cuanto padre o madre, te has sentido juzgado en público por tu forma de interactuar con tu hijo). También tenemos que conocer cómo funciona la mente de nuestros hijos, a fin de evitar incurrir accidentalmente en hábitos inútiles como los establecidos por el padre de Mary Beth: utilizar la comida para animarlos a estudiar mucho o gritar pidiendo alimentos azucarados. Descubrir lo que nuestros hijos necesitan (y lo que necesitamos nosotros mismos) es un aspecto fundamental del amor. Cuando el pequeño llora, nuestra respuesta compasiva debe consistir en descubrir qué necesita y proporcionárselo, no limitarnos a darle algo que le gusta.

Esto también se aplica a nuestro niño interior. Todos tenemos el equivalente a un niño llorón en nuestro fuero interno. A veces, cuando parece que el mundo ha decidido concentrar todas sus molestias e injusticias a una sola persona –tú–, puede parecer que lo único que ayudará a calmar a tu pequeño gritón es una piruleta o un banana *split*. Pero podemos amarnos a nosotros mismos y entrenarnos para elegir comportamientos que, al mismo tiempo, sean útiles (más adelante volveremos sobre la compasión y el amor).

EL MONSTRUO DE LOS ANTOJOS

Para nuestra amiga Jacqui, los antojos no eran como un dulce niño interior con una rabieta, sino más bien un feroz MONSTRUO de los antojos.

En el periodo de su vida en el que Jacqui restringía el tipo y la cantidad de alimentos que comía para cumplir algún objetivo, como perder cuatro kilos y medio, se encontraba molesta por pensamientos persistentes del tipo «podría comer esto o aquello» (la comida china para llevar era una de sus favoritas). Tanto si se trataba de una recompensa por alcanzar una meta, o de un impulso provocado por un estado de ánimo, o incluso algo aparentemente aleatorio, su monstruo de los antojos se despertaba cada vez que intentaba seguir las reglas que se había impuesto con actitud demasiado estricta.

A menudo, el antojo de Jacqui era comida china para llevar. Siempre que se atenía inflexiblemente a su minucioso régimen alimentario, la idea de concederse una recompensa con esta comida prohibida afloraba a su mente. La mayoría de las veces, lograba resistirse a este impulso inicial. Cuando no cedía, pensaba con alivio: «Esta vez he sido capaz de resistir». Sin embargo, el monstruo de los antojos no se había desvanecido. Aún acechaba. Ella sabía que sería una batalla interminable. Tenía la sensación de que la próxima vez sería más dura. Cuando me describió a su monstruo en una de nuestras sesiones, hizo un gesto señalando la parte posterior de su cabeza y dijo: «Está literalmente aquí –y señaló detrás de su cabeza–, simplemente se vuelve más grande y más grande, de un tamaño colosal. Y comienza a apoderarse de mí. Me consume».

Su antojo se volvía cada vez más intenso a medida que pasaba el tiempo. La sensación podía durar días o incluso una semana. «Luchas contra ello. Estás luchando contra algo que se vuelve cada vez más grande y luego... –lo dijo sin rodeos– el monstruo del deseo te dice: "¡Cómetelo!"».

Sintiendo que no había forma de ganar, ella cedía. Derrotada, llamaba a su restaurante chino habitual y pedía «cantidades asquerosamente grandes de carbohidratos»: patatas fritas Y arroz Y fideos de arroz Y platos con curri. Después, «se siente un gran alivio de que ya no esté allí, aunque estés agotada e hinchada, [pero] al menos ya no estás luchando contra él».

Como un niño que grita, nuestro monstruo de los antojos aúlla: «¡Ocúpate de mí AHORA!». No puedes ignorarlo. No puedes resistirlo. No podrás prestar atención a nada más hasta que atiendas el antojo. Pero ¿cómo hacerlo sin alimentar a la bestia?

RAIN para el monstruo de los antojos

El monstruo de los antojos es un enemigo formidable, pero no es un rival para tu cerebro, dotado de un poder y de una plasticidad increíbles. Te presento una herramienta muy querida por algunos de los grandes maestros de la meditación del presente. Se llama RAIN. Tiene el potencial de cambiar tu cerebro y tu vida.

PRÁCTICA RAIN

Estas son las instrucciones que imparto cuando alguien aprende a usar RAIN.

En primer lugar, **reconoce** la presencia del antojo y **relájate.** ¡No aprietes los dientes ni te prepares para el impacto! Deja que ocurra y obsérvalo llegar, ya que de todos modos no tienes ningún control sobre él. **Accede** y **acepta** la ola tal y como es. No intentes alejarla o ignorarla.

No te distraigas ni intentes hacer algo al respecto. Esta experiencia te pertenece. Aquí llega. Está bien incluso acogerla con una ligera sonrisa (no es broma).[1]

Para afrontar la ola de los antojos, tienes que estudiarla con atención, **investigándola** mientras se forma. Esta exploración tiene que ver con sentir curiosidad. Puedes hacerlo preguntando: «¿Qué ocurre con mi cuerpo justo ahora?». No vayas en busca de ello.

Observa lo que surge en tu conciencia de manera más visible. Deja que llegue hasta ti. ¿Dónde se origina la sensación en tu cuerpo? ¿Cómo la sientes realmente? ¿Como una presión en el pecho? ¿Una sensación de ardor en el vientre? ¿Una inquietud que te anima a escapar?

Finalmente, toma **nota** de la experiencia. Así te mantienes en el aquí y el ahora, curioso, concentrado y controlando la situación. Hazlo fácil: usa frases cortas o palabras breves. Esto te ayudará a mantenerte fuera del modo de pensamiento o de resolución de problemas y te mantendrá en tu experiencia directa de lo que está ocurriendo en este momento. Por ejemplo, puedes tomar nota de la presión, la elevación, el ardor, el calor, o la inquietud a medida que estas sensaciones surgen y alcanzan su punto máximo, y luego de la vibración, la tensión, el hormigueo, la disminución, la relajación, el alivio y la expansión a medida que se producen. Si surgen pensamientos, anota simplemente «pensamiento» y no te enredes en tratar de analizarlo o activar el «modo solución». Si te distraes o tu mente se desplaza hacia otra cosa, regresa simplemente a tu investigación. Cultiva la curiosidad y pregúntate: «¿Qué está pasando en mi cuerpo en este momento?».

RAIN son las siglas con las que se denomina una práctica desarrollada hace décadas por Michele McDonald, profesora estadounidense de meditación. Conocí esta práctica gracias a Tara Brach, influyente psicóloga y profesora de meditación. RAIN son las siglas de «Reconocer, Aceptar, Investigar y No identificar». Tal vez te preguntes: «¿Qué significa *no identificar*?». Básicamente, significa que practicamos la ausencia de identificación con nuestros pensamientos, emociones y sensaciones corporales. Sin embargo, la no identificación puede resultar complicada sin una explicación o experiencia previa con este concepto. Por lo tanto, cuando empecé a usar RAIN para ayudar a la gente en mis programas para combatir los antojos, adapté levemente el acrónimo a partir de la «práctica de tomar nota», popularizada por el difunto Mahāsi Sayādaw, maestro birmano de meditación (explicaré esta práctica en profundidad en el capítulo 18).

EL PODER DE RAIN

He sido testigo de notables resultados por parte de quienes han usado RAIN para combatir sus antojos. En mi primer libro, *La mente ansiosa*, escribí sobre un paciente que llegó a mi consulta y declaró que su cabeza iba a explotar si no fumaba. Sentía que su ansia por los cigarrillos era tan intensa que la presión por fumar lo haría saltar todo por los aires. Lo guie a través de una práctica improvisada de RAIN utilizando la pizarra de mi despacho, y le pedí que describiera en voz alta cómo sentía esa ansia. Mientras él apuntaba las sensaciones en su cuerpo –por ejemplo, la tensión, el ardor y la inquietud–, también le pedí que evaluara su intensidad. Registramos una trayectoria ascendente a medida que se intensificaba. Y en algún momento, alcanzó su punto máximo y luego comenzó a disminuir. Sus ojos se abrieron mucho en ese momento. Le pregunté qué había sucedido.

Me contó cómo solía fumar en el momento culminante porque no podía tolerar el ansia por más tiempo. Nunca había cruzado el límite y descendido por la ladera posterior de la montaña que había construido en su mente. Mientras atravesábamos el territorio desconocido de cómo su ansia disminuía por sí sola –sin un cigarrillo–, se dio cuenta de que no tenía que encender uno. Las ansias podían desaparecer por sí solas. Todo lo que tenía que hacer era observarlas.

Yo sospechaba que el uso de RAIN también podría ayudar a las personas a controlar los antojos de comida. Primero lo probé con pacientes en mi clínica (funcionó) y luego realicé una investigación más formal al incorporarlo a nuestra aplicación Eat Right Now. ¿Recuerdas el estudio dirigido por Ashley Mason que mencioné en la introducción? La práctica RAIN ayudó a las personas del programa a reducir su consumo de alimentos vinculado a los antojos en un 40 %. Aprendieron a superar esos antojos.

Como explicó un participante de Eat Right Now: «Experimenté cierto estrés en el trabajo, y enseguida pensé: "Me siento mal. Creo que necesito un poco de chocolate con menta para sentirme mejor, para recompensarme por estos problemas". Afortunadamente, detecté ese detonante y esa conducta potencial, y en su lugar elegí practicar RAIN para explorar ese malestar. Con todo, tomé la decisión de comer una pequeña onza de chocolate negro después de la cena, y lo disfruté de forma muy consciente».

Merece la pena analizar los elementos de RAIN uno por uno.

Reconocer y relajar. Ahora deberías tener cierta idea de cómo reconocer que lo que sientes es un antojo, en contraposición al hambre homeostática. Estás experimentando las señales reveladoras de un deseo persistente por un alimento específico. Estás irritable, quizá incluso un poco obsesionado. El primer paso resulta muy útil. Es un buen momento para hacer un escáner corporal y reconocer así lo que estás sintiendo en este momento. El mero hecho de reconocer que lo que sientes es un antojo le despoja de parte de su poder. Se parece al modo en que un monstruo en una película es menos aterrador en cuanto el espectador lo ha visto. En cuanto sabes a qué te estás enfrentando, tienes la oportunidad de controlarlo. Al igual que en una película de terror, lo harás mejor si permaneces en calma en lugar de entrar en pánico. Cuanto más puedas reconocer lo que está ocurriendo, más podrás relajarte frente a esa energía que te impulsa a *hacer algo*, en lugar de ser controlado por ella.

Acoger/aceptar. Aceptar o permitir la existencia de un antojo es fundamental. Recuerda: aquello a lo que nos resistimos, persiste. Observar el antojo cuando surge nos ayuda a no quedar atrapados en el juicio a nosotros mismos. Alimentamos nuestros antojos no solo cediendo ante ellos y creando bucles del hábito, sino también resistiéndonos o negándolos. Como le ocurre a un atleta que tiene una lesión y sigue compitiendo a pesar del dolor en lugar de escuchar a su cuerpo, la negación o resistencia a un antojo no hace sino empeorar las cosas. Y al resistirnos —«no me acabaré la caja de galletas, no me acabaré la caja de galletas»—, mantenemos el objeto de deseo en la mente, lo que no hace más que intensificar el antojo. Un usuario de Eat Right Now capturó la esencia de este sentimiento: «Cuando quiero comer, pero me resisto a ello, me obsesiono y no puedo moverme hasta que como de todos modos».

Investigar. Cultivar un interés y una curiosidad amable en relación con nuestro antojo nos ayuda a atender a la experiencia en lugar de ignorar lo que está pasando en nuestro cuerpo ahora mismo y anticipar el resultado. En el momento en el que te dices: «Voy a aplicar RAIN con todas mis fuerzas a este antojo y hacer que desaparezca», es cuando debilitas el proceso y te estrellas. Veo que esto les sucede a menudo a personas orientadas a los resultados. Mantén una atención especial en la actitud con la que llevas a cabo el proceso. ¿Estás mirando el reloj, apretando los dientes cada segundo, contando cada instante hasta que el deseo disminuya? Probablemente también estos sean signos de resistencia. En lugar de decir «¡oh, no, aquí viene un antojo!», podemos cambiar el guion por medio de la curiosidad: «¿Cómo lo siento en mi cuerpo?». Esa actitud de curiosidad nos ayuda a afrontar nuestra experiencia en lugar de huir de ella. Como descubrirás en la tercera parte de este libro, la curiosidad es fundamental.

Tomar nota. Cuando un antojo nos asalta, podemos tomar nota de las sensaciones físicas en nuestro cuerpo a cada momento.

El mero hecho de anotar nuestra experiencia hace que nos identifiquemos menos con ella, pero, además, la práctica de nombrarla o describirla nos permite gestionarla mejor. Exploraremos más este aspecto en el próximo capítulo, pero por ahora vamos a intentar unir todas las piezas.

RAIN funciona

Jacqui logró controlar su monstruo de los antojos gracias a RAIN. Después de años y años de perder la batalla contra estos, comenzó a pasar por los módulos de la aplicación Eat Right Now. Al principio del programa, acababa de regresar de visitar a su madre; otra «horrible» visita en la que las dos no conectaron. Aparcó su coche en el estacionamiento de un supermercado, donde normalmente escuchaba música a todo volumen y se dedicaba a «darse atracones de comida». Recientemente, había escuchado el módulo sobre RAIN y se preguntó si debería intentarlo. Dudaba que un proceso tan sencillo influyera en sus feroces antojos, pero, tal como explicó, pensó: «Bien, si así lo deseo, siempre puedo darme un atracón después. Voy a intentarlo».

Tomó asiento en su coche y empezó a tomar nota de las sensaciones que le deparaba el antojo de comida china. Ya era capaz de saborear esa combinación mágica de dulce y salado en su lengua.

«Me di permiso para hacer RAIN y sentí que había sido arrojada a una playa después de una tormenta. No logré que la desazón desapareciera. Seguí sintiéndome muy molesta y herida. Lloré mucho en el coche».

Permitió que el monstruo de los antojos subiera al coche con ella en lugar de ignorarlo, resistirse o luchar contra él. A continuación, investigó sus sensaciones corporales, preguntándose exactamente cómo se sentía, y entonces tomó nota de las sensaciones –esa excitación anticipatoria, la compulsión a sumergirse en los envases de comida para llevar– y le puso nombre. Para su sorpresa, poco después la urgencia de su antojo empezó a desvanecerse.

Describió así su revelación: «Me di cuenta de que no tengo por qué hacerlo. Iba al supermercado y cada vez que tomaba algo, me preguntaba: "¿Cómo me voy a sentir si me como esto?". Me di permiso para darme un atracón si así lo deseaba. Compré aguacates y espinacas».

Riendo como una loca, Jacqui se fue de la tienda y abandonó el aparcamiento con su coche. Según sus palabras, «fue como saborear mi libertad como adulta por primera vez; no tengo que tener miedo de los antojos. Como el monstruo de los antojos es real para mucha gente, una vez que tienes ese pensamiento, parece que no se irá hasta que le des lo que quiere. Pero yo pensaba: "Te veo [monstruo de los antojos]. Sí, no puedes hacerme daño". No podía creer que lo hubiera logrado. Ni siquiera imaginaba que fuera posible. No tuve que seguir por ese camino. El temor había desaparecido. Dejé atrás el miedo a la comida».

Cuanto más practicaba Jacqui la técnica RAIN cuando sucumbía a un antojo, ganaba algo más. «Dejé de centrarme en el peso. Simplemente confiaba. Tenía que ver con confiar en mi cuerpo». Sin el miedo, podía observar más de cerca cómo la comida la afectaba. Descubrió que, si bien su pareja podía comer arroz y otros carbohidratos como cualquier otro alimento, estos tendían a hacer que ella quisiera comer más en lugar de sentirse satisfecha y llena. En caso de que tu mente interprete esta última frase de cierta manera, me gustaría dejar claro que no se trata de demonizar el arroz o los carbohidratos en general (las reglas y las prisiones alimentarias no funcionan), sino señalar hasta qué punto es importante descubrir qué alimentos sirven mejor a tus intereses individuales. Al explorar y atender a su cuerpo, Jacqui descubrió que las legumbres y las verduras sin arroz funcionaban mejor en su caso. Volvió a aprender a escuchar las señales de su cuerpo y a comer cuando tenía hambre, en lugar de practicar la restricción, el ansia y abandonarse a los atracones. Gracias a ello, empezó a comer «una cantidad normal de comida».

Con esto en mente, perdió veintiocho kilos durante el año siguiente.

Ella lo resumió así: «Nunca pensé en tener una relación normal con la comida. Ahora puedo comer un poco de todo, pero no me siento insatisfecha. Comer un poco es delicioso y de ello no se deriva ninguna consecuencia. Si me lo como todo, me tengo que echar una siesta».

LOS ANTOJOS NO SON TATUAJES

Tanto si se nos antoja un cigarrillo, como comer, ver las noticias, echar un vistazo al correo electrónico o cualquier otra cosa, todos nos beneficiaremos si somos conscientes de que los antojos van y vienen. No tenemos que satisfacerlos ni intentar aniquilarlos. Como hemos aprendido gracias a la historia de Jacqui, cuanto más nos enfrentamos a nuestros antojos, más se alimentan de nuestra energía, y se hacen poderosos y duraderos. Como un padre que atiende a las necesidades de su hijo en pleno berrinche, en lugar de concederle lo que desea, podemos mantener nuestros antojos bajo una conciencia amable y curiosa hasta que se agoten y desaparezcan.

¿Cuánto duran realmente los antojos? Depende. Cuando mis pacientes empiezan a usar RAIN, les pido que lleven a cabo un seguimiento para descubrirlo por sí mismos. Una persona respondió: «Intento descubrir cuánto duran los antojos, y ahora sé, por experiencia, que no es mucho (curiosamente, ya que no lo había pensado antes, me sorprende que apenas duren uno o dos minutos)». Esto es generalmente cierto en la mayoría de los casos: los antojos son más breves de lo que esperaban. ¿El récord? Unos doce minutos. Es la duración más larga de la que alguien haya informado hasta la fecha. Puede parecer mucho tiempo, pero en el gran esquema de nuestra existencia, la libertad dura toda la vida y merece unos pocos minutos de disgusto.

AHORA MISMO: PRUEBA RAIN

Siempre y dondequiera que experimentes un fuerte antojo, tómate un momento para aplicar la práctica RAIN y descubrir si puedes superarlo. Al principio, puede resultarte útil empezar con los más pequeños. También he publicado una grabación que podrás escuchar en mi página web (<https://drjud.com/mindfulness-exercises/>). Una vez que le cojas el truco, puedes probar a aplicarlo con antojos cada vez más grandes. No te saltes la parte de la aceptación y la curiosidad. Se trata de elementos actitudinales clave que te ayudarán a abandonar el viejo hábito de tratar de forzar el cambio y adentrarte en la experiencia donde podrás observar —y anotar— el cambio que ocurre por sí mismo.

Capítulo 18

DÍA 15

Tomar nota

Cuando era médico residente, solía sufrir grandes ataques de pánico. Me despertaba en mitad de la noche con todos los síntomas: manos frías y húmedas, sudoración, ritmo cardiaco acelerado, respiración entrecortada, visión en túnel..., todo el paquete. A veces pensaba que me estaba muriendo. Pero como en ese momento me estaba formando para ser psiquiatra, sabía que lo que estaba experimentando era un ataque de pánico.

Cuando en mi cerebro invadido por el pánico empezaba a sonar la alarma («¡te estás muriendo!»), mi cerebro de supervivencia se activaba. Cuando entramos en pánico, recurrimos a nuestros viejos hábitos. Por eso hacemos toda clase de cosas de las que luego nos arrepentimos, porque nuestro cerebro racional se ha desconectado. La buena noticia es que esto ocurrió unos años después de empezar a aprender mindfulness, y una parte concreta de mi práctica surtió efecto: empecé a tomar nota. Se ha convertido en un hábito.

Incluso antes de que mi corteza prefrontal se activara para intentar averiguar qué estaba pasando, empecé a tomar nota de todos los síntomas y las señales. No sé cuánto duró mi primer ataque de pánico, pero en cuanto la tormenta amainó, mi cerebro del hábito le entregó a mi cerebro racional –que ya estaba completamente despierto– lo que parecía ser una lista de verificación diagnóstica para un ataque de pánico. En la lista no vi nada que me indicara que tenía que acudir a urgencias, así que, siendo un residente privado de sueño, me fui a dormir. Unas semanas después, cuando me sobrevino el siguiente ataque de pánico, fue más breve, porque mi cerebro ya sabía lo que estaba pasando y sabía que yo podía tomar nota para superarlo. Por último, los ataques de pánico cesaron.

La práctica de tomar nota fue realmente transformadora para mí. Incluso antes de contribuir a liberarme de los ataques de pánico, anotar lo que me sucedía me ayudó a quedarme en el momento presente. Al crear cierta distancia y perspectiva en relación con mis pensamientos y emociones, escribirlos me ayudó a estar más presente y cerca de mí mismo. ¿Cómo?

He creado este capítulo independiente para ahondar en este aspecto de RAIN y señalar cómo podemos espaciar la estrategia de tomar nota a lo largo del día aun cuando no estamos involucrados en una práctica plena de la técnica RAIN.

Mi profesor de meditación, Joseph Goldstein, afirma que la práctica de tomar nota nos ayuda a observar nuestra experiencia de forma más clara. Utiliza la analogía de un cuadro en una pared: si le colocas un marco, este hace que el cuadro destaque. Piensa en todos los cuadros y pinturas que has visto en los museos. A veces el marco es más llamativo —y mucho más grande— que la propia obra de arte. El marco concede a la obra la capacidad de destacar, atrayendo la atención hacia ella. Si la pintura tiene un color similar al de la pared, el marco también ayuda a ver dónde termina el cuadro y empieza la pared. Tomar nota es como poner un marco a nuestra experiencia. Saca nuestros pensamientos y emociones del fondo, atrayendo nuestra atención hacia ellos y otorgándoles esa capacidad de destacar: «Eso es un pensamiento», «Eso es una sensación corporal». Al observar el pensamiento, la emoción o la sensación corporal, podemos aceptarlos más fácilmente.

Cada vez que recurrimos a esta práctica, insertamos esta distancia mental entre nosotros mismos y nuestros pensamientos: colocamos un marco a su alrededor. La distancia nos confiere una gran perspectiva. La perspectiva nos da margen de maniobra para tomar una decisión que no sea automática, habitual ni motivada por la emoción. Cuando obtienes perspectiva, no te identificas tanto con tus pensamientos, emociones o sensaciones corporales. Paradójicamente, al tomar nota, estos se vuelven menos monstruosos, menos aterradores y poderosos, de modo que aprendemos que realmente podemos acercarnos a ellos. Su proverbial ladrido es solo un ladrido; no muerden. Cuando les tienes menos miedo, dejan de gruñir y empiezan a mover la cola. Es entonces cuando podemos empezar a entablar amistad con ellos (más información al respecto en el capítulo 19).

Aquí es donde entra en juego el acercamiento. A menudo, los antojos y otras emociones son aterradores o desagradables. Nuestro cerebro de supervivencia nos dice que huyamos, luchemos o los dominemos. Al tomar nota, descubrimos que no hemos de temerlos. Podemos observar cómo vienen y van, y vendrán y se irán por sí mismos. Cuando ya no tenemos miedo, no sentimos la urgencia de luchar o huir. Por lo tanto, podemos acercarnos, cultivar una verdadera curiosidad y observarlos mientras danzan en el escenario de la conciencia.

Una buena forma de empezar la práctica de tomar nota es prestar atención a tu experiencia en una de las seis categorías: ver, oír, sentir (sensaciones corporales), oler, saborear y pensar. Empezar con este nivel de categorización te ayuda a no perderte en el ámbito conceptual del pensamiento. Puedes intentarlo ahora mismo. Tómate un momento y simplemente observa cuál de tus sentidos está más activo. ¿Estás viendo las palabras de esta página? Si estás escuchando un audiolibro, ¿escuchas mi voz? ¿Hay una fuerte sensación en tu cuerpo? No busques. Observa lo que llega a ti y toma nota de lo que predomine. A continuación, repite el proceso para ver si destaca otro sentido. Si tu experiencia predominante sigue siendo el mismo sentido, vuelve a tomar nota. Por ejemplo, si ver está en la parte superior de la lista, anota «ver» nuevamente. Si tu sentido predominante ha cambiado, toma nota del que esté más presente en este momento.

He aquí un ejemplo de cómo usarlo. Imagina que caminas por la calle, escuchando los sonidos del vecindario. Entonces oyes que alguien toca el claxon. Piensas: «No puedo creer que esa persona haya tocado el claxon», y empiezas a pensar por qué lo habrá hecho. Entonces recuerdas un momento en el que te encontrabas en un cruce y alguien te tocó el claxon: «Qué idiota... Tengo prioridad... Tendría que dejar el teléfono y estar más atento... He oído que usar el móvil y conducir es más peligroso que conducir borracho... Me pregunto si estaba usando el móvil sin prestar atención... La gente está tan distraída estos días... Las empresas tecnológicas nos han vuelto adictos a los teléfonos móviles...». Y luego te pierdes en un pensamiento acerca de una publicación viral en las redes sociales que un amigo te envió y que te parece simpática o escandalosa. Simplemente te subiste al tren del pensamiento sin ni tan siquiera darte cuenta de que estaba en marcha y te quedaste en él hasta salir de la ciudad. Antes de darte cuenta de lo que sucedió, te sientes desorientado. Tienes que mirar a tu alrededor y buscar puntos de referencia. Después de unos momentos te das cuenta de que te has distraído en una reunión de trabajo, en mitad de una clase en la escuela o incluso en una conversación con amigos.

Ahora considera la misma situación si recurres a la estrategia de tomar nota. Caminas por la calle, escuchando los sonidos de tu vecindario o de la ciudad. Oyes a alguien tocar el claxon. Empiezas a pensar: «No puedo creer que esa persona haya tocado el claxon». En lugar de perderte en el pensamiento, simplemente tomas nota: «Pienso». Luego te das cuenta de que el sonido te ha sobresaltado, y tomas nota: «Siento», mientras percibes la adrenalina circulando por tus vasos sanguíneos. Tal vez descubras una respuesta de miedo, así que anotas: «Miedo». La respuesta de miedo te devuelve a tu cuerpo, así que tomas nota: «Siento» durante unos segundos más. Las cosas se calman y escuchas a un pájaro, así que anotas: «Oigo». La cosa queda así: «Pienso» [1 segundo], «Siento» [1 segundo], «Tengo miedo» [1 segundo], «Siento» [1 segundo], «Siento» [1 segundo], «Siento» [1 segundo], «Oigo» [1 segundo]. Y así sucesivamente. A más distancia, más perspectiva. Se trata del efecto del observador en acción.

Una vez que le tomas las medidas, podrás empezar a añadir matices a esta estrategia. Por ejemplo, como describí con la práctica RAIN, puedes tomar nota de las sensaciones específicas que sientes en tu cuerpo a cada momento. También puedes tomar nota de diferentes categorías de pensamiento: pensamiento futuro, pasado o planificador. Puedes anotar emociones específicas: miedo, ira, ansiedad, aburrimiento.

Cuando tomamos nota de nuestras experiencias, obtenemos la perspectiva de que somos personas con pensamientos, emociones y sensaciones corporales, en lugar de estar tan atrapados que nos fusionamos con ellos.

En este punto, la práctica produce un beneficio adicional: si puedes hacer que tu cerebro de planificación (al que no le gusta la incertidumbre) etiquete un pensamiento, una emoción o una sensación corporal, tu cerebro de supervivencia dice: «Oh, *eso* es lo que está pasando. Sabía que estaba molesto, pero ahora puedo verlo con más claridad. Ahora me siento un poco más tranquilo». Ya no tiene el mismo grado de incertidumbre y abandona el modo en el que tomaría una decisión basada en el pánico para involucrarse en un hábito inútil. Nombrar es satisfactorio para nuestros cerebros porque nos da cierto grado de control. Poner nombre a una emoción en particular nos proporciona algo constructivo con lo que trabajar (por ejemplo, tomar nota de ello), en lugar de caer en el autosabotaje o la alimentación por estrés.

Cuando empecé a aprender la práctica del mindfulness, el consejo que recibí fue «toma nota como un loco». En otras palabras, empecé a tomar nota cuando me despertaba por la mañana, lo hacía durante el día hasta que me acostaba y repetía el proceso al día siguiente. Me llevó un poco de tiempo acostumbrarme, pero así fue como logré convertirlo en un hábito. Cuando caminaba por el pasillo, tomaba nota de los colores, las texturas, las formas y las sensaciones corporales mientras caminaba. Durante unos momentos antes de que comenzara una reunión o entre pacientes en mi consulta, tomaba nota de mis pensamientos y de mi estado mental. Cuando comía, tomaba nota. Tomaba nota de un enfado y este se disipaba con mayor rapidez porque no quedaba atrapado en él. Mi comida era más sabrosa. Mis relaciones se tornaban más ricas. Incluso me di cuenta (y tomé nota de ello) de que a medida que practicaba el arte de tomar nota aumentaba mi capacidad para estar más presente con mis pacientes.

Para formar un nuevo hábito, hemos de practicarlo una y otra vez. Y cuanto más gratificante sea el comportamiento, más probable es que lo hagas, así que toma nota de qué sientes al hacer algunas anotaciones en comparación con abandonarte al piloto automático. A mí me ayuda a estar más tranquilo y más comprometido conmigo mismo y con el mundo, lo que me sienta mejor que ser crítico o reactivo. Puedes practicar tomar nota en breves momentos varias veces durante el día para empezar a convertirlo en un nuevo hábito en tu vida. Lo repetiré para que no lo olvides: breves momentos, muchas veces. Antes de que pase mucho tiempo, establecerás la práctica de tomar nota como un nuevo hábito útil.

Cuando estudiamos a los participantes en el programa Eat Right Now que habían aprendido a utilizar la alimentación consciente, la técnica RAIN y, en particular, a tomar nota, estos informaron de un cambio notable en su perspectiva. Utilizaron repetidamente la palabra *desacoplamiento*: ser capaces de separar un mal día en el trabajo o una discusión con alguien que nos importa, de recurrir a la comida y a la alimentación como mecanismo de afrontamiento. Era como si tomar nota de un comportamiento quebrantara —o al menos debilitara— su poder o su encanto.

Aquí tienes algunos ejemplos de la vida real de personas que recurren a tomar nota en nuestro programa:

> La sensación de berrinche se ha manifestado hoy, y me dediqué a observarla, tal y como me recomendaste. Es divertido, al principio percibí que no quería quedarme ahí, ni mantener el contacto, porque temía que durara para siempre. ¡No me di cuenta de que creía eso en lo más profundo de mí! Me viene a la mente un niño que grita: ningún pequeño grita para siempre. Intenté tomar nota de los sentimientos como una forma de mantenerme en contacto con mi rabieta, y esto me resultó incómodo mientras duró, pero lo que terminó sucediendo es que (poco después) mi mente se distrajo con algún otro tema y me encontré comiendo mi muesli sin pensar demasiado en el berrinche, con un ritmo adecuado y saboreando la comida razonablemente bien. La sensación de victimización y rabieta iba y venía durante la comida, pero nunca dejé de intentar conectarme con lo que surgía. Al final, me sentí muy orgullosa de mí misma. ¡Definitivamente, era una victoria!
>
> A menudo, cierto tipo de trabajo —especialmente trabajar delante de un ordenador— me ha parecido muy frustrante. Hoy he intentado tomar nota mientras trabajaba y he descubierto que mi frustración disminuía, y he sido capaz de trabajar sin sentir antojos de comida. Además, he cometido menos errores.

Hoy he tenido un día muy estresante de trabajo en Londres. A veces, mi jefe puede ser un auténtico cerdo, y hoy tenía un mal día. Suelo trabajar desde casa, pero voy a la oficina una vez a la semana. Tuve una horrible reunión con él, y luego subí al metro y sentí ansiedad, emoción y las lágrimas que me ardían en los ojos, lo que me provocó dolor de cabeza. Por lo tanto, me dispuse a tomar nota. Tomé nota de lo que veía, lo que escuchaba y las emociones que experimentaba: ira, dolor, malestar, miedo. Como resultado, cuando llegué a la estación y tuve que esperar media hora la llegada de mi tren, tomé algo saludable en lugar de lo que me apetecía, que era engullir comida basura.

Me gusta mucho la práctica de tomar nota. Siempre la uso en mis tres paseos cortos diarios por el parque de mi barrio para estar presente y disfrutar mejor de la naturaleza. También lo hago cuando caigo en los bucles del hábito de rumiar o en una charla mental excesiva. Además, he descubierto que anoto «pensar» muy a menudo en mi práctica. «Oír» es lo siguiente, probablemente porque tiendo a aprender a través del oído. Sí, pienso demasiado. Estar sola, trabajar desde casa y estar en el confinamiento impuesto por el Gobierno debido a la pandemia de COVID-19 me ha llevado a pasar demasiado tiempo en mi mente. Necesito explorar más a fondo este bucle del hábito.

SOLUCIONAR LOS PROBLEMAS DE LA PRÁCTICA DE TOMAR NOTA

Cuando las personas empiezan a tomar nota, a veces puede resultarles confuso, o sienten que se trata de otra tarea en la lista de obligaciones. Aquí tienes algunas preguntas habituales y sugerencias sobre cómo abordarlo que pueden ayudarte a mantenerte en el camino correcto, en lugar de tropezar nada más empezar.

TOMAR NOTA SE PARECE A TRABAJAR. Sí, empezar un nuevo hábito puede parecer, al principio, un trabajo. Tu cerebro necesita cierto tiempo para entrar en sintonía con las cosas. Ten paciencia contigo mismo. Si metes la pata y actúas inconscientemente, no pasa nada. Haz una pausa e inténtalo otra vez.

¿CUÁNTO ESFUERZO DEBERÍA COSTARNOS? Si te resulta trabajoso, puede ser señal de que tu cerebro intenta ser demasiado específico cuando toma nota. En casos así, vuelve a aplicar la estrategia de tomar nota en el nivel de las categorías. El proceso es más importante que aquello de lo que tomamos nota. Por ejemplo, si percibes que una emoción surge en tu cuerpo y no puedes nombrarla inmediatamente, toma nota de ello como «emoción». Yo, a veces, anoto «cosa» si se da una sensación corporal para la que no tengo un nombre inmediato, y sigo adelante en lugar de estancarme buscándole una designación.

TENGO LA IMPRESIÓN DE QUE TOMAR NOTA ME DISTRAE DEL MOMENTO PRESENTE. Sí, tomar nota es un proceso cognitivo extra que nuestro cerebro tiene que hacer para ayudarnos a estar presentes. Esto comporta una ironía: añadimos una práctica que parece interferir en el momento presente para ayudarnos a permanecer en el momento presente. Tomamos nota para ayudarnos a aprender el hábito de estar presentes: registramos lo que sucede en nuestro mundo interior y exterior en el instante presente. Tomamos nota para enmarcar nuestra experiencia. En cuanto entendemos claramente lo que sucede en lugar de identificarnos con ello, no necesitamos tomar nota. Si ya estamos presentes, podemos abandonar esta estrategia y limitarnos a estar presentes. Si nos perdemos en un pensamiento, tomamos nota de ello –y quizá tomamos nota unos segundos más para ayudarnos a volver a centrarnos– y luego lo dejamos otra vez. Es como bailar. Cuando aprendemos un nuevo movimiento de baile, no tenemos la impresión de estar bailando. Una vez que entendemos los movimientos, salimos de nuestra mente, nos metemos en nuestro cuerpo y simplemente bailamos.

Tomar nota puede crear su propio bucle del hábito. Toma nota, toma nota, toma nota, toma nota hasta que desaparezca el antojo, ¿verdad? Bueno, a veces. Nuestro cerebro formador de hábitos siempre está buscando la manera de crear otros bucles del hábito. Si tomamos nota porque queremos que desaparezca el antojo, en realidad estamos alimentando otro ciclo de deseo: «Quiero que mi antojo desaparezca, así que voy a practicar RAIN». Detonante: el antojo. Conducta: practicar RAIN. Resultado esperado: el antojo desaparece (y nunca vuelve). Los bucles de hábito de las expectativas son complicados. Como dependen de que algo suceda –las expectativas consisten en eso–, podemos quedar atrapados en el resultado final en lugar de en el proceso. La práctica RAIN puede ayudarnos a centrarnos en el resultado y no en el viaje. Pero todo tiene que ver con el viaje.

Cuando adoptamos la estrategia de tomar nota tan solo como una forma de cambiar nuestra experiencia, es un indicador de nuestra tendencia a resistirnos a lo que está sucediendo. Si descubres que esto te está sucediendo, recuerda que tomar nota consiste en ayudarnos a ver y sentir nuestra experiencia con más lucidez, no en alejarla. En este caso, podemos anotar «resistencia» o «deseo» si percibimos que deseamos que nuestra experiencia sea diferente en ese momento, a fin de no crear involuntariamente un bucle del hábito de tomar nota. También podemos introducir la práctica RAIN en estos momentos como una forma de incorporar los antídotos contra la resistencia, como una vía de acceso a la aceptación y la curiosidad, y seguir luego con esta práctica.

¿Puedo tomar nota mientras conduzco? Espero que todos prestemos atención mientras conducimos. Conducir es un buen momento para tomar nota. Tan solo asegúrate de simplificarlo, anotando grandes categorías, como «ver», «oír», «sentir» y «pensar». Esto nos ayuda a mantener los ojos en la carretera (ver), estar atentos a cualquier problema (oír), verificar si estamos tensos o estresados (sentir) y no perdernos en el pensamiento (pensar). Todo esto nos ayuda a estar presentes y a salvo mientras conducimos. A mí me gusta especialmente la práctica de tomar nota mientras conduzco. Si nos dirigimos a algún sitio, ¡también podemos activar la práctica de estar presentes! Por otra parte, he utilizado esta práctica con muchos de mis pacientes que sienten ansiedad o pánico al conducir, y los ha ayudado a romper esos ciclos.

Tomar nota es útil para entrenar nuestra mente a estar presente e identificarse menos con nuestros pensamientos, emociones y sensaciones corporales. Como parte de la práctica RAIN o por sí sola, tomar nota es una destreza esencial que puede ayudarnos a abandonar nuestros bucles de hábitos alimentarios. Cuanto más lo convirtamos en un hábito, más rápido podremos cambiar de dirección, pasando de luchar o alimentar a los monstruos del antojo a estar más presentes con nosotros mismos.

AHORA MISMO: RUTINAS DIARIAS Y TOMAR NOTA

Tómate un momento para reflexionar sobre tus rutinas diarias. ¿Qué haces todos los días de forma prácticamente idéntica, como bañarte, cepillarte los dientes, etcétera? Toma nota de estas actividades. A continuación, intenta crear un hábito adicional: tomar nota. Cuando te bañes, toma nota de los pensamientos, los sonidos, las visiones y las sensaciones corporales. Cuando te cepilles los dientes, toma nota de los pensamientos, los sonidos, las visiones y las sensaciones corporales. Observa cuántas de estas rutinas puedes complementar tomando nota. Y, después, reflexiona sobre la experiencia. ¿Estar presente te hace sentir mejor que actuar en «piloto automático» (por ejemplo, sobreplanificación constante, angustia, etcétera)? Toma nota también de esto.

Capítulo 19

DÍA 16

Despide al comité de tu mente

Durante más de veinticinco años, he leído, investigado, realizado estudios, dirigido experimentos, explorado personalmente y pensado en la maravilla que es la mente humana. Ese amasijo de tejido de un kilo y medio regula nuestra respiración, piensa críticamente, toma decisiones e induce a nuestro cuerpo a moverse de un lado a otro de la habitación para evitar que el gato arañe el sofá. Asombroso. Pero eso no es todo. También puede procesar un abrumador conjunto de emociones, que son una combinación de pensamientos y emociones corporales, por lo que desde el punto de vista técnico y de la experiencia son pensados/sentidos. Es difícil no sentir admiración (¡otra emoción!) cuando nos paramos a pensar en ello. Sin embargo, nuestro cerebro también puede aplicar sus considerables facultades críticas sobre nosotros mismos. Podemos ser nuestro crítico más severo. Conocemos nuestros puntos débiles, nuestras vulnerabilidades, y no tememos explotarlos.

Esto se manifiesta cuando juzgamos nuestras decisiones alimentarias. ¿Cuántas veces te has dicho a ti mismo: «Te has portado mal» después de tomar un extra en la cena? «¿Pero qué te pasa?» o «No deberías haberlo hecho» después de lamer la cuchara de postre (o el plato)? Hemos visto cómo podemos desarrollar el hábito de comer en respuesta a la emoción, pero nuestro ingenioso cerebro no se detiene ahí. No solo comemos en respuesta a las emociones, sino que nuestras conductas alimentarias *crean* realmente emociones; en especial, el dúo dinámico de la culpa y la vergüenza.

EL COMITÉ DE TU MENTE

En nuestra mente, todos tenemos voces molestas que nos ofrecen su opinión sobre cualquier cosa que emprendemos, como personas que le hablan a la pantalla cuando ven una película. «¡No deberías haber ido!», «¿De veras necesitas esa tercera copa de vino? ¡Mira lo que ha pasado!». Es como tener cien jueces observando cada uno de tus movimientos, listos para condenarte a la vergüenza cuando no logras cumplir con sus exigencias.

Nos dan consejo o nos dicen qué hacer, y es muy difícil no escuchar. Estas voces siempre están con nosotros. Algunas tienen un tono muy elevado. Tanto si es una única voz dictatorial o múltiples voces que representan nuestros diversos estados de ánimo, todos parecemos llevar con nosotros esas voces dondequiera que vamos. Probablemente posees un selecto comité de estas voces dedicado a evaluar tus elecciones alimentarias.

Anne me habló del amplio y estridente comité alimentario que tenía en su mente. Sus miembros le recordaban cuáles eran las reglas y cómo se aplicaban a los diferentes tipos de comida. Algunos señalaban las cosas con suavidad; otros racionalizaban o justificaban sus posiciones basándose en lo que los últimos expertos habían dicho o en lo que ella había leído en una revista de salud. Cuando el comité de Anne hablaba, ella intentaba negociar con él. Por último, se dio cuenta de que no había forma de razonar con ellos. Según sus palabras, en cuanto se manifestaba, «estaba fastidiada».

El comité de Jacqui era igualmente malo:

> Hay miembros del comité que dicen: «¡Cómete el pastel!», y otros miembros que me dan una bofetada después. Manifestaban un frenesí alimentario cada vez que hacía algo que no debía hacer. Me imponían todas esas reglas sobre la comida, y me arrojaban a la

cárcel alimentaria cada vez que las quebrantaba. Luego, después de encerrarme, me decían lo mala persona que era. Fue horrible. Lo curioso es que al darme cuenta de que ese comité era simplemente yo diciéndome cosas a mí misma, en realidad me encerraba aún más.

Si te preguntas cómo esto conduce a hábitos alimentarios poco útiles, es porque cuando nos sentimos avergonzados o mal por algo que hemos hecho, nos anima el impulso de hacer algo al respecto. Como no podemos cambiar el pasado, nos centramos en lo que podemos hacer en ese momento. Una acción que podemos emprender es juzgarnos a nosotros mismos. Nos sentimos mejor al hacer algo que nada. Incluso podríamos racionalizar que de alguna manera ese juicio nos hará cambiar en el futuro, pero todo lo que logra es hacernos sentir mal.

Detonante: vergüenza ante un hábito inútil.
Conducta: autocrítica.
Resultado: sentir que hemos hecho algo, pero esa acción nos hace sentir mal.

¿Y qué hace mucha gente cuando se siente mal? Comer. Antes de darte cuenta, te encuentras inmerso en otro bucle del hábito:

Detonante: «Me siento mal».
Conducta: comer más.
Resultado: más vergüenza.

Creo que percibes el problema que esto implica.

Antes de cambiar tu conducta, tienes que aprender a dejar de escuchar esas voces críticas y humillantes que se apresuran a ofrecerte un *feedback* desagradable. Afortunadamente, podemos recurrir a nuestra conciencia para que nos ayude.

EL EFECTO DEL OBSERVADOR

Para entender cómo nuestra conciencia mantiene activo nuestro monólogo interior, voy a explicar un fenómeno que los físicos usan para describir el universo físico, y a continuación veremos cómo se aplica a nuestro universo emocional.

Así es como funciona: los electrones son realmente diminutos. Prácticamente no pesan nada: $9{,}10938356 \times 10^{-31}$ kilogramos, para ser exactos. Es admirable que sepamos lo que pesa un electrón, ya que no podemos pedirle exactamente que se suba a una balanza y se quede quieto para ese propósito. Para *detectar* un electrón, los físicos lo iluminan. Lo golpean con fotones –partículas ligeras– y miden cómo la luz afecta a la velocidad y al momento del electrón. Pero hay un truco: al intentar observar los electrones, los científicos influyen en los resultados: en este caso, cambian la velocidad y el momento de los electrones cuando estos son alcanzados por los fotones. El mero acto de la observación altera sus propiedades físicas.

La forma en la que el proceso de medición del peso de un electrón cambia su peso es un ejemplo de lo que los físicos llaman *efecto del observador*. ¿Por qué deberíamos preocuparnos por él?

El efecto del observador no se limita al mundo cuántico. Cuando medimos la presión de aire de nuestros neumáticos, ¿qué sucede al presionar el manómetro sobre la válvula? ¿Oyes ese pequeño silbido? Es el aire al salir. Es prácticamente imposible medir la presión de tus neumáticos sin influir en el resultado.

El efecto del observador también se ha extendido al campo de la psicología. Hay muchas formas de sesgar un estudio accidental o inconscientemente. Probablemente hayas oído hablar del sesgo de confirmación: la tendencia a detectar y conceder más credibilidad a la evidencia que se ajusta a nuestras creencias previas. El efecto del observador y el sesgo de confirmación son ejemplos de dos de los muchos sesgos que han sido identificados en psicología.

Una forma en que el efecto del observador puede afectar a los resultados de un estudio es al observar a los participantes mientras este tiene lugar. En psicología, el efecto del observador a menudo recibe el nombre de *efecto Hawthorne*. Bautizado así en recuerdo de una serie de experimentos realizados en una fábrica eléctrica entre 1924 y 1932 en un suburbio de Chicago conocido como Hawthorne, estos experimentos pretendían determinar si las diferentes condiciones de iluminación influían en la producción de los trabajadores.[1] Los investigadores descubrieron que, sin importar los cambios en la iluminación a los que se expusiera a los operarios, la producción mejoraba. Más tenue, más brillante: no importaba. Y aquí viene la sorpresa: cuando los investigadores dejaron de ajustar la iluminación, la producción volvió a la normalidad. Ahora podrías pensar: «Es obvio. No necesito que un científico me diga que si mi jefe está mirando por encima de mi hombro mientras hago algo, eso influirá en mi rendimiento».

Ahora que sabes lo que es, veamos cómo puedes aprovechar el efecto del observador, y de la manera más útil.

Poner en práctica el efecto del observador

Así como un físico altera el peso de un átomo al medirlo, cuando observamos nuestros pensamientos influimos en los resultados. Identificar las voces en nuestra mente nos concede la distancia necesaria para descubrir que no somos nuestros pensamientos. Somos personas que tienen pensamientos, y podemos decidir si escucharlos o no. Es una diferencia *enorme*. Con esta perspectiva, podemos empezar a salir de nuestra mente y romper el ciclo de comportamiento inútil que conduce a la autocrítica y, a su vez, a más conductas de escasa utilidad.

La primera persona a la que oí hablar del comité de nuestra mente fue a un monje occidental: una persona nacida en Occidente que había tomado los votos monásticos de una tradición oriental (del budismo). Ṭhānissaro Bhikkhu es el abad del monasterio Metta Forest en el condado de San Diego, California. En mi tiempo libre me dedicaba a escuchar algunas de sus charlas, y una en concreto despertó mi atención. Cuando le escuché describir la presencia de un comité en nuestra mente, pude identificarme completamente. Fue uno de esos momentos de «¡eso es!» que me ayudaron a entender mi mente. Reconocí que tenía un comité propio. Estaba el jefe que me decía qué hacer, el juez que evaluaba todo lo que hacía como bueno o malo, el político que siempre consideraba cómo mis acciones podrían ser percibidas por los demás, y así sucesivamente. Siempre estaban charlando, me llenaban la cabeza de ruido e impedían que pudiera pensar con claridad.

Nombrar estas voces me ayudó a clasificarlas; las veía más nítidamente como pensamientos que como un revoltijo de exigencias y comentarios. Pero hubo algo que el monje señaló que era una verdadera genialidad: el mero hecho de que tengamos estas voces en nuestras cabezas no significa que debamos escucharlas. Al nombrarlas, ya estamos arrojando luz sobre su verdadera naturaleza: son, simplemente, pensamientos de nuestra mente. Nombrarlos nos ayuda a ubicarlos.

A veces es útil dar nombres a estos miembros del comité (mis disculpas si he elegido el tuyo como ejemplo): Jonas, el crítico; Gertrude, la que nos avergüenza; Shiloh, el que nos humilla; Madison, la de «inténtalo más duro»; Eugene, el de «eres un inútil»; Bertie, el de «cúlpate a ti mismo».

Bautizamos a los miembros del comité y estamos atentos para descubrir cuándo y en qué circunstancias se manifiestan. Podemos rastrear sus órbitas y patrones, y predecir más fácilmente por dónde van a aparecer. Y lo más importante, al realizar un seguimiento, los observamos. Al observarlos, cambiamos nuestra relación con ellos. Es cierto: aplicamos el efecto del observador a lo que pasa en nuestras mentes.

Al trabajar con pacientes o participantes en nuestros programas, a menudo explico esta estrategia mientras utilizo un ejemplo visual. Alzo la mano izquierda convertida en un puño. Abrazo el puño con la mano derecha. Explico que mi mano izquierda representa nuestros pensamientos, y mi mano derecha nos representa a nosotros. Luego empiezo a mover mi mano izquierda, lo que, por supuesto, arrastra la mano derecha con ella. Mientras muevo mis manos, señalo que, si nos identificamos con nuestros pensamientos, estos nos arrastran. Pueden llevarnos adonde quieran. Al observar –abro mi mano derecha y la separo unos centímetros de la izquierda en este punto–, ya no tenemos que ser arrastrados. Al no estar unidas, mi mano izquierda puede moverse libremente, y mi mano derecha permanece inmóvil. Ahora tenemos distancia entre nosotros y nuestros pensamientos. La distancia nos brinda la capacidad de retroceder y obtener perspectiva. Podemos identificar simplemente los pensamientos como pensamientos y observar cómo vienen y van. De la misma manera, al nombrar a los miembros de nuestro comité, logramos esa distancia y la perspectiva necesaria.

TOMAR NOTA PARA DEBILITAR AL COMITÉ

Tenemos que descubrir que estamos atrapados antes de poder salir de ese ciclo de identificación con él. Si estamos atrapados en un bucle del hábito de autocrítica, pasamos por el juicio, la culpa y la vergüenza. Nos identificamos tanto con lo que está sucediendo que no podemos ver que estamos atrapados en el ciclo. Si nos excedemos en un placer culpable en una fiesta o después de la cena, sentimos –¡sorpresa!– culpa al comer. Mientras que la culpa tiene que ver con una acción, la vergüenza atañe a quiénes somos. La culpa por el exceso desencadena la autocrítica, lo que deriva en que nos sintamos avergonzados de nosotros mismos. Al nombrar a los miembros de nuestro comité, podemos identificar la culpa, la vergüenza, la crítica, o lo que esté sucediendo en ese momento. Esto nos ayuda a obtener perspectiva para poder desvincularnos del ciclo y volver a comprometernos con lo que en ese instante acontece en nuestras vidas. En lugar de quedar atrapados durante horas en nuestra mente, podemos clausurar los juegos mentales en los que participan los miembros de nuestro comité y seguir disfrutando de la tarde.

NOMBRAR PARA PONER UN MARCO

El doctor Dan Siegel, psiquiatra y autor de *Consciente* (entre otros libros) acuñó la expresión *nombrar para domesticar* para describir la práctica consistente en poner un nombre a los miembros del comité a fin de reducir el poder que tienen sobre nosotros. En realidad, los miembros del comité no tienen ningún poder; tan solo intentan influir para imponer su voluntad. Nombrar o poner una etiqueta a los miembros del comité te ayudará a controlarlo.

Cuando aplicamos la conciencia, podemos ver a los miembros del comité tal y como son: voces en nuestra mente que pueden estar ofreciéndonos malos consejos y nos hacen sentir culpables si no los seguimos. Nombrar las voces nos proporciona la distancia para descubrir que no somos nuestros pensamientos. Como mencioné anteriormente, somos personas que tienen pensamientos, y podemos decidir si escucharlos o no. También podemos ver lo inútiles que son y desentendernos de ellos. Así es como salimos de nuestra mente para poder vivir nuestra vida sin ser arrastrados por nuestros pensamientos.

MIEMBROS HABITUALES DEL COMITÉ

Al principio puede ser complicado identificar a los miembros de tu comité. La mayoría de ellos han estado ahí desde que tenemos memoria. Si no puedes decir cuál es la voz inútil que te está hablando y te hace sentir mal, simplemente puedes calificarlo de «miembro inútil del comité» hasta aprender a distinguirlo. Algunos sospechosos habituales son:

- Vergüenza.
- Inseguridad.
- Disgusto.
- Desprecio.
- Inferioridad.
- Desolación.
- «No merecer la pena».
- Depresión.
- Inutilidad.
- Fracaso.

El mero hecho de llamar a los miembros de tu comité por sus nombres bastará para disminuir su poder. No te han ayudado a seguir adelante con tu vida. De hecho, han provocado desastres, estafas y, en ocasiones, maltrato.

Alguien que una vez me etiquetó en Twitter (ahora X) escribió: «Este es el comité que ha estado conmigo todos estos años. A veces cuesta ignorarlo».

Acompañó el texto con dos imágenes paralelas. Una era una imagen de un puñado de notas adhesivas en una pared. En ellas se podía leer: «Depresivo Kevin», «No Lo Conseguiré Kevin», «Culpable Kevin», «Me Rindo Kevin» y «Vergüenza Kevin». La imagen junto a ella era de las mismas notas adhesivas, donde «Kevin» había sido tachado y sustituido por el nombre de un miembro del comité: «Depresivo Dweezil», «No Lo Conseguiré Brad», «Culpable Gabe», y así sucesivamente. Sin embargo, había una nota adhesiva que estaba completamente tachada: la de la vergüenza. Explicó: «La vergüenza ya no pertenece al comité. La vergüenza no recibe un nombre. La vergüenza ha sido tachada». Usando algo tan simple como notas adhesivas, señaló que una vez que había reconocido la vergüenza y le había quitado su voz, ya no tenía un lugar en su mesa.

Si eres capaz de dejar de escuchar a tu comité, estarás en mejor disposición de prestar atención a otras cosas. Podrás escuchar a tu cuerpo y confiar en ti mismo. En cuanto esos bocazas pierdan su voz, percibirás menos ruido y alboroto en tu mente, que dejará más espacio y libertad para ir más allá de tus viejas identidades, en dirección a algo nuevo: tú mismo.

AHORA MISMO: EMPIEZA A PONER NOMBRE A LOS MIEMBROS DEL COMITÉ

Busca algunas notas adhesivas o un trozo de papel. Respira profundamente. Empieza a escuchar internamente. ¿Qué miembros del comité tienes en tu mente? Escríbelos. Ponles nombre. ¿Tienen un tono de voz particular? A continuación, pregúntate a ti mismo: «¿Este miembro del comité me ayuda o me perjudica?».

Empieza a prestar atención a cuándo aparecen y lanzan sus opiniones, juicios, comentarios o exigencias. A medida que los escuches, limítate a tomar nota: «Oh, ese es X».

Tercera parte

UNA MAYOR Y MEJOR OFERTA

Días 17-21

En este punto, ya te has acostumbrado a mapear bucles del hábito inútiles y has estado utilizando la conciencia para desprenderte de los viejos hábitos. Has aprovechado el error de predicción negativo de la ecuación de recalibración del valor de recompensa con la herramienta de los antojos. También tienes una idea de cómo te sienta empezar a abandonar estos viejos bucles del hábito usando la técnica RAIN, y has aprendido a reforzar y estabilizar tu conciencia mediante la práctica de tomar nota de forma directa.

Las tareas de las primeras dos secciones del libro –especialmente las partes sobre explorar lo poco gratificantes que son estos viejos bucles del hábito–, a menudo pueden dar la impresión de ser muy trabajosas. Tenemos que subir las montañas de nuestra mente para llegar a la cima y así poder mirar alrededor y disfrutar del paisaje. Las postales y las fotografías no son lo mismo que la realidad. Y, con suerte, la subida no te habrá parecido una marcha forzada. Algunas partes pueden ser difíciles, especialmente cuando estamos cansados, nuestra mente se resiste al cambio y solo queremos comer una maldita galleta.

Ahora viene la parte divertida: forjar nuevos hábitos útiles. En esta parte, utilizarás el error de predicción positivo de las cosas. Usarás lo que ya has aprendido sobre tu mente como trampolín para un cambio prolongado. La gravedad está de tu parte. Bajar una colina es más fácil que subirla. Tienes el impulso de tu lado. Empecemos a trabajar con las tendencias de tu cerebro, empleando tus fortalezas en lugar de enfrentarse a él para alterar tu relación con tu alimentación, y posiblemente incluso contigo mismo.

CURIOSIDAD: NUESTRO SUPERALIMENTO CON CERO CALORÍAS

He subrayado la conciencia como un ingrediente fundamental para cambiar nuestra relación con la comida. Necesitas la conciencia para saber si tienes hambre de verdad o no. Necesitas la conciencia para mapear los bucles de tus hábitos alimentarios. La necesitas para alterar el valor de recompensa de diferentes conductas alimentarias, tanto positivas como negativas. Ser consciente de cómo te sienta comer en exceso contribuye a romper los hábitos profundamente arraigados que nos inducen a rebañar el plato o a la afición al maíz tostado. Sin duda, la conciencia es la moneda fundamental para cambiar cualquier conducta, en cualquier sentido.

En los próximos capítulos, vamos a concentrarnos en una nueva actitud que podrás adoptar en lugar del automatismo o del hábito: la curiosidad. Lo hemos tocado un poco con la práctica RAIN. Ahora vamos a explorarlo en profundidad para descubrir su poder. En estos capítulos descubrirás que una actitud curiosa es la otra cara de la moneda del mindfulness. La cara es la conciencia. La cruz es la curiosidad. No se trata de lograr una u otra. Para ganar hacen falta las dos caras.

Recibo muchas preguntas relacionadas con qué es la curiosidad y cómo capitalizarla. Para los principiantes, existen dos tipos de curiosidad. Si estás interesado en saber más, podrías emplear uno o los dos tipos ahora mismo. ¿Sientes curiosidad? Vamos a ello.

Los científicos Jordan Litman y Paul Silvia han puesto nombre a las dos formas en que experimentamos curiosidad: el tipo P y el tipo I.[1] *P* significa «privación», e *I*, «interés». La curiosidad por privación hace honor a su nombre. Cuando estamos privados de información, sentimos el impulso de buscarla. La curiosidad por privación es esa incansable e inquietante sensación que dice: «Busca eso» o «Averígualo». Desde el punto de vista neurocientífico, la sensación probablemente se asemeja a la liberación de dopamina, que nos empuja a actuar. En cuanto obtenemos información, dejamos de estar privados: nuestra sed se ha saciado.

Los estudios han demostrado que, en ciertos casos, los animales prefieren obtener un poco de información a un trago de agua cuando tienen sed.[2] ¿Tienes curiosidad por saber cómo lo han averiguado los investigadores? Básicamente, los investigadores enseñaron a primates una tarea de apuestas y descubrieron que estaban dispuestos a sacrificar agua –que es una recompensa primaria– a cambio de obtener información avanzada sobre el resultado de las apuestas. Y, como tu cerebro podría haber predicho, esta toma de decisiones para obtener un adelanto de cómo va a ir la apuesta involucra a la corteza orbitofrontal. Así como un estómago vacío nos señala que necesitamos comida, la sed de conocimiento nos impulsa a buscar la equivalencia a la hidratación para nuestro cerebro en forma de información. Tanto las calorías como la información nos ayudan a sobrevivir. Internet es una fiesta para buscar curiosidades cuando ves una foto de alguien famoso y no puedes recordar quién es; o una serie interminable de trampas si te sumerges en la lectura de la historia de toda su vida.

Por otro lado, la curiosidad por interés no tiene que ver con adquirir y consumir una pieza de información específica. Mientras que la curiosidad por privación proviene de una necesidad de saber, la curiosidad por interés guarda más relación con el acto de reunir ese alimento cerebral. Cuando estamos hambrientos, podemos engullir rápidamente algo para satisfacer nuestro estómago. En esta situación, a menudo no prestamos atención a cómo estamos comiendo. Pasamos por alto los detalles de cómo sabe la comida, entre otras cosas. No notamos cómo es comer. Esto se asemeja a la curiosidad por privación: solo estamos tratando de obtener esa información en nuestro cerebro. El proceso de masticar es análogo a la curiosidad por interés. Comer puede ser gozoso cuando prestamos atención, o puede consistir en llenar un hueco cuando no estamos atentos.

INTERÉS VERSUS PRIVACIÓN

El interés es ese tipo de curiosidad a la que recurrimos cuando estamos *en el proceso* de aprendizaje. No estamos tratando simplemente de obtener cierta información, disfrutamos del proceso mientras descubrimos cosas nuevas. Cuando necesitamos saber si la planta que nuestro gato o nuestro perro acaba de mordisquear es venenosa, la curiosidad de tipo P nos impulsa a buscar esa información rápidamente. Cuando descubrimos que es inofensiva para las mascotas, pero nos enteramos de que es importante por su significado simbólico en ciertas culturas, nuestra curiosidad I toma el control. La curiosidad por privación parece limitada y estrecha nuestro enfoque: buscamos esa información rápidamente. Ignoramos todo lo que parece superfluo. Estamos en una misión, algo nos impulsa a obtener esa información. La curiosidad por interés nos abre a la experiencia. No nos sentimos apresurados porque estamos centrados en el proceso de aprendizaje. La alegría del descubrimiento es buena en sí misma. Es intrínsecamente gratificante porque no tenemos que obtener nada para sentir sus recompensas.

Puedes recordar los dos tipos de curiosidad así: la curiosidad por privación tiene que ver con un objetivo. Cuando obtienes esa información que te ha faltado, has terminado: misión cumplida. El interés tiene que ver con el viaje. Incluso si tienes un destino específico en mente, estás disfrutando del proceso de aprendizaje. No importa si llegas o no.

La curiosidad por interés ha sido investigada en menor medida –desde un punto de vista cerebral– que la curiosidad por privación. No creo que esto se deba a una falta de interés, sino más bien a que es más difícil de definir y estudiar. Es relativamente fácil poner a estudiantes universitarios en un escáner cerebral y hacerles preguntas diversas para estimular su curiosidad por privación. Quizá sea un poco más difícil enseñar a un mono a apostar. Supone un reto mayor lograr que los seres humanos se centren en la alegría del descubrimiento o, como señalarían los seguidores del zen, la alegría de no saber mientras se escanean sus cerebros.

Sin embargo, no tenemos que depender de sofisticados monitores cerebrales para hacer nuestros propios experimentos con la curiosidad por interés. No es difícil descubrirlo por ti mismo. Estar interesado por algo –tener verdadera curiosidad– sienta bien. Y debido a que es naturalmente gratificante, se basta a sí misma. No hay un vacío que llenar porque, para empezar, no estamos privados. Es posible descubrir e incluso entrenarnos a nosotros mismos para que el hecho de no tener la respuesta sea una solución más que buena. De hecho, soltar la necesidad o el tener que saber puede ser liberador en sí mismo cuando vemos lo pesada que es la carga de *tener que saber*, en comparación con la ligereza de ser simplemente, bueno, curiosos (en el sentido del tipo I).

La curiosidad por interés nos prepara para aprender. Cuando sentimos curiosidad, nos acercamos naturalmente y observamos más de cerca. Queremos saber más. Estamos abiertos para contemplar lo que a nuestros cerebros predictivos podría parecerles la misma cosa bajo una nueva luz. «Oh, ¡guau!, no me había dado cuenta de cómo los pétalos de esta flor brillan bajo el sol de la mañana». Es asombroso. En *La botánica del deseo*, Michael Pollan lo expresó de esta manera: «La memoria es enemiga del asombro, que no reside en ningún otro lugar que en el presente. Por eso, a menos que seas un niño, el asombro depende del olvido, es decir, de un proceso de sustracción». A medida que nos centramos en el proceso, eliminamos nuestras suposiciones, lo que nos ayuda a ver más claramente lo que está aconteciendo en ese instante.

La actitud con la que afrontamos la vida es fundamental para nuestra supervivencia. Si estamos acostumbrados a juzgar y a asumir que las cosas van a ser de cierta manera, nuestros cerebros se cierran, lo que dificulta nuestro aprendizaje. Si nuestra curiosidad es constante, estaremos abiertos a nuevas experiencias. Salimos de nuestra zona de confort, donde todo es conocido y seguro, y entramos en nuestra zona de crecimiento, donde estamos abiertos a aprender. La curiosidad por interés nos ayuda a permanecer abiertos, preguntándonos en lugar de asumir. Como al parecer dijo Sócrates: «El asombro es el principio de la sabiduría».

Espero que ya hayas explorado algunas de las potencialidades de la curiosidad. Al aplicar la curiosidad por interés a las exploraciones y prácticas que he presentado hasta ahora en el libro, se fomenta una mentalidad abierta que ayuda a aprender y crecer, en lugar de quedar atrapado en los bucles del hábito de la autocrítica y la vergüenza. Desarrollar el músculo mental de la curiosidad mientras avanzas en esta sección final del libro no solo hará más fácil el aprendizaje, sino que también hará que el viaje sea más disfrutable.

La última sección de este libro te servirá de guía para desarrollar la libertad de elegir hábitos útiles. Estas decisiones surgirán al escuchar a tu cuerpo, a medida que te desilusiones aún más con los viejos bucles del hábito del «debería» que tu mente prometió que te ayudarían, pero que nunca cumplieron su propósito. Aprenderás cómo mostrar a tu cerebro el valor de recompensa superior de comer de manera saludable y cuidar de ti mismo de otra forma para abandonar los viejos hábitos y sustituirlos por otros mejores, que con suerte se quedarán contigo durante mucho tiempo, a medida que se fortalezcan. Como extra, descubrirás el poder de la amabilidad: cómo puede ayudar a sanar heridas mentales y desmantelar esos hábitos del «debería» que quizá hayas establecido inadvertidamente a lo largo del camino.

La curiosidad y la amabilidad son grandes amigas. Se apoyan una a la otra. También son tus aliadas: para tu cerebro, son una pareja mucho más gratificante que la culpa y la vergüenza. Cuanto más aprendas a apoyarte en ellas, más te ayudarán y te respaldarán.

Capítulo 20

DÍA 17

Una libertad de decisión espontánea

Hemos pasado las dos últimas semanas enseñándote a romper con los inútiles bucles de los hábitos alimentarios. Si fumabas o eras adicto a alguna droga, en esta parte del libro dirás adiós a tu sustancia predilecta, pero no podrás hacer lo mismo con la comida (bueno, tal vez con las gominolas). No tienes por qué fumar, pero tendrás que comer para sobrevivir.

La privación total no es la respuesta. Si alguna vez has intentado obligarte a no comer tu pastel favorito, sabrás que esa fruta prohibida se hace cada vez más dulce en tu mente, hasta el punto de que no puedes dejar de fantasear con ella.

Ahora que has identificado y, con suerte, empezado a liberarte de los viejos bucles del hábito, tu cerebro puede preguntarse a sí mismo: «¿Qué es lo que realmente quiero?». ¿Qué necesitas que de verdad te nutra en lugar de calmar simplemente el escozor del antojo? Tu cerebro ya ha comenzado a explorar lo que podría ser una mejor opción que tus viejos hábitos. A medida que desarrollas y perfeccionas tu conciencia, tu cerebro está empezando a descubrir qué cualidades está buscando que asegurarán tus posibilidades de supervivencia a largo plazo. ¿Qué te produce satisfacción, en lugar de hacerte sentir miserable? En cuanto hayas identificado nuevos hábitos saludables en torno a la alimentación –el tipo de comida sabrosa y nutritiva, y una cantidad que no te hace caer por el acantilado del exceso–, te sentirás tan satisfecho que ya no pensarás en las opciones poco saludables.

En mis programas terapéuticos clínicos y digitales, doy a este proceso el nombre poco científico de *encontrar la oferta más grande y mejor*. Se me ocurrió esta frase después de reflexionar sobre ese incómodo rito de paso: las citas en la escuela secundaria. Concertaba una cita para el viernes por la noche, y mi emoción crecía durante la semana, solo para recibir una llamada en el último minuto con lo que parecía la excusa más mediocre del mundo, cuando mi cita me dejaba plantado. El proverbial «me estoy lavando el pelo» probablemente significaba que esa persona tenía una opción nueva y mejor, una cita con otra persona. Había conseguido una oferta más grande y mejor. Lo llamaremos OGM para abreviar.

Tu corteza orbitofrontal siempre evalúa las opciones y siempre elegirá la OGM. Como hemos explorado con la falta de fuerza de voluntad, el truco está en aprovechar su fortaleza en lugar de luchar contra ella. Esto aumentará las posibilidades de éxito, asegurando que los nuevos hábitos útiles perduren.

Como cualquier buen líder sabe, una elección libre será aceptada de forma más profunda y constante que una que se impone desde lo alto, desde la cima del monte de los «debería». Por eso, los padres inteligentes no montan un pollo cuando sus hijos se niegan a usar un gorro en una mañana tempestuosa. Los padres inteligentes saben que los niños son mucho más propensos a llevar voluntariamente un gorro el martes si el lunes han aprendido por su propia experiencia —«ey, ayer tuve mucho frío en las orejas»— que si los padres insisten en ponérselo al niño después de diez minutos de tira y afloja. Las orejas calientes son definitivamente una OGM en comparación con las frías.

TOMA UNA DECISIÓN CONSCIENTE CON PLENA LIBERTAD

Mi equipo y yo descubrimos por nosotros mismos lo efectivo que es aprovechar la corteza orbitofrontal para encontrar la propia OGM cuando nuestros participantes podían tomar decisiones por sí mismos.

Mientras poníamos en marcha y desarrollábamos el programa Eat Right Now, un buen amigo mío llamado Pete experimentaba con la forma de enseñar física a sus estudiantes universitarios en Cal Poly. Exploraba un modelo de «aula invertida». El concepto consiste en que la clase y las tareas se invierten: las clases se reciben en casa y las tareas se elaboran en clase. Pete grababa todas sus clases de física y permitía a sus estudiantes verlas cuando quisieran. Esto despejaba el tiempo de clase de Pete, de modo que sus estudiantes podían acudir al aula y hacer los problemas en el tiempo de clase, mientras él los ayudaba respondiendo a sus preguntas.

Me preguntaba si podríamos aplicar el mismo modelo de aula invertida en el Centro de Mindfulness. La idea era que la gente pudiera utilizar la aplicación de Eat Right Now en casa y acudir a una clase semanal en la que –al igual que en el programa de MBSR y otros formatos similares– pudiera obtener los beneficios de un grupo. En lugar de mi presencia frente al grupo, explicando cómo funciona el aprendizaje basado en recompensas, podrían aprender los conceptos generales en casa y traer sus preguntas al grupo. Cada semana era dinámica. Traían temas a clase que surgían de sus luchas por aplicar los principios del programa en su vida cotidiana. Por ejemplo, si alguien se encontraba atrapado en un bucle del hábito relacionado con la fuerza de voluntad, lo podía plantear en clase, donde otros miembros del grupo y yo mismo lo ayudábamos a analizar dónde estaba atascado y le ofrecíamos sugerencias sobre cómo liberarse de la fuerza de voluntad y empezar a trabajar con los cerebros de supervivencia y planificación. No solo la persona que planteaba el problema se beneficiaba de mi exploración y de la de sus compañeros, sino que toda la clase aprendía a través de este método.

Uno o dos años después de dirigir el grupo, empecé a vislumbrar un patrón emergente. Cuando las personas se unieron al programa, el primer cambio que noté fue que eran mejores a la hora de mapear sus bucles del hábito. Podían identificar más y verlos con más claridad que antes de unirse al grupo. Esto no fue una sorpresa. Las estábamos formando para hacer exactamente eso. Habría sido más sorprendente (y, sinceramente, una desilusión) que no fueran capaces de mapear un bucle después de un par de semanas usando la aplicación y participando en el grupo. El segundo cambio que percibí fue que las personas estaban cambiando sus hábitos alimentarios. No solo eso, sino que, a lo largo de un par de meses de uso de la aplicación y pertenencia al grupo, sus miembros regresaban cada semana con un estado de ánimo más liviano y actitudes más positivas. Dado que yo estaba inmerso en la dirección de los grupos, me resultaba difícil identificar todo el patrón. Lo único que sabía era que se estaba produciendo algún cambio.

Consulté con expertos para averiguar qué proceso estaba impulsando estos cambios. Ariel Beccia era una estudiante de posgrado de mi laboratorio que tenía experiencia en la investigación cualitativa. La mayoría de los estudios —de hecho, la mayoría de las investigaciones que consideramos tales— se realizan a partir de la medición y la descripción numérica. Calculamos cambios a lo largo del tiempo en una u otra variable, e informamos de los cambios porcentuales. Observamos diferencias en la actividad cerebral entre grupos. Se trata de investigación *cuantitativa*.

Aquí es donde entra la investigación *cualitativa*. Describe lo que está ocurriendo en la experiencia vivida de las personas a partir de ese cambio cuantitativo. La investigación cualitativa se centra en cómo las personas están experimentando los cambios en la vida que conducen o acompañan a los cambios en los números.

Ariel diseñó un estudio cualitativo para averiguar qué estaba ocurriendo en las vidas de nuestro grupo de aula invertida. Se sentó y escuchó lo que el grupo tenía que decir.

Descubrió que lo que marcaba la diferencia en la sustitución de un hábito alimentario inútil por otro útil era la capacidad de las personas para tomar decisiones conscientes.[1] Al seguir los pasos 1 y 2, los participantes sentían que tenían una mayor capacidad para tomar decisiones positivas sobre la comida y la alimentación, y estaban «asimilando métodos adaptativos para afrontar las experiencias o las emociones adversas». Una persona resumió el paso 3 de esta manera: «Puedes tener conciencia en cualquier momento. Pero tomar la decisión es lo que marca una diferencia duradera».

A partir de este estudio, quedó claro que la clave del éxito en el paso 3 es una decisión que surge al escuchar el cuerpo, no algún «mandato» procedente de la mente. Resumiendo, en el lenguaje de nuestro grupo, definimos así el paso 3: una libertad de elección no forzada que emerge de la conciencia corporal.

Fue realmente gratificante identificar lo que habíamos estado observando durante años: otro ejemplo de cómo reducir la incertidumbre en nuestro cerebro nos hace sentir mejor. También fue agradable que esta definición proviniera de nuestro grupo. No éramos investigadores de bata blanca que dictaban cómo debían comportarse las personas. Escuchábamos, y el grupo demostró ser sabio y elocuente.

Los participantes de nuestro grupo describían una y otra vez que esta libertad de elección espontánea encajaba perfectamente con la forma en que funciona nuestro cerebro: si tenemos que elegir, elegiremos la opción más gratificante. Y lo más crucial: primero debemos *sentir que tenemos una elección.*

El paso 3 empieza cuando nos damos cuenta de que tenemos la posibilidad de abandonar nuestros viejos bucles del hábito. Sin la conciencia de qué son estos bucles (paso 1), no podremos hacerlo. Sin la conciencia de lo poco gratificantes que son (paso 2), no tendremos la motivación para salir de los viejos bucles del hábito. No creemos poder hacerlo. Y solo cuando probamos alternativas –y nos detenemos en la cima de la meseta del placer en lugar de saltar por el acantilado del exceso– entendemos que están ahí. Y lo más importante: tenemos que descubrir que las alternativas nos sientan mejor. Hemos de encontrar la OGM para nosotros mismos.

Después de todo, así es como funciona nuestro cerebro. La corteza orbitofrontal evaluará A y B, y elegirá lo que le resulte más gratificante. Nuestra misión en el paso 3 consiste en enseñar a la corteza orbitofrontal que ahí fuera existen alimentos –y una cantidad de comida– que resultarán más gratificantes que aquellos de los que nos hemos desencantado, de modo que nuestro cerebro pueda elegir libremente la OGM. Por ejemplo, descubrimos que una fruta nos aporta una dulce satisfacción que no nos hace anhelar más. No comer en exceso –detenernos antes de caer por el acantilado– también es importante. No hacer nada –no comer excesivamente– es en sí mismo la forma de actuar que también se define como OGM porque resulta más gratificante que excederse.

El principio de la OGM se aplica incluso a cómo tomamos decisiones. Por ejemplo:

¿Qué es lo que sienta mejor?, ¿sentir que no tenemos elección en una cuestión o poder elegir?

¿Qué es lo que sienta mejor?, ¿obligarnos a hacer algo o sentir que la decisión se impone naturalmente?

En cuanto nuestro cerebro racional empieza a atender a nuestro cuerpo sensible, se llega a una conversación que conduce al acuerdo; juntos escogen, de forman natural, la OGM. Una libertad de elección espontánea sienta mejor que quedar atrapados en viejos hábitos alimentarios. Sienta mejor que intentar atenernos a una dieta o a un plan dietético.

En los próximos capítulos, te enseñaré cómo utilizar tu cerebro para apegarnos a las ofertas más grandes y mejores.

AHORA MISMO: LA VIRTUD DE LA DECISIÓN ESPONTÁNEA

Los hábitos son una fuerza poderosa, pero, como hemos explicado, es posible romper con ellos. De hecho, estoy seguro de que ya habrás abandonado uno o dos hábitos, al descubrir que, sencillamente, B es mejor que A. Reflexiona sobre los hábitos que has cambiado recientemente. ¿Has descubierto que te resultaba más fácil mantener el nuevo comportamiento cuando sentías que lo habías elegido libremente? ¿Hay otros hábitos con los que has tenido más dificultades? Y en estos casos, ¿has elegido la nueva recompensa libremente o una fuerza externa te dirigió hacia ella?

Capítulo 21

DÍA 18

Aprovechar la relación entre comida y estado de ánimo

No tengo muchos recuerdos de mi primera infancia. Apenas evoco unas rodillas despellejadas y cómo jugaba en el bosque. Sin embargo, recuerdo nítidamente un día en primer o segundo curso. Fui a una fiesta de pijamas a casa de mi amigo Clayton. Estas fiestas en casa de Clayton eran especiales porque su madre nos permitía beber refrescos y comer rosquillas para el desayuno, mientras que lo más parecido a dulces que solía encontrar en mi casa eran las algarrobas (algo parecido al chocolate que mi madre, obsesionada con la salud, compraba en una cooperativa alimentaria en Indiana). Las bombas de azúcar de las rosquillas y los refrescos me volaban la cabeza. Pensé que me había tocado el premio gordo. Pero poco después experimenté una sensación desagradable en el estómago. Cuando llegué a casa y le dije a mi madre que me dolía la barriga, ella me preguntó: «¿Qué has desayunado?». Recordé la rosquilla glaseada con jalea (¿o fueron tres?) que devoré una hora antes y algo se encendió en mi cerebro. Esta fue quizá mi primera retrospectiva.

Unos años después, cuando estaba en secundaria, empecé a tomarme en serio el ciclismo de BMX; en Indiana no hay mucho que hacer más allá de la broma de ver crecer el maíz. Arañar tierra con dos ruedas y aterrizar después de dar grandes saltos era lo más emocionante que podía haber. Las carreras se celebraban los fines de semana en verano y constaban de tres etapas. Para cada categoría de edad, los árbitros de pista sumaban tu posición en cada una de las tres carreras para determinar al ganador general del día. Yo seguía de cerca a mi competencia. Quería ganar.

Para cargar energías antes de cada etapa, utilizaba el dinero que ganaba como repartidor de periódicos para comprar mi propia comida para la carrera, porque mi madre no estaba dispuesta a pagar lo que yo consideraba una nutrición adecuada para la competición: refrescos y una barrita de caramelo. ¡No más algarrobas para este chico! El problema era que las etapas se sucedían en todas las categorías de edad de manera secuencial, por lo que mis carreras se espaciaban a lo largo de varias horas. Por lo general, me iba mejor en mi primera carrera, en la que lograba el primer o segundo puesto. A medida que avanzaba el día, mi energía decaía, y también mi estado de ánimo. En la tercera etapa, me costaba mantener el ritmo de los demás. A medida que decaía el pico de azúcar y cafeína, me volvía más irritable y estaba más malhumorado.

Un día de carrera, mi madre me sugirió amablemente que probara a comer un sándwich de mantequilla de cacahuate y miel en lugar de dulces para brindarme energía extra. Supongo que mi deseo de ganar era superior al de comer dulces, por lo que le di una oportunidad a la alternativa natural de proteínas y energía. Y funcionó. En la última carrera estuve casi tan fresco como en la primera. No tenía ni idea de cuánto podía afectar la comida a mi nivel de energía y, por añadidura, a mi estado de ánimo. Evidentemente, ganar me sentaba bien. Pero cambiar mi alimentación también me ayudó a perder mi malhumor y recordar mi primera motivación para competir: era divertido ir en bicicleta (y respirar un poco de aire), al margen de ganar o no.

Como psiquiatra, no estoy solo en este viaje. La psiquiatría nutricional es un nuevo subcampo de la psiquiatría que ha surgido en los últimos años. La psiquiatría nutricional[1] se ocupa de lo que su nombre indica: investigar cómo la comida que consumimos influye en nuestros estados emocionales. También agregaría que es una calle de doble sentido: cómo nos sentimos influye en lo que comemos. Por ejemplo, se ha establecido una correlación entre las dietas ricas en azúcares refinados y el empeoramiento de los síntomas de trastornos del ánimo como la depresión. Un estudio transversal descubrió que la gente que toma dietas con un alto índice glucémico manifiesta una mayor probabilidad de depresión.[2] Otros estudios han descubierto que los conservantes y los colorantes alimentarios artificiales, como el benzoato sódico, aumentan la hiperactividad en los niños.[3] Hay una creciente área de investigación que examina cómo el tipo de alimentos que consumimos aumenta los marcadores inflamatorios en el cuerpo y en el cerebro, y desempeñan un papel potencial en los trastornos emocionales.[4] Mientras los científicos se apresuran a descubrir los detalles específicos de cómo funciona todo esto, podría volver a un dicho que aprendí de niño: eres lo que comes. Comida = estado de ánimo. Si comes basura, te sientes como basura. Irónicamente, si no sabemos cómo funcionan los ciclos de retroalimentación en nuestra mente, sentirnos mal puede inducirnos a comer más basura, lo que no hará sino perpetuar el ciclo.

Saber cómo lo que comemos influye en nuestra energía, en nuestro estado de ánimo y en la salud de nuestro cuerpo nos permite encontrar y elegir ofertas más grandes y mejores. Yo he dejado atrás, de forma permanente, los refrescos; el mero hecho de imaginarme cómo me sentiría después de tomar uno en comparación con té o agua es todo lo que mi cerebro necesita para tomar esa decisión.

ARÁNDANOS: UN FINAL FELIZ PARA MI AVENTURA CON LAS GOMINOLAS

Cuando me encontraba en mi fase de las gominolas, hice un pequeño experimento de investigación. En ciencia, el término *estudio de caso único* subraya cómo podemos aprender mucho de un solo individuo. Este individuo solitario estaba a punto de aprender mucho al comparar las gominolas con los arándanos. Esto ocurrió durante esa parte de mi vida en la que ni siquiera podía tener las gominolas en casa porque incluso el pensamiento más fugaz sobre ellas me obligaba a consumirlas.

Prestar atención me ayudó a desencantarme de las gominolas, pero la historia no acabó ahí.

Cuando las gominolas dejaron de gozar del favor de mi mente, la familiaridad de comerlas por la noche todavía estaba presente. Iba al armario y me detenía ante él. El antojo no había desaparecido. Mi cerebro buscaba algo más que pudiera satisfacerlo: algo dulce. Mi cerebro estaba buscando una oferta más grande y mejor.

Mi cerebro deseaba algo dulce después de la cena: necesitaba hacer un experimento para descubrir qué dulce podría ganar el concurso que incluía mi nivel de satisfacción posterior –que no indujera el antojo de consumir sin sentido–, cómo influía en mi nivel de energía y en el estado de ánimo, y así sucesivamente. Además, debía saber bien. Así que comencé a comparar las gominolas con los arándanos.

Para empezar, practiqué la alimentación consciente con cada uno de ellos. El sabor de los dos alimentos era completamente diferente. Las gominolas tenían ese toque enfermizamente dulce a petróleo. Los arándanos no tenían nada de eso. No tengo palabras adecuadas para describir cómo saben. Era como si los arándanos hubieran evolucionado para alcanzar el equilibrio perfecto entre la sensación en el paladar, el sabor y la satisfacción que proporcionaban a mi cerebro y a mi cuerpo, especialmente en comparación con las gominolas. El color: las gominolas son psicodélicas; los arándanos son de un azul profundo naturalmente atractivo. Sensación en el paladar: las gominolas son viscosas; los arándanos crujen levemente y luego son suaves, pero firmes al mismo tiempo. Deseo de comer más: las gominolas escapan a todo control; es fácil dejar de comer arándanos cuando he tomado suficientes. Ya has captado la idea.[5]

Mi cerebro –como todos los cerebros– tiene la capacidad de señalarme cuándo me encuentro ante un buen alimento si le doy la oportunidad de evaluarlo. No necesitamos leer un estudio sobre los beneficios de los arándanos; nuestro cerebro ya lo sabe cuando los comemos.

Había encontrado mi OGM.

FOMENTAR EL ENCANTO

Mi experimento con los arándanos subraya varios aspectos importantes. 1) Prestar atención nos ayuda a acceder a lo que probablemente sea una evolución de decenas de miles de años que ayudó a los seres humanos a entender qué alimentos son saludables. Hemos tenido que volver a aprenderlo en la época moderna, ya que nos hemos habituado a consumir alimentos procesados. 2) Tomar fuentes naturales de azúcar es muy diferente a consumir productos manufacturados cuando se trata de antojos. Por ejemplo, en el caso de los arándanos, el azúcar se combina con fibra, por lo que se absorbe de manera relativamente lenta y constante en nuestro intestino. Los alimentos procesados están diseñados para ser digeridos con facilidad, y liberan el azúcar para una absorción rápida. Esto provoca un aumento compensatorio de la insulina en nuestro torrente sanguíneo. De ahí procede el término *índice glucémico*. A los alimentos se les asigna un número –su índice glucémico– en función de cuánto aumentan el nivel de azúcar en sangre. Las subidas y caídas del azúcar en sangre fomentan los antojos. La ingesta de carbohidratos refinados (básicamente, azúcar) solo nos hace desear más. Recuerda: nuestros cuerpos evolucionaron de esta manera para sobrellevar las hambrunas. Cuando consumimos fuentes naturales de calorías, nuestra propia experiencia directa nos indica en qué sentido difieren en cómo nos hacen sentir: satisfechos, en lugar de anhelar más. Podemos frenar mucho más fácilmente en la cima de nuestra meseta del placer, en lugar de caer por el acantilado del consumo excesivo. 3) Podemos confiar en que nuestro cerebro colmará esos vacíos que quedan cuando nos desencantamos de un alimento.

Reforzar la confianza empieza cuando conocemos cómo funcionan nuestros cerebros. Luego construimos esa confianza utilizando nuestra conciencia para permitir que nuestros cerebros hagan el trabajo por nosotros. Intentar obligarnos a comer brócoli no es un hábito gratificante y resulta agotador. La conciencia y la curiosidad son regalos que nos damos a nosotros mismos: hacen el trabajo por nosotros.

POSIBLES MAYORES Y MEJORES OFERTAS DE ALIMENTOS

Tus necesidades nutricionales serán ligeramente diferentes a las de los demás en función de tu constitución genética, tus hábitos de ejercicio, tu talla, tus hábitos de sueño y docenas de otros factores. Sin embargo, hay alimentos que tienden a ofrecer un mayor valor de recompensa para todos, y la mayoría de ellos se incluyen en la categoría de alimentos simples y sin procesar, aquellos que se acercan todo lo posible a cómo salieron de la tierra o brotaron de las plantas (los alimentos basados en plantas sin procesar tienen la ventaja de ser más respetuosos con el planeta). No te voy a ofrecer una lista, porque es muy fácil obsesionarse con reglas alimentarias y luego encerrarte en una prisión nutricional si no las sigues. En su lugar, presta atención. Escucha a tu cuerpo. Observa lo que obtienes al comer diferentes tipos de alimentos. Tu cuerpo es mucho más sabio que una lista siempre cambiante de lo que debes y no debes comer.

Sí, la conciencia no solo te ayuda a desencantarte de los tipos y de las cantidades no saludables de alimentos, sino que también te ayuda a que te deleiten más aquellos que contribuyen a tu salud y bienestar. No tienes que decirte a ti mismo qué alimentos comer o evitar. Tu cuerpo lo hará por ti, siempre y cuando refuerces tu conciencia, prestando atención a los resultados. Como beneficio adicional, esto se convertirá en un ciclo virtuoso entre tu cuerpo y tu mente. Cuando descubres que un estado de ánimo sombrío podría llevarte a ingerir comida basura, lo que profundizará tu malhumor, te desencantas de este ciclo. Cuando descubres que comer alimentos procesados o con aditivos artificiales influye en tu estado de ánimo, incluso inducir el antojo de más alimentos no saludables, puedes desencantarte de ese bucle y salir de él. Y a continuación –como ha sido mi caso a lo largo de los años–, podrás explorar todos los alimentos que te ayudan a mejorar tu estado de ánimo y mantener tus niveles de energía.

Tu cuerpo ya sabe qué tipo y cantidad de alimentos constituyen la OGM; solo tienes que escucharlo. Cada vez que lo haces y prestas atención a los resultados, esas conductas te resultan más atractivas, sencillamente porque te sientes mejor. Tanto si exploramos la eliminación de aditivos alimentarios (por ejemplo, de los colorantes artificiales) como si apostamos por una dieta natural, sustituyendo los refrescos por agua con gas o las gominolas por arándanos, nuestro cuerpo y nuestro cerebro saben lo que es mejor para nosotros. Hacer una retrospectiva después ayudará a fijar estos valores de recompensa y los hará más accesibles en el futuro.

Puede que ahora no parezca fácil, pero es sencillo. Te prometo que no he simplificado mucho ni los conceptos ni el proceso. No me he dejado nada atrás. La investigación y los estudios de mi laboratorio lo respaldan. Además, me apoyo en el trabajo de muchos científicos que han investigado los elementos fundamentales del aprendizaje por refuerzo tanto en el cerebro como en nuestra conducta.

AHORA MISMO: CONSTRUYE TU BANCO DE DATOS DEL ENCANTO

En este punto, deberías tener un banco de datos del desencanto lleno de información útil sobre alimentos que no son todo lo que supuestamente debían ser. Los depósitos que has realizado en ese banco de datos han sido el resultado del aprendizaje por refuerzo negativo consecuencia de una alimentación más consciente. Pero no olvidemos el refuerzo positivo. Es hora de comenzar a hacer depósitos en tu banco de datos del encanto: un grupo de alimentos que son satisfactorios a corto y a largo plazo. Elige un par de ellos que hayas empezado a disfrutar más como resultado de las prácticas que has aprendido hasta ahora.

Ejercicio de alimentación consciente. Siguiendo las pautas de alimentación consciente que he presentado anteriormente, presta mucha atención mientras ingieres estos alimentos. Observa el sabor de cada bocado. Observa cómo te sientes después de comerlos.

Retrospectiva de la comida. Después de unos veinte minutos o una hora después de comer, tómate unos momentos para percibir cómo te sientes. Reflexiona retrospectivamente para averiguar cómo ha sido comer en ese momento. Repite esto tantas veces como sea necesario para fijar lo bien que te ha sentado (y te sienta) comer estos alimentos.

Puedes hacer el mismo ejercicio con la cantidad de comida que consumes. Utilizando la meseta del placer, observa cómo te sienta detenerte antes de caer por el acantilado del consumo excesivo. Reflexiona retrospectivamente más tarde, para recordarlo y descubrir hasta qué punto lo recuerdas cuando en el futuro sientas el impulso de comer en exceso.

Capítulo 22

DÍA 19

Amabilidad

Hace unos años, una mujer de treinta y tantos años fue enviada a mi clínica por un trastorno por atracones. La llamaremos Tasha.[1] Cuando miré su historial, vi que cumplía con todos los criterios del trastorno por atracones: comer mucho más rápido de lo normal, ingerir hasta sentirse incómodamente llena, consumir grandes cantidades de comida cuando no se sentía físicamente hambrienta, sentirse disgustada, deprimida o culpable después de comer en exceso... Sabía cuál sería el curso tradicional del tratamiento: una combinación de medicamentos para intentar tratar los síntomas de depresión, terapia cognitivo-conductual para afrontar patrones de pensamiento negativos y tal vez asesoramiento nutricional (si fuera necesario).

Yo había estado practicando la medicina el tiempo suficiente para saber que una serie de criterios en mi lista de diagnóstico no me señalaría todo lo que necesitaba saber sobre Tasha. Como puede decirse de cada ser humano en el planeta, su historia completa era mucho más complicada y me guiaría hacia aquello que la ayudaría mucho más que su historial médico.

A medida que hablaba con Tasha, descubrí que tenía antecedentes traumáticos. Antes de cumplir los diez años había aprendido que comer le permitía anestesiar las emociones negativas. En la época en la que vino a verme, había llegado al punto de darse atracones de *pizzas* enormes y completas unos veinte días al mes. A veces se daba un atracón después de otro. Sus hábitos habían tenido un fuerte impacto en su cuerpo y en su mente: tenía un peso muy poco saludable y estaba deprimida. Se sentía culpable cuando se entregaba a los atracones, avergonzada de no poder parar, y algo desesperanzada ante la posibilidad de poder salir de ese ciclo.

Me conmoví ante tantos años de sufrimiento.

Sin embargo, a pesar de haberse sumido en los atracones durante tanto tiempo, yo tenía la gran esperanza de que pudiéramos trabajar juntos para ayudar a cambiar las cosas. Mapeamos juntos su bucle del hábito. Detonante: una emoción negativa; conducta: atracón de *pizza*; recompensa: embotamiento. A medida que llevábamos a cabo el proceso de mapeo, también quedó bastante claro que sus atracones la hacían sentir avergonzada, lo que inducía la conducta típica del «atracón tras atracón». Los miembros del comité en su mente bullían de actividad y la juzgaban por los atracones. Luego, sintiéndose culpable por lo que había hecho, se avergonzaba de quién era. No solo juzgaba su comportamiento. También se juzgaba a *sí misma*.

¿Por qué se entregaba a otro atracón si los atracones mismos la sumían en espirales de culpa y vergüenza? Por desgracia, su cerebro solo había aprendido un método para hacer frente a las emociones negativas, y era continuar el destructivo bucle del hábito de los atracones.

Cuando un atracón lleva a la autocrítica, y esta, a la culpa y a la vergüenza, lo que a su vez conduce a otro atracón, podemos tener la sensación de hundirnos en una espiral interminable. La atracción gravitatoria puede ser muy muy fuerte. Es como un remolino: una vez que nos atrapa, acelera y nos atrae aún más. Puede parecer imposible salir de ese ciclo de «hábito tras hábito», ya que se alimentan mutuamente. Lo que ocurría en el cerebro de Tasha no era culpa suya.

NUESTRO HÁBITO DE AUTOCRÍTICA

Otra inoportuna fuerza de la naturaleza puede añadirse a la gravedad en estas situaciones: la familiaridad. Recuerda: a nuestros cerebros no les gusta el cambio. Les resulta tan incómodo que hacen todo lo posible para evitar ese malestar buscando lo conocido. Veamos un ejemplo de cómo esa atracción de la familiaridad puede llevarnos en la dirección equivocada, incluso cuando nuestro cerebro planificador percibe claramente que sería mejor un cambio de conducta.

Un equipo de investigadores liderado por Yael Millgram en la Universidad Hebrea realizó un sencillo experimento. Mostraron a individuos deprimidos y no deprimidos una serie de fotografías. Algunas fotos mostraban imágenes felices, como un grupo de preciosos gatitos juntos, aparentemente sonriendo a la cámara. Otras fotos eran imágenes tristes: por ejemplo, alguien llorando. Otras eran imágenes neutras, como un reloj o un taburete. Los científicos pidieron a los sujetos que calificaran su estado de ánimo después de mirar una serie de imágenes.[2] En ambos grupos, mirar imágenes felices evocaba felicidad, mientras que las imágenes tristes despertaban tristeza. Nada sorprendente. Pero aquí es donde se pone interesante: mientras que las personas deprimidas no difirieron en cuántas veces eligieron mirar imágenes felices, eligieron ver *significativamente más imágenes* que inducían tristeza que aquellos que no estaban deprimidos.

Millgram y su equipo repitieron su experimento con la misma configuración, pero en lugar de mostrar imágenes que produjeran alegría y tristeza, hicieron que un nuevo grupo de participantes escuchara fragmentos de música festiva o sombría. Descubrieron lo mismo: las personas deprimidas eran más propensas a elegir música triste.

El equipo de investigación se preguntó qué sucedería si se proporcionara a los individuos deprimidos una estrategia cognitiva para hacer que se sintieran mejor o peor. ¿Qué elegirían? Una última ronda de participantes fue formada en cómo aumentar o disminuir las reacciones a los estímulos emocionales utilizando lo que se llama *reevaluación cognitiva.* Al atribuir un significado o interpretación diferente a la imagen, podían aumentar o disminuir su reacción emocional. A continuación, se les mostraron los mismos tipos de imágenes felices, tristes y neutras que en el primer experimento, y se les pidió que eligieran una estrategia: sentirse más felices o más tristes. Puedes adivinar el final de esta historia. De hecho, las personas deprimidas eligieron no sentirse mejor, sino *peor*.

Esto puede sonar extraño para la mayoría de las personas no deprimidas en el mundo. Pero para aquellos que tienen depresión, podría sonar o incluso encarnar una idea conocida. Las personas deprimidas pueden simplemente estar más familiarizadas con sentirse de esta manera: esta es su zona de confort.

Preferimos lo malo conocido simplemente porque nos es familiar. El miedo a lo desconocido —ese abrumador sentimiento que surge cuando hay demasiada incertidumbre— se impone a nuestro malestar. Comprender cómo nuestra mente se resiste al cambio puede ayudarnos a abrirnos a nuestra experiencia y trabajar con esa resistencia para que el cambio pueda tener lugar.

Esto es precisamente lo que sucede cuando nos juzgamos a nosotros mismos por nuestra alimentación. En un mundo perfecto, podríamos simplemente sintonizar con nuestro Bob Newhart interior y decir «¡para!», y ya está, se acabó la autorrecriminación. Pero estamos tan acostumbrados a injuriarnos por nuestros hábitos perjudiciales que también hacemos un hábito de eso. Sentimos que la culpa es nuestra, cuando no lo es. Es un fallo eléctrico en nuestro cerebro debido a un pequeño error de conexión; un fallo que se puede corregir.

Además, nuestro cerebro racionaliza nuestras acciones. Nos decimos a nosotros mismos que debemos obtener algo al juzgarnos. De lo contrario, no lo haríamos, ¿verdad? «¡Juzgarme a mí mismo hará frenar mi comportamiento!». Tristemente, todo lo que hace es reforzar el hábito de la autocrítica. Para muchas personas, implicarse en la autocrítica es mejor que no hacer nada en absoluto: especialmente si llevan consigo mucho equipaje. A pesar de que algo ocurrió en el pasado inmutable, sienten la necesidad de hacer algo al respecto, y lo que pueden hacer en ese momento es culparse a sí mismos. Ay, el control. Cuanto más lo practican, más familiar se vuelve, y eso hace que sea aún más difícil salir del bucle. El control y la comodidad son amigos poderosos, especialmente cuando van juntos.

Alguien en nuestro programa reflexionó: «A menudo me he preguntado por qué me saboteo a mí mismo, por qué como incluso cuando recuerdo claramente odiarme por haberlo hecho. En el pasado, he pensado que tal vez la respuesta es que necesito odiarme más vivamente para que la próxima vez esto actúe como una restricción en mi memoria».

Esto me lleva de vuelta a Tasha, que estaba atrapada en su propio bucle de atracones y vergüenza. Como parte de nuestro trabajo juntos, aprendió a aprovechar su corteza orbitofrontal, empezando por explorar qué obtenía con la autocrítica. Esa parte fue bastante directa. Descubrió que su corteza orbitofrontal no obtenía realmente nada de la autocrítica, salvo más atracones. No era gratificante. A través de ese error de predicción negativo, su cerebro le estaba ayudando a romper su bucle del hábito y entregarse a los atracones con menos frecuencia.

Sin embargo, eso era solo la mitad de la historia. ¿Qué pasa con aliviar la autocrítica en sí misma? En esos momentos, Tasha necesitaba encontrar algo mejor para su mente.

LA AMABILIDAD COMO UNA OGM

El miembro del comité de Tasha encargado de la autocrítica estaba trabajando horas extras. Sin embargo, la propia Tasha empezaba a aprender a salir de los bucles de la autocrítica, al descubrir su naturaleza poco gratificante. Era hora de traer la salsa secreta: la amabilidad. Iniciamos su exploración de la amabilidad, empezando por aplicársela a sí misma.

A menudo la gente utiliza los términos *amabilidad* y *compasión* de forma intercambiable, especialmente cuando se aplican a uno mismo. *Compasión* procede de *compati*: *com* significa «con», y *pati*, «sufrimiento». Cuando nos encontramos ante el sufrimiento –de otros o el nuestro propio–, a veces hay una respuesta natural: nos sentimos impulsados a ayudar de algún modo. ¿Y cuál es la actitud de esta respuesta compasiva? La amabilidad. Por lo tanto, compasión y amabilidad están relacionadas, pero no son lo mismo. Podemos ser amables en ausencia de sufrimiento. Cuando sufrimos, la amabilidad es un movimiento compasivo natural para aliviar ese sufrimiento. ¿Por qué surge la amabilidad en situaciones así?

Mi laboratorio llevó a cabo un estudio de investigación para determinar el valor de recompensa de la amabilidad. Pedimos a cientos de personas que clasificaran una variedad de estados mentales y conductas, situando los más preferibles en la parte superior y los menos preferibles en la parte inferior. Los estados mentales iban desde la ansiedad, el miedo, la ira, la frustración y la preocupación hasta la gratitud, la alegría, la simpatía y la amabilidad. La amabilidad ocupó el segundo lugar en general, solo superada por la sensación de alegría. Puedes repetir ese experimento ahora mismo, en ti mismo. ¿Qué te sienta mejor? ¿Juzgarte a ti mismo o ser amable contigo mismo? No hay vuelta de hoja.

Si tiendes a juzgarte o incluso a juzgarte por juzgarte, este podría ser un buen momento para dar un paso atrás, analizarlo y preguntarte: «¿Qué obtengo al hacerlo?». No necesitas eliminar de un plumazo el hábito de la autocrítica –recuerda: la fuerza de voluntad es más un mito que una realidad–; tan solo necesitas despertar tu conciencia y la amabilidad. La conciencia ayuda a tu corteza orbitofrontal a entender que el juicio no es gratificante, por lo que naturalmente cae en desgracia. La amabilidad entra en juego y pregunta ingenuamente: «¿Cómo te sentiste la última vez que caminaste conmigo?». La amabilidad es la OGM. Y ante el sufrimiento –como cuando nos juzgamos o nos castigamos–, podemos aprender a cultivar y a depender de la amabilidad como un nuevo hábito.

Te ofrezco un ejemplo. El día antes de escribir el primer borrador de este capítulo, yo estaba trabajando con un hombre llamado Alex, durante nuestro encuentro grupal semanal en línea. Me dijo que tenía problemas con su tendencia a la autocrítica. Le pedí que explorara cómo se sentía al juzgarse a sí mismo. Él se encontraba delante de otras doscientas personas, en la reunión, por lo que fue directo y al grano: le hacía sentir mal.

Le pedí entonces que pensara en un momento en el que hubiera experimentado amabilidad. Anticipé una anécdota en la que alguien le había dejado pasar en la cola del supermercado, o una ocasión en la que un niño le dio un abrazo espontáneo, pero para mi sorpresa, dijo lo siguiente: «La otra mañana cocí un huevo para el desayuno de mi compañero de habitación». No era lo que mi cerebro esperaba. Interesante.

Le pregunté entonces cómo le sentaba extender ese acto de amabilidad a su compañero de habitación, y me aseguró que bien. Muy bien. Él demostraba que la amabilidad hacia los demás tiene un efecto positivo en nuestro estado de ánimo. Le pedí que hiciera esta comparación en sí mismo: amabilidad versus crítica. Alex hizo una rápida retrospectiva para experimentar cómo se siente uno con la autocrítica (mal) y cómo con la amabilidad (¡bien!).

A continuación, le pedí que las comparara para que pudiera evaluar inequívocamente cuál de las dos tenía un valor de recompensa más alto.

A menudo, es más fácil practicar la amabilidad hacia los demás que dirigirla hacia uno mismo. Por lo tanto, al final de nuestra consulta de aproximadamente cinco minutos, le di a Alex su misión: «Cuando percibas que te juzgas a ti mismo, recuérdate lo que sentiste al cocinar un huevo para tu compañero de habitación. Tómate un momento para cocinarte mentalmente un huevo». Él aceptó.

La amabilidad sienta bien. Si alguien nos trata bien –especialmente cuando es incondicional y esa otra persona no espera algo a cambio–, nos sentimos reconfortados y a gusto, como si nos arropáramos en nuestra manta favorita. Tracy, que ahora enseña mindfulness a estudiantes universitarios, lo describió de esta manera: «La amabilidad es como llevar uno de mis jerséis más suaves; no solo lo siento en mi piel, sino en todo mi cuerpo. Es muy cómodo». Aquí tienes un extra: con la amabilidad hacia nosotros mismos, ofrecemos amabilidad (a nosotros) y recibimos amabilidad (de nosotros). Es un jersey bastante especial.

La experiencia sentida de Tracy y Alex con las recompensas de la amabilidad está avalada por la neurociencia. Mi laboratorio ha realizado estudios de neuroimagen que podrían resumirse con el titular «ESTE ES EL ASPECTO DE TU CEREBRO CUANDO ACTÚAS CON AMABILIDAD».[3] He escrito extensamente sobre nuestra investigación en otros lugares, pero la resumiré aquí. Hemos realizado varios estudios sobre cómo la amabilidad influye en el cerebro, entre otras situaciones cuando las personas practican una meditación conocida como *bondad amorosa* (te enseñaré a practicarla más adelante, en este mismo capítulo). Una y otra vez, descubrimos que la corteza cingulada posterior, esa región que se activa cuando deseamos más chocolate, nos juzgamos a nosotros mismos o nos preocupamos por el futuro, se calma en gran medida cuando practicamos la amabilidad. El punto principal se puede resumir en un tuit: la amabilidad enfría las regiones cerebrales que se calientan con los antojos.

Todos podemos prestar atención a cómo nos sienta ese jersey de amabilidad, tanto si alguien es amable con nosotros, como si somos amables con otra persona o con nosotros mismos. ¿Qué jerséis de la amabilidad podemos tejer mentalmente para nosotros y los demás?

CÓMO LA AMABILIDAD CONDUCE AL ÉXITO

La investigación liderada por el psicólogo británico Paul Gilbert ha demostrado que la amabilidad –especialmente hacia nosotros mismos– puede resultar aterradora.[4] Para aquellos de nosotros que tenemos miembros ruidosos en el comité de la autocrítica y el juicio a uno mismo, la investigación de Gilbert sugiere que podemos desarrollar miedo a la compasión o la amabilidad, y que este miedo está relacionado con la autocrítica, el estrés, la ansiedad y la depresión. Cuando estamos acostumbrados a no tratarnos bien, ser amables con nosotros mismos puede resultar aterrador simplemente porque es diferente a lo que estamos acostumbrados a hacer. Puede existir el temor de que simplemente no podamos ser amables con nosotros mismos o que no lo merezcamos. También podemos tener miedo de perder nuestro discernimiento o perder el control. La autocomplacencia se confunde con el autocontrol cuando nuestra mente nos convence de que somos amables con nosotros mismos al comer esa porción extra de helado. Irónicamente, lo más amable que podemos hacer en estos momentos es comprobar cómo nos sentimos.

Nuestro estudio cualitativo con los participantes en Eat Right Now ayudó a entender lo que ocurre en nuestra mente cuando nos juzgamos a nosotros mismos o caemos en el bucle del hábito de comer por estrés o autocomplacencia, lo que a su vez permite a las personas liberarse y abandonar ese tozudo bucle del hábito. Así es como describimos nuestros hallazgos en el artículo:[5]

> Para muchos, estas conductas eran mecanismos de afrontamiento, e identificaron eventos vitales estresantes o traumáticos como detonantes. Como declaró una mujer: «No creo que cuestionáramos nuestros atracones. Ahora puedo retroceder y decir que, bueno..., acababa de recibir noticias devastadoras. ¡No es de extrañar que necesitara una forma de sobrellevarlo!». Comprender el papel que tenía la alimentación desordenada en sus vidas disminuyó los sentimientos de vergüenza o culpa (por ejemplo, «hay menos autocrítica: soy solo humano, y esto es lo que estoy sintiendo»), y a menudo esto contrastaba con intentos previos de «controlar» su alimentación, como a través de dietas. Por ejemplo, una mujer explicó: «Esa es la principal diferencia de este programa con otros, donde todo se resumía en si perdías o no perdías peso, lo que significaba que eras una buena o una mala persona».

Dejar atrás la culpa y la vergüenza empoderó a las personas, abriendo el espacio para la amabilidad hacia uno mismo e incluso el deseo de abordar las causas fundamentales de su desasosiego emocional, en lugar de evitarlas a través de la comida. Una persona informó: «Esto me otorga un gran empoderamiento, porque ahora que sé lo que está pasando, puedo hacer cambios».

Cuando nos sentimos empoderados, tenemos una mayor capacidad para tomar decisiones por nosotros mismos, lo que nos hace sentir bien. En lugar de juzgarnos a nosotros mismos por ser débiles o fracasados, nos tratamos con compasión y comprensión, conscientes de que, simplemente, estamos tratando de protegernos.

Alguien en el programa lo expresó de manera sencilla: «Gracias a la amabilidad, he descubierto que muchas voces de mis antiguos miembros del comité han desaparecido por completo. En lugar de estar atormentado por constantes hipótesis que me hunden en la desesperación, está la constante voz de la amabilidad. ¡Esto ha cambiado completamente mi vida!».

Podemos desencantarnos con los antiguos e inútiles miembros del comité, y a medida que su valor de recompensa disminuye, desaparecen de nuestra mente y de nuestras vidas. Del mismo modo, cuando descubrimos lo bien que nos sienta la amabilidad, su valor de recompensa se vuelve aún más claro, por lo que se torna más evidente y más fácil de escuchar, especialmente cuando las viejas voces han abandonado la habitación. Sin duda, se trata de una OGM, especialmente en comparación con otras hipótesis y otros adversarios.

PRACTICAR LA AMABILIDAD

Existen muchas maneras de practicar la amabilidad hacia nosotros mismos. Se presentan bajo todo tipo de formas y variedades, desde diferentes tradiciones religiosas y culturales. Si pretendes aprender a cultivar la amabilidad hacia ti mismo, te sugiero que empieces de manera muy sencilla. Como exploré con Alex, mapea los bucles del hábito de la autocrítica y otros hábitos desagradables. Cuando te hablas a ti mismo, ¿qué tono de voz utilizas? ¿Te fuerzas a permanecer sentado en tu escritorio en lugar de escuchar a tu cuerpo, que pide un descanso para estirarte? Estos actos mentales y físicos de falta de amabilidad pueden ser realmente sutiles. Al explorar sus muchas manifestaciones, descubrí que incluso estaba descuidando el cuidado personal al cepillarme los dientes; los cepillaba rápida y bruscamente. Cuando te des cuenta de que estás cayendo en cualquiera de estas conductas automáticas –mentales o físicas–, pregúntate: «¿Qué estoy obteniendo de esto?». Presta mucha atención a los resultados.

A continuación, tómate un momento para practicar un poco de amabilidad genuina hacia ti mismo. Puede ser tan simple como una frase que te recuerde no ser tan duro contigo mismo: «Es completamente comprensible que te sientas de esta manera en este momento»; «Lo estás haciendo lo mejor que puedes»; «Eres lo suficientemente bueno tal como eres (¡porque lo eres!)»; o lo que se adapte mejor a ti. Aceptar o permitir nuestra experiencia es un acto de amabilidad. Aceptar que algo está sucediendo es muy diferente a rechazar la realidad (por cierto, si alguien nos está causando algún perjuicio, no es aprobar su comportamiento; aceptar en lugar de negar que algo está ocurriendo nos permite señalarlo y actuar de un modo apropiado). También puedes practicar pequeños actos de amabilidad aleatoria hacia los demás para reforzar tu banco de datos del encanto a través de la amabilidad. Descubrirás que sostener la puerta para que alguien pase sin esperar nada a cambio es algo que sienta bastante bien. Presta atención a esos resultados y tu cerebro lo conservará para que se vuelva más automático.

Sin embargo, para que un cambio sea perdurable, recuerda que necesitarás que tu corteza orbitofrontal decida libremente entre dos opciones. Para demostrar a la corteza orbitofrontal el pleno potencial y el valor de recompensa de la amabilidad, deberás acompañarla con el poder de la conciencia. Estos hábitos arraigarán mejor si van de la mano. Descubre cómo sientes la amabilidad, bajo cualquier forma, en tu cuerpo. Recuerda cómo se siente eso. Repítelo hasta que sea fácil acceder a esa emoción.

Así es como enseñamos la amabilidad en el programa Eat Right Now (puede ser difícil hacer una meditación solo leyéndola; encontrarás una grabación de audio, como guía, en mi página web: <https://drjud.com/mindfulness-exercises/>).

EJERCICIO DE AMABILIDAD

Para empezar, siéntate en una posición cómoda en un lugar tranquilo y permite que tu mente descanse con la sensación de tu cuerpo respirando.

Ahora, como contraste a la amabilidad, recuerda una situación reciente en la que te has tratado a ti mismo con poca amabilidad. Observa cómo lo sientes en tu cuerpo. Toma nota de las sensaciones que surgen durante unos momentos.

A continuación, imagina que un querido amigo entra por la puerta, tal vez alguien a quien no has visto en mucho tiempo. ¿Cómo te sientes?

Observa las diferencias entre esta emoción y las emociones que surgieron cuando no te trataste con amabilidad. ¿Hay calidez en tu corazón o en tu pecho? O tal vez simplemente te sientes un poco menos tenso, inquieto o agitado.

Ahora piensa en un querido amigo o en alguien que ha sido un verdadero modelo que seguir en tu vida. Tal vez ha sido alguien incondicionalmente cariñoso, generoso o sabio. Incluso puede ser un animal doméstico, ya que las mascotas son muy buenas mostrando amor incondicional.

Piensa en sus cualidades beneficiosas. Observa si surge una sensación en tu cuerpo similar a la que imaginaste al pensar que un amigo querido entraba por la puerta. Puede ser una sensación de calidez, expansión, etcétera. A menudo se percibe en el pecho o en el corazón.

Si en este momento no notas nada, también está bien. Solo sigue comprobándolo en tu cuerpo mientras hacemos este ejercicio.

Elige algunas frases de buenos deseos que le ofrecerás a ese ser que acabas de traer a tu mente. A continuación, se ofrecen algunas sugerencias, pero siéntete libre de elegir las frases que mejor se adapten a ti.

Con este ser en mente, ofrécele la primera frase amable, por ejemplo: «Sé feliz». Inspira profundamente —«sé feliz»— y, al espirar, difunde esa sensación por todo tu cuerpo. «Sé feliz».

Ahora, ofrécele la segunda frase amable: «Conserva la salud». Inspira profundamente —«conserva la salud»— y, al espirar, difunde esa sensación por todo tu cuerpo. «Conserva la salud».

A continuación, ofrécele la tercera frase amable: «Permanece libre de daño interno y externo». Inspira profundamente —«permanece libre de daño interno y externo»— y, al espirar, difunde esa sensación por todo tu cuerpo. «Permanece libre de daño interno y externo».

Por último, ofrécele la última frase amable: «Cuida de ti mismo con alegría». Inspira profundamente —«cuida de ti mismo con alegría»— y, al espirar, difunde esa sensación por todo tu cuerpo. «Cuida de ti mismo con alegría».

Repite estas frases en silencio a tu propio ritmo durante aproximadamente el siguiente minuto. Utiliza las frases y la sensación de amor incondicional en tu cuerpo como anclas para mantenerte en el momento presente. Si en este momento la sensación es débil o forzada, relájate y concéntrate en las frases. A medida que despiertes esta capacidad natural, se fortalecerá con el tiempo; no intentes forzarla.

Además, cuando tu mente divague, toma nota de adónde se ha ido y regresa a las frases y a la sensación de amor incondicional en tu pecho.

A continuación, trae tu propia imagen a la mente. Recuerda algunas de tus propias buenas cualidades. Observa si hay alguna resistencia al hacerlo. Sí, somos buenos para juzgarnos a nosotros mismos como personas carentes de valor. Simplemente observa lo que obtienes al hacerlo y descubre si puedes apartarlo a un lado. Pregúntate a ti mismo: «¿Quiero ser feliz?». Deja que esa pregunta arraigue en ti.

Ofrécete a ti mismo la primera frase amable: «Que yo sea feliz». Inspira profundamente —«que yo sea feliz»— y, al espirar, difunde esa sensación por todo tu cuerpo. «Que yo sea feliz».

Seguidamente, ofrécete a ti mismo la segunda frase amable: «Que yo conserve la salud». Inspira profundamente —«que yo conserve la salud»—, y difunde esa sensación por todo tu cuerpo. «Que yo conserve la salud».

A continuación, ofrécete a ti mismo la tercera frase amable: «Que yo esté libre de daño interno y externo». Inspira profundamente —«que yo esté libre de daño interno y externo»— y, al espirar, difunde esa sensación por todo tu cuerpo. «Que yo esté libre de daño interno y externo». Sí, tiene que ver con no hacernos daño a nosotros mismos ni permitir que otros nos lo hagan, ya sea verbal, emocional o físicamente.

Ofrécete a ti mismo la última frase amable: «Que cuide de mí mismo con alegría». Inspira profundamente —«que cuide de mí mismo con alegría»— y, al espirar, difunde esa sensación por todo tu cuerpo. «Que cuide de mí mismo con alegría».

Repite estas frases en silencio a tu propio ritmo. Utiliza las frases —ya sean estas o las que hayas elegido y que se adapten a ti— y la sensación de amor incondicional en tu cuerpo como anclas para mantenerte en el momento presente. Cuando tu mente divague, simplemente toma nota de adónde se ha ido y vuelve a las frases y a la sensación de amabilidad en tu pecho. Si detectas resistencia, tensión u otras sensaciones corporales, simplemente toma nota de ellas y vuelve a repetir las frases.

Si esta práctica de amabilidad no te va bien, aquí tienes una alternativa que Jacqui compartió conmigo.

Tómate un momento para adoptar una postura que te resulte cómoda en este momento. Puedes sentarte en una silla o tumbarte en la cama. Cierra los ojos o entrecierra los párpados. Realiza algunas respiraciones profundas para sentirte cómodo. Cada vez que inspires, permite que cualquier tensión innecesaria en tu rostro y tu cuerpo se suavice. Siente que el peso de tu cuerpo descansa un poco más intensamente mientras te sostiene.

Comprueba con delicadeza cómo te sientes en este momento. Explora amable y tiernamente toda tu experiencia. Observa cualquier pensamiento que esté atravesando tu mente en este momento. Sé consciente de cualquier emoción que puedas estar sintiendo. Explora cómo sientes tu cuerpo ahora.

Si estás experimentando alguna dificultad, recuerda que no estás solo. Los seres humanos experimentan un amplio espectro de emociones y experiencias. Esto es lo que significa ser humano, algo que todos experimentamos. A menudo intentamos cambiar nuestra experiencia. Podemos resistirnos a ella o intentar enderezarla. Cuando empezamos a explorar nuestra experiencia compasivamente, aprendemos a aceptar cualquier experiencia, incluso las más difíciles, con un cálido y amable abrazo. Esto nos ayuda a cuidarnos mientras vivimos las dificultades.

Por lo tanto, explora en este momento qué sientes al honrar tu experiencia, sea cual sea. Si tu experiencia es difícil, hónrala y aceptala diciéndote a ti mismo: «Esto es duro y difícil, es comprensible que me sienta así».

Y ofrécete a ti mismo la amabilidad y el cuidado que ofrecerías a un amigo que está pasando por esto. Puedes usar el tacto. Coloca una mano en tu corazón, en tu vientre o en tu brazo, o sostén una mano con la otra, percibiendo la calidez y la delicadeza de ese contacto.

Puede ser útil ofrecerte algunas palabras o frases de apoyo. «Puedo cuidar de mí mismo amable y tiernamente. Estoy haciendo todo lo que puedo en este momento». Elige las palabras o las frases que te resulten más alentadoras.

Y puedes explorar ofrecerte a ti mismo emociones de cuidado y compasión. Observa cómo te sienta honrarte y cuidarte a ti mismo durante esta experiencia. Has de saber que todos tenemos estas capacidades innatas de cuidado y compasión, y podemos acceder a ellas en cualquier momento. Sigue esta práctica todo el tiempo que desees.

Cuando te sientas listo para abandonar la práctica, recuerda que puedes llevar contigo ese cuidado y esa compasión durante el resto de tu día, y que puedes recurrir a ellos en cualquier momento. Siempre están aquí, dentro de ti. Gracias por cuidar de ti mismo con esta práctica hoy. Sigue cuidándote con amabilidad y compasión.

Puedes realizar una práctica de amabilidad mientras estás sentado en una silla, en un cojín de meditación o cuando te acuestas para dormir. Incluso puedes hacerlo mientras caminas por la calle, ofreciéndote estas frases a ti mismo y a los transeúntes. Un punto realmente importante es que estas frases no les van bien a todos. No pasa nada. Estas frases en particular son solo sugerencias. Encuentra aquellas que funcionan en tu caso.

Es posible que practicar la amabilidad te resulte difícil al principio. A mí me costó. Oí hablar de la bondad amorosa cuando empecé a estudiar mindfulness, y pensé que era algo sacado de los años setenta: una tontería con cierto aire a amor *hippie*. Solo cuando la probé en lugar de juzgarla –sí, ten en cuenta la ironía– me di cuenta por mí mismo de lo extraordinariamente útil que era. Practicaba la amabilidad mientras iba en bicicleta al trabajo, al hospital, en mi etapa como residente. Ofrecía una breve frase de amabilidad a cualquiera que me tocara el claxon, y también una a mí mismo: «Sé feliz, y yo también». Con ello, ayudaba a definir el tono de mi día: podía estar más presente y proyectar la amabilidad en mis interacciones con mis pacientes y compañeros, todo lo contrario a cuando entraba de mal humor porque alguien me había tocado el claxon.

Es posible que juzgues la práctica, te juzgues a ti mismo o te preocupes de que no puedes hacerlo o no puedes hacerlo correctamente o de que estás demasiado hundido como para ponerlo en práctica. Si este es tu caso, parafrasearé un sabio consejo de la canción de Leonard Cohen «Anthem»: «Olvida la perfección». La luz del mundo entra en ti a través de tus imperfecciones. Añadiré que así es como podrás proyectar tu luz de manera única y auténtica en el mundo.

LA ACCIÓN DE LA AMABILIDAD

Sugerí a Tasha, mi paciente que comía *pizza* en exceso, que intentara practicar la amabilidad hacia sí misma, especialmente en aquellos momentos en los que se sentía atrapada en la vergüenza. Después de trabajar en esto durante unos meses, la práctica se convirtió en el pilar de una perspectiva vital diferente. Dejó los atracones casi por completo, y contó que podía comerse una sola porción de *pizza* y disfrutarla de verdad. La *pizza* no era el enemigo, y ahora ella lo veía con claridad. En lugar de ser su propia enemiga, empezó a hacerse amiga de sí misma. Incluso empezó a tener citas en lugar de descartar la posibilidad de una relación, porque ahora se consideraba digna de ello.

Si deseas una formación más extensa en amabilidad o compasión hacia uno mismo, hay muchas formas de «aprender» o practicar para desarrollar tu capacidad de acceder a esta sensación. Por ejemplo, Kristin Neff creó un curso completo sobre autocompasión. Hay planteamientos más tradicionales en forma de oración y otras prácticas en las principales religiones, por lo que, si estás inmerso en una de estas tradiciones, te sugiero que consultes con los sacerdotes o líderes de tu comunidad. No importa exactamente qué forma adopte tu práctica. Lo importante es que prestes atención a la mayor dimensión del valor de recompensa cuando te ofreces a ti mismo amor propio en lugar de autocrítica. Así es como te liberarás.

AHORA MISMO: PRACTICA LA AMABILIDAD HACIA TI MISMO

Durante el día, revisa tus acciones, tanto mentales como físicas. Cuando reconozcas hábitos de falta de amabilidad, pregúntate a ti mismo: «¿Qué estoy obteniendo de esto?». Si vives tu día, como describe Jacqui, viendo el mundo a través de tus gafas de «juez y jurado», ¿cómo cambia tu perspectiva y percepción cuando las cambias por tus gafas de «cuidado y amabilidad»? ¿Puedes practicar al menos un acto aleatorio de amabilidad hacia alguien más? ¿Qué tal uno hacia ti mismo? Y una vez adquirido el hábito, no te limites a un solo acto al día, especialmente cuando reflexiones sobre cuánto mejor te sientes y cuánto más luminoso es tu día cuando ese hábito se alimenta a sí mismo.

Antes de dormir, dedica unos minutos a escuchar la meditación de bondad amorosa en mi página web <https://drjud.com/mindfulness-exercises/> o simplemente lee la práctica en la página 291 hasta que le pilles el truco. Durante el día, observa con qué frecuencia una voz amable empieza a surgir en tu cabeza. Nómbrala. Toma nota. Y observa lo útil que es para tu bienestar. Concédele un ascenso en el comité y un micrófono para que puedas escucharla con más facilidad a medida que avanza tu jornada.

Capítulo 23

UNA NOTA SOBRE EL TRAUMA

Hay una interesante tensión entre la ciencia y las personas. El modelo Rescorla-Wagner ha predicho y explicado la conducta desde ratones hasta humanos durante medio siglo. El modelo teórico para el aprendizaje por refuerzo se puede rastrear hasta la antigua psicología budista, cientos de años antes de que se inventara el papel.[1] Podemos demostrar, a través de ensayos clínicos de control aleatorio, que la aplicación de estos métodos tiene un impacto significativo en el mundo real en conductas que van desde fumar hasta la ansiedad y el consumo excesivo de alimentos.

Sin embargo, al observar el modelo Rescorla-Wagner –que dice que los errores de predicción positivos y negativos son los que cambian la conducta y que es necesaria la conciencia para hacerlo–, hay una llamativa ausencia: falta un lugar para la historia de la persona. Digo llamativa porque es algo que advierto cuando me siento con mis pacientes en la clínica. Cuando les pregunto quiénes son y qué los llevó a mi consulta, conocer su historia es fundamental para poder ayudarlos.

Esto es especialmente cierto para quienes tienen un historial de trauma. El trauma se expresa de muchas formas diferentes y, debido a que es muy personal, incluso la forma en que se habla de él puede desencadenar una reacción. Si percibes que esto sucede mientras lees, en cualquier momento, puedes dar un paso atrás y centrarte en una de las prácticas que has aprendido en este libro, como tomar nota y la bondad amorosa. O puedes saltar a la sección «Ahora mismo...», al final de este capítulo, para aprender una práctica llamada *respiración de los cinco dedos*. Utiliza una práctica de apoyo que hayas aprendido de un terapeuta o ponte en contacto con alguien de tu red de ayuda. Por favor, no continúes hasta que te sientas listo.

Una forma pragmática que me ha ayudado a unir la ciencia y mis pacientes es identificar cómo los patrones de alimentación pueden haberse establecido como mecanismos de protección. El aprendizaje por refuerzo se activa para protegernos del peligro. Si algo malo sucede, aprendemos a evitarlo en el futuro. En lo que respecta al trauma, nuestro cerebro solo manifiesta un único talento. No importa en qué punto del espectro del trauma nos encontremos –desde el Trauma con mayúsculas hasta el microtrauma–, nuestro cerebro aplica los mismos mecanismos de evitación: aprende lo que ayuda a evitarlo en el futuro y repite el comportamiento si este funciona.

Por ejemplo, como he mencionado en una nota al pie anterior, una de mis pacientes ganó peso deliberadamente para protegerse de acercamientos sexuales no deseados. Otros –por ejemplo, Tasha– aprendieron a comer como una forma de anestesiarse ante recuerdos y emociones angustiosos. Sentarme con mis pacientes mientras hablan de su historia traumática me parte el corazón. Por lo tanto, muchas personas se sienten culpables, piensan que podrían haber hecho algo para evitar lo que sucedió y luego caen en una espiral de vergüenza, porque, debido a la culpa, se sienten avergonzadas de sí mismas. A menudo sienten que algo va mal en ellas. Les recuerdo amablemente que no ha sido ni es su culpa. No hay nada malo en ellas. Hago esto con la máxima coherencia posible para ayudarlas a salir de esos bucles del hábito; muchas personas han cargado tanto tiempo con la historia de «es mi culpa» que ni siquiera se han parado a pensar que podría no ser cierta. Esta historia de vergüenza puede estar especialmente arraigada cuando se trata de traumas infantiles. Los niños tienen mucho menos control sobre sus circunstancias que los adultos, por lo que la historia de *es mi culpa* a menudo es la única estrategia de afrontamiento que sus mentes pueden concebir. Y cuanto más tiempo la llevan consigo, más se arraiga.

Si has experimentado un trauma, mi corazón está contigo. No es culpa tuya. Tienes el poder de cambiar esa antigua «historia de culpa» y trabajar en la vergüenza que la acompaña.

Así pues, con toda la humanidad en mente, ¿el modelo Rescorla-Wagner está equivocado? ¿Falta algo? ¿Necesita una variable para la infancia o la historia? Sí y no. Empecemos por el no. Anteriormente he defendido que no era necesario considerar la infancia de uno mismo para que el modelo funcione. Ahora veamos una versión más matizada de esa afirmación. Nuestro pasado ha configurado nuestros hábitos del presente, cómo nos comportamos en este momento. Cómo nos comportamos en este momento configura nuestros hábitos del futuro. Si prestamos una minuciosa atención a los resultados de nuestras conductas, veremos que ocurre una de estas tres cosas: 1) si es más gratificante de lo esperado, obtendremos un error de predicción positivo y será más probable que la repitamos en el futuro; 2) si es menos gratificante de lo esperado, obtendremos un error de predicción negativo y será menos probable que la repitamos en el futuro; 3) si es como se esperaba, no obtendremos discrepancias en relación con lo que se esperaba y la repetiremos tal como hemos hecho en el pasado; el hábito todavía está presente y no ha aumentado ni disminuido. Pero todo esto depende de centrarse y prestar mucha atención a la conducta en sí. Si nos centramos exclusivamente en la conducta y en sus resultados, el modelo funciona. No le falta nada.

Ahora el sí. Le falta algo. Como humanos, lo que nos hace humanos es nuestra historia, nuestro relato. Recordamos nuestro pasado y nos preocupamos por nuestro futuro. Lo hacemos constantemente: un estudio ya clásico sugiere que nuestra mente se desvía al pasado y al futuro alrededor del 50% de nuestro tiempo de vigilia.[2] Cuando experimentamos un trauma, nuestro cerebro aprende a evitar el pasado o prevenir que se repita en el futuro. Comer para sentirnos mejor o para anestesiar emociones negativas nos ayuda a evitar recuerdos del pasado que desencadenan sentimientos en el presente. Nuestro cerebro aprende a asociar la comida con la protección contra la repetición de aquello que nos ha sucedido en el pasado. Como recordatorio, esto puede ser un proceso inconsciente; no es culpa nuestra. Nuestro cerebro se esfuerza para protegernos.

Entonces, ¿cómo unimos el sí –sí: la fórmula es correcta–, y el no –no: la fórmula necesita tener en cuenta nuestra historia?

El único lugar en el que el pasado y el futuro se encuentran es el presente. El aquí y el ahora son el único lugar y momento en los que podemos trabajar con el pasado para cambiar el futuro. Al hablar de trabajar me refiero a que podemos ver el pasado como lo que es y aprender a no arrastrarlo involuntaria y habitualmente al presente, lo que nos prepara para proyectarlo al futuro (nuevamente, esto no es culpa nuestra; nuestro cerebro solo intenta ayudar). Por ejemplo, cuando mis pacientes se enfrentan a la ansiedad, el pánico, la alimentación excesiva o a todo ello a la vez, a menudo sus cerebros han adoptado la costumbre de señalar un peligro cuando no lo hay. El peligro del pasado ya no está presente, pero la alarma sigue sonando, poniéndolos en alerta máxima o incitándolos a comer. Una analogía es un detector de humo en una cocina. Si está configurado incorrectamente –por ejemplo, si se activa no solo cuando detecta humo, sino también cuando hay vapor–, tendremos muchas falsas alarmas. Nos dirá que salgamos de la cocina no solo cuando haya un fuego real, sino también cuando estemos hirviendo un cazo con agua. En la cocina, podemos aprender a ignorar el sonido. Puede ser molesto, pero podemos vivir con ello. Esto es más difícil de hacer si la alarma suena en nuestra mente.

Cuando esas alarmas nos indican que corramos o comamos, o corramos y comamos, es realmente difícil ignorarlas. Entonces es cuando podemos observar el pasado a la luz del presente. Para mis pacientes o para las personas que utilizan nuestros programas, empiezo por hacer que aprendan algunas prácticas de apoyo fundamentales, como tomar nota, la práctica RAIN, la bondad amorosa, centrarse simplemente en escuchar los sonidos a su alrededor y ver lo que tienen delante, o la respiración de los cinco dedos (véase la siguiente sección). La idea es que, si entramos en pánico o sucumbimos a un atracón, nuestro cerebro activa una excavadora en piloto automático. Tiene mucha potencia. No puedes simplemente saltar frente a ella y hacer que se detenga. Pero puedes aprender a apagar el motor. En otras palabras, si tu corteza prefrontal está desconectada, lo primero que debes hacer es volver a conectarla. Las prácticas de apoyo nos ayudan a anclarnos en el momento presente, lo que contribuye a desacelerar y, finalmente, parar cualquier conducta desbocada. Nos ayudan a cuidarnos mientras reconocemos emociones fuertes con curiosidad y amabilidad.

Una vez que estamos centrados y nuestra corteza prefrontal vuelve a estar activa, podemos usarla. Les pido a las personas que se hagan esta pregunta simple: «¿Estoy en peligro en este momento?». Mientras se plantean la pregunta, les pido que miren a su alrededor –eso los centra aún más en el presente– para evaluar si realmente están en peligro. ¿Es real o se trata de un hábito?

Al centrarnos, anclando nuestros sentidos y nuestra conciencia en el momento presente, podemos hacer dos cosas fundamentales.

En primer lugar, separar el pasado del presente. Si nuestra respuesta a la señal de peligro es comer, podemos aprender a separar el acto de comer como conducta habitual y centrarnos en los resultados del momento presente. Esto nos ayuda a centrarnos realmente y a usar el poder de la predicción negativa para cambiar la conducta. Y esto nos prepara para el número dos. Así como reconfiguramos un detector de humo para reducir las falsas alarmas, podemos aprender a reconocer y reevaluar las señales de peligro.

Existen muchas investigaciones sobre una serie de técnicas y terapias diferentes que pueden ayudar en esta recalibración, desde el entrenamiento en mindfulness hasta la terapia de desensibilización y reprocesamiento por movimiento ocular (EMDR, por sus siglas en inglés). Y todas parecen tener al menos una cosa en común: nos ayudan a experimentar nuestras emociones como emociones en el momento presente y a concebirlas como independientes de nuestros pensamientos y recuerdos. Los recuerdos pueden desvincularse de las reacciones emocionales que habitualmente desencadenan. Podemos aprender a ver un recuerdo como un recuerdo del pasado, pero no reaccionar automáticamente con una conducta mental o física. Y, con esto, los desvinculamos y salimos del bucle del hábito.

A medida que aprendemos a recalibrar nuestras señales de peligro y las alarmas se vuelven menos ruidosas, también podemos empezar a reconocer y a entender cómo nuestros viejos patrones mentales pueden estar dañándonos hoy. Lo que podría haber servido como un mecanismo de protección en el pasado pasó de ser temporal a semipermanente, en forma de hábito. Irónicamente, puede estar dañándonos ahora y seguir haciéndolo en el futuro. Es como un zapato favorito que ya no nos queda bien porque hemos crecido. Seguimos usándolo porque nos resulta conocido. También ignoramos el dolor que nos está causando en este momento porque el dolor nos es familiar.

Cuanto más aprendemos que realmente podemos convivir con emociones intensas sin comer reactivamente o caer en cualquier número de bucles del hábito de protección que ya no son útiles, estaremos más preparados para sanar nuestro pasado. Podemos honrar a nuestro yo infantil o anterior, conscientes de que hicimos cuanto pudimos en circunstancias terribles, y así avanzar para cambiar los hábitos que hemos llevado adelante. Cuando nuestro cerebro descubre que los zapatos viejos ya no nos quedan bien –y que de hecho nos duelen los pies–, empieza naturalmente a buscar un par nuevo.

Aquí tienes un ejemplo. En uno de nuestros grupos semanales por Zoom, alguien preguntó si podríamos hablar sobre cómo trabajar con el trauma infantil. La forma en que funcionan estas discusiones es que tenemos una conversación cara a cara con la persona que pregunta sobre el tema acerca de su propia experiencia, frente a doscientas o más personas. Así que después de pedirle permiso para «ir en esa dirección» y advertir al grupo, nos sumergimos en el tema.

Le pedí que describiera qué bucle del hábito había desarrollado. Lo describió: desde su trauma infantil, se protegía preocupándose. Era su forma de mantenerse a salvo. Conversamos sobre cómo esa podría haber sido la única forma en que podía sentir que mantenía el control en ese momento. Y a través de nuestro programa Deshacer la Ansiedad, también había aprendido que preocuparse no lo estaba ayudando ahora: el zapato le hacía daño en el pie. Le pregunté si había superado esa estrategia y si había aprendido nuevas formas de cuidarse. Lo había hecho.

A continuación, le pregunté si podía honrar a su yo infantil y reconocer todo lo que había hecho para protegerse, para que pudiera dejar atrás el pasado y avanzar en el presente. Él respondió que podía, y añadió que honrar al niño que fue era una parte realmente importante de este proceso. Podía probarse un nuevo par de zapatos para hacer frente a la situación, unos zapatos que se le ajustaban perfectamente y que posiblemente lo ayudaran en el futuro.

Esta historia no señala que este proceso sea fácil o el camino para todos. Sin embargo, pone el acento en que, cuando combinamos el hecho de honrarnos a nosotros mismos de este modo con aprender a abandonar los bucles del hábito actuales —así como otros hábitos antiguos que ya no nos sirven—, podemos aprender que es posible dejar el pasado en el pasado y avanzar hacia un futuro más brillante.

AHORA MISMO: PRUEBA LA RESPIRACIÓN DE LOS CINCO DEDOS

La parte de tu cerebro encargada del pensamiento y de la planificación se llama *corteza prefrontal dorsolateral*, o DLPFC, para abreviar. Se encuentra situada hacia la parte frontal y lateral de tu cerebro. La DLPFC es importante para la memoria de trabajo, lo que significa que se ocupa del procesamiento perceptual y lingüístico consciente inmediato. Básicamente, guarda información para que la uses en el momento presente, como recordar una lista de la compra o un número de teléfono.

¿Has descubierto que es más difícil recordar estas cosas cuando estás estresado o ansioso? Tu cerebro es similar a tu ordenador. Solo puede almacenar una cantidad limitada de información en la memoria de trabajo. Si estás realmente preocupado por algo, ese pensamiento ocupa mucho espacio, por lo que es más difícil recordar tu lista de la compra o lo que alguien acaba de decirte en una llamada telefónica. Entonces, ¿cómo puedes liberar ese espacio para que tu cerebro funcione de manera más efectiva?

Antes he mencionado que las prácticas de mindfulness pueden ayudar a que tu cerebro vuelva a estar activo. Pero a veces esto es realmente complicado. Llevas tu atención a tu respiración o a tus pies durante unos momentos, pero esto puede parecer forzado o insuficiente para ayudar a que tu mente y tu cuerpo se calmen, especialmente si tu memoria de trabajo se ha llenado de pensamientos de preocupación. Así que aquí tienes un pequeño truco que puedes usar para reiniciar la memoria RAM en tu cerebro. Me gusta mucho, porque puedes usar la excusa de enseñárselo a tus hijos y practicarlo con ellos, pero en realidad funciona para todas las edades. Se llama *respiración de los cinco dedos*.

Empieza colocando el dedo índice de una mano en el exterior del dedo meñique de la otra mano. Mientras inspiras, sigue el dedo hacia la punta de tu meñique, y luego, al espirar, sigue hacia abajo por el interior de tu meñique. Luego, en la siguiente inspiración, sigue hacia arriba por el exterior de tu dedo anular y, en la espiración, sigue hacia abajo por el interior de tu dedo anular. Inspiración hacia arriba por el exterior de tu dedo medio. Espiración hacia abajo por el interior de tu dedo medio. Continúa hasta que hayas acabado con toda la mano, y luego invierte el proceso mientras sigues desde tu pulgar hacia tu meñique. ¿Qué sientes al seguir unos pocos dedos? ¿Mejor que quedar atrapado en la preocupación, verdad?

La respiración de los cinco dedos es estupenda porque implica a varios de tus sentidos al mismo tiempo. Observas y sientes tus dedos a la vez que prestas atención a tu respiración. No solo es multisensorial –ver y sentir–, sino que también requiere aplicar la conciencia sobre múltiples aspectos: manos y respiración. Hacerlo utiliza mucha memoria RAM de tu cerebro, la suficiente como para dejar de lado esos pensamientos de preocupación. Si solo te concentras en tu respiración, esos pensamientos de preocupación todavía pueden ser bastante ruidosos y ocupar un espacio en la memoria. Si agotas toda esa RAM con conciencia multisensorial y multilocalización, es posible que por un momento olvides el objeto de tu preocupación. Y, a medida que te calmas, esos pensamientos ya no tendrán el mismo poder porque carecerán del mismo tono emocional. Sin esa excitación, tienen menos energía y es más fácil abandonarlos o concebirlos simplemente como pensamientos, en lugar de como algo sobre lo que debes actuar ahora mismo.

Capítulo 24

DÍA 20

Fortalecer la confianza en ti mismo a través de la experiencia

¿Te estás preguntando cómo va a terminar este libro? Tal vez ya has pasado las páginas para ver cuántas quedan o has echado un vistazo al siguiente capítulo para ver qué secretos de sabiduría he reservado para el final.

A lo largo de los años, una de las preguntas más comunes que he recibido de los participantes en el plan es alguna variación de la siguiente: «¿Funcionará? ¿Conducirá a un cambio duradero?». Esto es lo que me gusta del cerebro. Cuando se trata de cambiar hábitos –ya sea dejar los antiguos o desarrollar los nuevos–, sigue un único y exclusivo camino: cambiar el valor de recompensa. Podemos engañarnos durante un tiempo, pero una vez que vemos claramente que los resultados de una conducta no nos resultan útiles, no podemos negar la evidencia.

Le pedí a Tracy que reflexionara sobre su experiencia para descubrir cómo ha cambiado su relación con la comida desde que empezó a aplicar la conciencia a su vida. Ella me escribió un correo electrónico que empezaba diciendo que le ha llevado un tiempo, «pero los resultados de comer con atención son, en este momento, irreversibles». Solía luchar con pensamientos relativos a que cualquier problema con el que se enfrentara no se resolvería comiendo, especialmente cuando la urgencia de obtener un rápido consuelo tropezaba con esa idea racional y correcta. Ella lo expresó de esta manera:

Ahora, mi cuerpo lo sabe más allá del pensamiento. Cuando me siento ansiosa, enojada, triste, aburrida o experimento algún otro malestar (ya sea mediocre o existencial), sé en mis huesos que comer más de lo que mi cuerpo necesita no resolverá nada. A veces todavía hago pucheros por ello; no hay práctica perfecta: a veces busco algo para devorarlo rápidamente, pero por lo general, me detengo y pienso: «¡Uf...! *Sé* que esto no funcionará... Debo rendirme ante las emociones incómodas. ¡Puaj!». El dolor profundo o superficial de cualquier día no sanará por ese *snack* excesivamente azucarado o graso, ni por un cóctel, un cigarrillo, una nueva compra (o cualquiera de las otras cosas a las que solía recurrir). Y, lo que es aún mejor, ya no tengo que lidiar con tanta pérdida de energía tras la ingesta de carbohidratos, dolores de cabeza provocados por el azúcar, resacas de cócteles o culpa por mis deudas. En este punto, después de todos estos años de atender a mis hábitos alimentarios —y lo más importante, permitirme sumergirme en esos hábitos alimentarios inútiles y observar lo que sucede a continuación—, sé que comer solo ayuda hasta satisfacer el hambre física real, y después de eso, no calma realmente el hambre emocional. Lo que ayuda es expresar la tristeza, liberar la ira, parar la ansiedad..., y siempre acaba por pasar. Ya no tengo que intentar convencerme de esto. Lo sé de verdad.

Como muestra la historia de Tracy, una vez que recopilamos suficientes datos no podemos volver atrás. Una vez que comprobamos en nuestra propia experiencia que el hada no es real, el cuento cambia. Podemos verlo por lo que es –una historia–, y nada más.

Puedes confiar en tu cerebro para ayudarte a aprender. Tu corteza orbitofrontal nunca te fallará, siempre y cuando tengas una conciencia curiosa.

Pero puede llevar tiempo empezar a confiar en tu cerebro. Sobre todo si has recorrido tantos caminos diferentes a lo largo de los años, solo para encontrarte con un callejón sin salida tras otro.

FORTALECER LA CONFIANZA EN TI MISMO

Este libro te ha ofrecido muchos conceptos. Con suerte, ahora tienes una idea mucho mejor de cómo funciona tu mente. Sin embargo, no puedes simplemente leer un libro y esperar que eso cambie mágicamente tus hábitos alimentarios. Como he mencionado antes, si tu cerebro racional fuera más fuerte que tu cuerpo emocional, estarías en un lugar muy diferente. El único concepto que necesitarías conocer es *¡déjalo!*

Tu cuerpo emocional es lo que dirige tu comportamiento. La buena noticia es que es lo suficientemente inteligente como para impulsar un comportamiento saludable, siempre y cuando prestes atención y lo atiendas.

Así que tanto si has devorado este libro, leyéndolo rápidamente como una especie de dulce para el cerebro –presa del impulso por obtener la información correcta–, como si lo has consumido cuidadosamente con un bolígrafo en la mano, tomando notas en el camino, el siguiente paso clave es sumergirte en tu propia experiencia para hacer que los conceptos arraiguen. Solo la experiencia transforma los conceptos en sabiduría.

Hay dos tipos de confianza. La primera es ese salto de fe cuando pruebas algo nuevo. A menudo damos esos saltos cuando hemos visto a alguien más hacerlo antes que nosotros. Si estás a punto de saltar a un lago o un agujero en el hielo, pero desconoces la temperatura del agua, es posible que esperes a que tus amigos lo hagan primero. Cuando se lanzan y vuelven a la superficie con sonrisas en sus caras, confías lo suficiente en ellos como para lanzarte tú mismo. Mis pacientes tienen que dar ese salto de fe cuando los animo a fumar o a tomar alimentos que se han prohibido a sí mismos. Sí, eso es lo que ha recomendado el médico. Cuando lo intentan –prestando atención cuidadosa a los resultados–, echan el primer vistazo al segundo y más importante tipo de fe: a lo que yo llamo *confianza basada en la evidencia*. En la medicina basada en evidencias, usamos la experiencia (estudios) para dictar el tratamiento. Pero aquí quiero ir más allá del «confía en mí, soy médico». Quiero que mis pacientes empiecen a confiar en sí mismos.

Si has seguido el plan de un capítulo por día del libro, habrás practicado los ejercicios de la sección «Ahora mismo...». En el camino, has estado recopilando datos importantes para ti mismo. Las prácticas que has estado aprendiendo en este libro te ayudan a desarrollar tu propia base de evidencias. Es la base de datos del desencanto de la que he estado hablando: ¿hasta qué punto la has llenado? ¿Cuánta evidencia has recopilado para ayudar a tu cerebro a desencantarse de los atracones de comida no saludable, comer cuando no tenías hambre o caer por el acantilado del exceso? ¿Y cuánta evidencia has recopilado para construir tu base de datos del encanto, ya sea comiendo cierto tipo de alimentos que te mantienen de buen humor y te dan energía para todo el día o deteniéndote cuando has alcanzado la meseta del placer con un postre?

Ten presente que *no* te estoy pidiendo que tengas fe o confianza en los conceptos de este libro porque soy neurocientífico o médico, ni siquiera porque soy un médico neurocientífico. No te estoy pidiendo que tengas fe en este programa porque he realizado la investigación que demuestra que funciona en otras personas. Ni siquiera te estoy pidiendo que tengas confianza en este programa más allá de probarlo. Ahora tienes las herramientas. Lo único que puedes hacer es dar el salto y observar por ti mismo que puedes nadar. Puedes hacerlo.

Un participante en nuestro programa Eat Right Now nos ofreció la siguiente reflexión:

> Tenemos que tener fe en que podemos mantener estas prácticas, y esta fe puede fortalecerse con la evidencia personal que hemos recopilado... He descubierto que este programa funciona y los benefi-

cios de estas prácticas cuando las aplico bien. También he descubierto lo fácil que es volver a mis viejos hábitos cuando abandono estas prácticas. La diligencia es necesaria para afianzar realmente estas nuevas costumbres. En parte necesitaré la fe en que puedo convertir estas prácticas en mis nuevos hábitos para no rendirme y volver a mis viejas formas.

Observa cuánta evidencia puedes crear por ti mismo cada día. La sabiduría proviene de la experiencia. Ya tienes mucha sabiduría: tu propia experiencia de vida. Puedes construir sobre ella, cada día, apoyándote en la curiosidad y la amabilidad mientras recopilas más y más datos de tu propia vida a medida que esta avanza.

AHORA MISMO: EVALÚA

Dedica unos minutos a evaluar cuánto has avanzado. ¿Cuánta evidencia has reunido –basada en tu propia experiencia– de que puedes hacer esto? ¿Cuántas veces has comido de manera consciente o explorado el pico de placer? ¿Cuántas veces has realizado el test del hambre? ¿Cuántas veces has utilizado la herramienta de los antojos (partes 1 y 2)? ¿Cuántas retrospectivas has hecho y cuánto te han ayudado a que tus recuerdos sean más claros y vívidos? Si no has recopilado muchos datos, este es un buen momento para volver atrás y avanzar más lentamente a través de los capítulos del libro que invitan a la acción. Dedica unos días a recopilar datos de los ejercicios de cada capítulo antes de pasar al siguiente. Observa cuánta información puedes reunir en las próximas semanas. ¡Y no te detengas ahí, sigue recopilando!

Capítulo 25

DÍA 21

La mayor y definitiva oferta

SATISFACER NUESTRAS NECESIDADES EN LUGAR DE ALIMENTAR NUESTROS DESEOS

Alguien que recientemente se había apuntado a nuestro programa hizo la siguiente pregunta: «¿Qué debo hacer cuando estoy realmente cansado, pero necesito trabajar? El chocolate siempre me da el impulso de energía que necesito para ser productivo, pero quiero deshacerme de ese hábito. Simplemente no sé cómo gestionar el cansancio y la sensación de estar atrapado».

Esta pregunta destaca cómo a menudo intentamos sortear la vida. Cuando estamos cansados, comemos chocolate o bebemos más cafeína. Cuando tenemos poco tiempo, hacemos varias cosas a la vez para cumplir con todo. Por supuesto, queremos estar menos cansados. Queremos ser más productivos. Por Dios, ¿a quién no le gustaría estar feliz en lugar de estresado, preferiblemente todo el tiempo?

Nos quedamos atrapados en estas «soluciones» a corto plazo en las que obtenemos un pequeño impulso del chocolate o de la cafeína, pero no prestamos atención a los resultados: necesitamos más chocolate y cafeína, y en algún momento colapsamos. ¿Por qué? Nos estamos centrando en nuestros deseos y alimentándolos a corto plazo, en lugar de satisfacer nuestras necesidades para ayudarnos a sobrevivir y prosperar. Pensemos en la jerarquía de necesidades de Maslow.

Abraham Maslow fue un psicólogo estadounidense muy interesado en cuáles son las necesidades instintivas que tenemos y cuáles debían satisfacerse para la salud física y psicológica. Escribió extensamente sobre lo que se conoció como la jerarquía de necesidades de Maslow. Este es un modelo de múltiples niveles, como un pastel de varias capas con forma de pirámide que en la parte inferior empieza con las necesidades fisiológicas básicas, como el alimento, el agua, el calor y el descanso. La siguiente capa son nuestras necesidades de seguridad. Los dos niveles siguientes corresponden a necesidades de pertenencia y amor, como la amistad y las relaciones íntimas. Por encima aparecen nuestras necesidades de autorrealización. Estas tres capas, correspondientes a las necesidades de pertenencia y estima, configuran nuestras necesidades psicológicas. Normalmente, empezamos por satisfacer nuestras necesidades básicas primero, y luego añadimos nuestras necesidades psicológicas a medida que avanzamos en dirección ascendente. Pero a veces nos desviamos en este proceso, aprendiendo a ignorar nuestros cuerpos y mentes.

Nuestros deseos generalmente están motivados por nuestras necesidades. Necesitamos calorías, así que queremos comida. Necesitamos un sentido de pertenencia, así que anhelamos amigos y relaciones cercanas. Sin embargo, como has visto a lo largo del libro, podemos quedar atrapados en ciclos de deseo que no están basados en nuestras necesidades reales. El deseo de chocolate puede surgir de una necesidad –el hambre–, o porque hemos aprendido a comer chocolate cuando estamos aburridos o solos. Con el tiempo, escuchamos cada vez más a nuestros deseos, porque acaban por ser muy imperativos. Cuando alimentamos nuestros deseos, se callan por un tiempo, pero solo por un tiempo. Cada vez que los alimentamos, reforzamos estos ciclos de deseo. Al final nos pasamos todo nuestro tiempo alimentando nuestros deseos, hasta el punto de que ignoramos o ni siquiera tenemos una idea clara de cuáles son nuestras necesidades.

Es sorprendente cómo, al principio, cuidar de nosotros mismos atendiendo a nuestras necesidades parece ser un concepto extraño. Ya no nos centramos, por defecto, en cuidar de nuestras necesidades. Sin embargo, muy rápidamente aprendemos que cuidar de nuestras necesidades funciona mejor que intentar encontrar ese truco especial para el cerebro. Si tienes el hábito de buscar esa bala mágica, aquí tienes un concepto radical, pregúntate a ti mismo: «¿Qué necesito en este momento?». Por supuesto, tomar la comida incorrecta es un gran ejemplo de complacer nuestros deseos –jaqueo de energía y otras consecuencias–, en lugar de satisfacer nuestras necesidades. Nuestro niño interior grita tan fuerte que no podemos oírnos pensar. Le damos impulsivamente lo que quiere, alimentando involuntariamente nuestros ciclos de indulgencia a corto plazo a través del refuerzo negativo.

¿Has explorado cómo te sienta –a corto y a largo plazo– satisfacer tus necesidades en lugar de rascarte ese deseo que te pica? Después de investigar cuál ofrece una oferta más grande, mejor y más duradera, Jacqui lo expresó de esta manera:

> Un gran cambio [para mí] fue aprender a cuidar de mis otras necesidades, como el sueño, el ocio y ser amable conmigo misma. Todavía experimento el tipo de dificultad que enfrenta cualquier ser humano: el estrés, la presión de los plazos, el duelo, la tristeza, el agobio, etcétera. Pero al no comer impulsada por mis sentimientos, puedo aprender a entender mis necesidades y cuidar de ellas de manera que no tengan consecuencias negativas. En lugar de perder tiempo y energía en hábitos alimentarios (una cárcel alimentaria), dispongo del tiempo y de la energía para volver a las aficiones que disfruto, como la costura, la creación artística y pasar tiempo en la naturaleza. Son mucho más gratificantes y placenteras que

comer el equivalente a mi peso corporal en pastel. También he desarrollado un planteamiento mucho más amplio para satisfacer mis necesidades reales al preguntarme: «¿Qué necesito realmente en este momento?».

¿Recuerdas la clave para tener éxito en cambiar hábitos no útiles, esa definición que surgió de nuestros grupos de terapia: una «libertad de elección no forzada que surge de la conciencia corporal»? Jacqui había descubierto la OGM: nos sentimos bien cuando tomamos decisiones que nos ayudan no solo a sobrevivir, sino a prosperar. Ser constantemente curiosos –y preguntarnos a nosotros mismos «¿qué necesito?» en lugar de «¿qué quiero?»– nos ayuda a avanzar naturalmente en la dirección de satisfacer nuestras necesidades, porque sienta bien. Es gratificante de una manera contenida. Como beneficio adicional, nuestro cerebro de supervivencia nos ama no solo por dormir lo suficiente y proporcionarle alimentos nutritivos que mantendrán nuestra energía en niveles óptimos, sino que también nos ama –lo has adivinado– por la sensación de control que nos brinda.

Cuando Ariel Beccia estudió a los participantes de nuestro programa Eat Right Now, esa sensación de control fue uno de sus hallazgos clave. Tenía mucho sentido. Nuestro cerebro odia estar a merced de fuerzas externas (cualquiera de ellas podría ser una amenaza para nuestra supervivencia), así que cuando sentimos que estamos al mando, tomando decisiones conscientemente al alinear nuestro cerebro de planificación con nuestro cerebro de supervivencia, estamos en armonía.

Rob describió así su experiencia de establecer bucles del hábito útiles a través de la toma de conciencia:

Mantenía un ritmo estable a la hora de prestar atención a la experiencia del momento presente en mis bucles del hábito, así como de traer a la memoria los momentos en que me entregaba a los atracones y a la comida basura, y de asumir los sentimientos reales de cómo todo ello influía en mi cuerpo y en mi mente. Cuando realmente me permití ver y sentir la verdad acerca de esos bucles del hábito de una manera amable y sin juzgar, y realmente entendí que me estaba haciendo daño, e incluso cómo el hábito de los atracones perjudicaba indirectamente a mis seres queridos, fue suficiente para no querer hacerlo más.

Y añadió:

El aprendizaje estaba ahí y no quería anestesiarme más porque sentirme vivo era MUCHO MEJOR. No tenía que ver con la ansiedad y, ciertamente, tampoco con el helado. No se trataba de tener miedo de morir; ya sabía demasiado bien lo que se sentía al estar muerto. Se trataba de tener miedo de vivir, y mi sabia amiga, la conciencia, me ayudó a ver que era capaz, un momento tras otro.

Cuanto más practiques las técnicas de este libro en lugar de juzgarte o culparte por lo que sucedió en el pasado o lo que anticipas que podría suceder en el futuro, más adquirirás el hábito de estar presente, lo que reforzará tu humanidad. Es como si hubiéramos reemplazado a todo nuestro indómito comité mental por dos miembros clave: la curiosidad y la amabilidad. La conciencia curiosa nos recuerda que la vida es un viaje y que debemos ser constantemente curiosos en cada paso que damos. La amabilidad nos dice una y otra vez: «Eres humano. Sé amable contigo mismo en el camino». Esos mejores amigos pueden convertirse en nuestros mejores amigos; la oferta más grande y mejor de todas.

MANTÉN LA CURIOSIDAD, SIGUE ADELANTE

A menudo, cuando hablamos del mindfulness, lo hacemos en términos casi místicos. Casi parece que estamos diciendo: «¡El mindfulness es mágico! ¡Lo puede curar todo!». Seguro que ya sabes esto en algún nivel, pero lo diré de todos modos: no lo hará. El mindfulness no es la panacea. No endulzará todos tus instantes (aunque podría ayudarte a no juzgarlos todos como terribles). Pero te ayudará a aprender. Y la mejor manera de aprender es tener una mente abierta. Aprender de tu propia experiencia fomenta la sabiduría.

En los círculos zen, a menudo oirás hablar de la *mente ignorante* o la *mente de principiante*. Es la *actitud* que uno puede llevar al momento presente. O bien podemos ver el mundo a través de la lente de nuestros sesgos y prejuicios –que se aprenden a través de los mismos mecanismos de aprendizaje por refuerzo que otros hábitos–, o podemos quitarnos esas gafas y ver el mundo con frescura.

Vipassanā, un término budista derivado de la antigua lengua pali que significa literalmente «visión especial», a menudo se traduce como «ver con claridad». Es como un sendero en el bosque claramente marcado con señales que nos indican la dirección correcta; podemos ver inequívocamente lo que debemos hacer para avanzar, incluso si el camino es largo o está lleno de obstáculos. Esto elimina la incertidumbre para que las dudas no surjan en nuestra mente. Si sé que el viaje se extenderá a lo largo de miles de kilómetros, podré prepararme para ello e incluso disfrutar de él. Esto es muy diferente a ser arrastrado por nuestros impulsos, que nos dicen: «¡Ve por aquí!», solo para cambiar de rumbo y decir: «No importa, ve por allá». Cuando no sabemos cómo funciona nuestra mente, acabamos yendo por todo tipo de callejones y vías sin salida, lo que añade kilómetros innecesarios a nuestro viaje.

No es magia. Cuando cultivamos una visión clara, apartamos nuestros prejuicios aprendidos y nos volvemos más curiosos sobre el mundo tal y como es, en lugar de como lo percibimos. He oído que los resultados de una cirugía de cataratas se describen como ver de repente el mundo sumido en colores brillantes después de haberlo contemplado como si hubiera sido sumergido en té de color sepia. Eso es lo que puede suceder cuando fomentamos una conciencia curiosa. Percibimos y sentimos la frescura del mundo.

Una actitud curiosa nos ayuda a quitarnos las gafas de las expectativas que hemos estado usando durante años, y que nos impedían acercarnos a las experiencias con la idea de «oh, sé lo que va a pasar; ya lo he visto un millón de veces antes». En cambio, la curiosidad aporta la actitud de «¡oh!, he visto esto antes; ¿sucederá de la misma manera?». Esa pizca de asombro nos ayuda a abrir nuestra mente y dirigirnos hacia nuestra experiencia, en lugar de darle la espalda o no prestar atención porque asumimos que sabemos cómo se desarrollarán los acontecimientos. Cuando prejuzgamos o asumimos, es más probable que enfrentemos esos momentos con nuestras reacciones habituales, lo que nos mantiene en un bucle de retroalimentación inútil.

Podemos recurrir a la curiosidad cuando tenemos fuertes antojos. Como los antojos son desagradables, nuestro cerebro puede saltar fácilmente al modo de supervivencia: el disgusto nos incita a hacer algo para que desaparezca; se trata del «¡oh, no!» que acompaña al antojo, instándonos a hacer algo. O bien satisfacemos el deseo –rascamos donde nos pica– para que se desvanezca, lo que mantiene el hábito, o luchamos contra él siempre que podamos. La curiosidad ayuda a transformar ese «¡oh, no!» en «¿oh?». En esos momentos, podemos explorar cómo se manifiesta el antojo en nuestro cuerpo. Aquí podemos usar la práctica de tomar nota para percibir claramente lo que sucede y aprovechar el efecto del observador para no quedar atrapados en el antojo, o usar la práctica RAIN para superarlo.

A menudo pido a mis pacientes que investiguen la curiosidad como una OGM. Les hago una pregunta sencilla: «¿Qué sienta mejor, un antojo o la curiosidad?». Evidentemente, la curiosidad sienta mejor que un antojo, por lo que, recordando que es una OGM, la próxima vez que tengas un antojo, podrás llamar a la caballería de la curiosidad y (amablemente) aplicar la técnica RAIN sobre el antojo hasta que desaparezca. Cuanto más se abran a su experiencia (de eso se trata la A de RAIN), menos se resistirán a lo que está sucediendo. Recuerda: aquello a lo que nos resistimos persiste. A riesgo de sonar demasiado ingenuo, agregaré una segunda parte que he aprendido recientemente: aquello a lo que nos resistimos persiste; lo que sentimos cura. Por tonto que parezca, señala uno de mis dichos favoritos: el obstáculo es el camino.

A menudo pensamos en los antojos como en obstáculos que debemos soportar o combatir, pero cuando contemplamos nuestras experiencias con curiosidad, podemos imaginar los deseos como maestros. La curiosidad nos ayuda a desarmarnos: en lugar de prepararnos para una pelea, podemos inclinarnos ante el antojo y preguntar: «¿Qué puedo aprender de esto?». Así, el obstáculo se convierte en el camino hacia delante. Nos inclinamos. Aprendemos. Crecemos. Y luego agradecemos la lección.

Recuerda esa idea radical que planteé en el capítulo 15, dedicado a las retrospectivas: que no existe el retroceso si estamos aprendiendo de la experiencia. Con la curiosidad como nuestro superpoder, *cada obstáculo* se convierte en el camino. La vida se convierte en un viaje constante de aprendizaje; cada paso es un paso adelante. Y el aprendizaje ciertamente es una OGM si la comparamos con quedar atrapados en el fango de los viejos hábitos.

CULTIVAR LA CURIOSIDAD CON NUESTROS OÍDOS Y OJOS

¿Cómo podemos ayudar a nuestros cerebros centrados en la predicción a no activar el piloto automático?

Una de mis formas favoritas de ayudar a las personas a mantener la curiosidad (y me refiero a la curiosidad por interés) es que se fijen en sus oídos y en sus ojos. Cuando se enfrentan a una situación, les pido que escuchen cómo hablan consigo mismos. Si van a comer algo, por ejemplo, ¿cuál es el tono de su voz interior? ¿Acaso el señor juez, miembro del comité, dice: «Oh, oh, ya sé cómo va a acabar esto?». Eso es una señal de que otros miembros del comité están más interesados en predecir el futuro que en explorar el presente. El cambio que estamos tratando de hacer —la OGM que estamos tratando de encontrar— es habitar en el presente. Distinguir la voz de la curiosidad de la cacofonía de otros miembros del comité. En lugar de «¡oh, no!», ¿hay o puede haber un leve movimiento ascendente en la voz? «¿Oh?» Ese «¿oh?» ascendente abre una ventana, una disposición a explorar que no requiere fuerza de voluntad. Escucharnos a nosotros mismos nos ayuda a identificar viejos hábitos de «¡oh, no!», para descubrir qué obtenemos cuando estamos en piloto automático, haciendo suposiciones que nos mantienen en una mentalidad fija.

Eso para los oídos. ¿Qué hay de los ojos? Prueba esto tú mismo: piensa en una escena relacionada con la comida que no salió bien en el pasado. Prueba la voz «¡oh, no!». ¿Se arruga un poco tu frente a medida que frunces el ceño? ¿Tus ojos se estrechan un poco —con una mirada un tanto acusadora—, mientras juzgas cómo salió eso? Ahora descubre si puedes sencillamente cambiar el «¡oh, no!» por «¿oh?». ¿Qué hacen naturalmente tus ojos? ¿Siguen el tono de voz y se abren un poco? Pruébalo de nuevo. «¡Oh, no!» frente a «¿oh?».

Trata de acostumbrarte a revisar con tus oídos. Escucha el final de la curiosidad: «¡Oh!». Deja que sea una señal para abrir los ojos y mirar a tu alrededor. Puedes abrir literalmente los ojos para impulsar el proceso. Y con esta perspectiva más abierta, descubre si puedes ver lo que está justo frente a ti, ya sea un alimento que has comido toda tu vida o una cantidad de comida que crees que no es suficiente. Y no te limites a la comida. Con los ojos y los oídos bien abiertos, podemos «beber» el mundo, apreciar las vistas, los sonidos, los olores y las sensaciones dondequiera que estemos, cuando sea que sucedan. Podemos dar un paseo por la naturaleza experimentando plenamente la vida. Cuando escuchamos música, incluso el tono musical de la risa, podemos abrirnos por completo a ello.

Hacer una pausa, recuperarnos, estar presentes en el momento, volver a recopilar nuestras experiencias: todo esto son ofertas más grandes y mejores que la prisa, la presión, hacer las cosas automáticamente o sin pensar. Paradójicamente, al tomarnos ese momento para estar con nosotros mismos y nuestra experiencia, le damos a nuestro cuerpo y a nuestra mente tiempo para recordar lo que hemos aprendido de experiencias pasadas. Podemos recordar lo que obtenemos al intentar forzar las cosas. Podemos recordar lo que conseguimos al trabajar con nosotros mismos y nuestro cerebro. Podemos ver que la vida se mueve a su propio ritmo, que el cambio sucede a su debido tiempo y que nuestra impaciencia nos retrasa en lugar de acelerarnos. La paciencia es un acto de amabilidad, una forma de cuidar de nosotros mismos. Cuanto más practicamos la paciencia, más aprendemos que no solo nos sienta mejor, sino que también es la forma más rápida de avanzar.

Le pedí a Jacqui que reflexionara sobre los últimos cinco años. Me escribió una nota sincera, señalando que el mero hecho de realizar esta retrospectiva era un «encantador recordatorio de cómo es su vida ahora». Contó cómo uno de los cambios más grandes para ella fue salir de la cárcel de las dietas («¡¡¡PARA SIEMPRE!!!»). Ahora disfruta de la vida, la comida y el autocuidado de una forma que nunca creyó posible. Puede comer, saborear y sentirse satisfecha con la «cantidad correcta» de alimentos que antes estaban prohibidos, sin que el monstruo del antojo la aceche o se esconda al fondo, acumulando energía hasta que los coma. Lo expresó de esta manera:

> Literalmente, puedo «tener mi pastel y comérmelo». En lugar de yacer en la cárcel de las dietas o ser una fugitiva de la comida en fuga, simplemente exploro todos los efectos de comer de manera amable y honesta. Por ejemplo, comer eso en ese momento = esto. O comer esa cantidad de $x = y$. No me tomo los efectos, sean útiles o no, de manera personal; tan solo son datos que me ayudan a avanzar. He aprendido a confiar en mi cuerpo y mi cuerpo ha aprendido a confiar en mí; después de años de desconexión y lucha, ahora somos muy muy buenos amigos. Eso es algo que no esperaba en absoluto y es un maravilloso beneficio adicional. ¡También disfruto comprando, cocinando y COMIENDO mucho más que nunca! Comer era siempre estresante, tanto si hacía dieta como si me lanzaba a los atracones, pero ahora alimentarse es otro acto de atención consciente y de placer.

Leer la reflexión de Jacqui hace aflorar lágrimas a mis ojos. Su curiosidad y amabilidad consigo misma son contagiosas. ¡Y todos podemos contagiarnos de ese entusiasmo! Con cada bocado de comida, podemos aprender y crecer. Utilizando los principios que explican el funcionamiento colectivo de nuestro cerebro podemos encontrar un camino que funcione para cada uno de nosotros, individualmente. Al aprender de nuestra propia experiencia, creamos nuestra propia sabiduría; una sabiduría que proviene del conocimiento, porque hemos estado allí, hemos recorrido ese camino muchas veces antes. Aprendemos a escuchar a nuestros cuerpos y crecemos a partir de nuestra experiencia directa. Todo esto se retroalimenta para fomentar una confianza inquebrantable en nosotros mismos, basada en la sabiduría.

Simplemente, toma un bocado cada vez.

AHORA MISMO: UNA RETROSPECTIVA PARA EL CAMINO

Es la hora de una retrospectiva final. Esta es una visión desde nueve mil metros, como les gusta decir en el ámbito empresarial, donde echas un vistazo a cuánto has avanzado. Si te parece útil, saca tus notas y reflexiones desde el día 1. No estás comparando un alimento con otro, estás comparando un planteamiento con otro: lo antiguo frente a lo nuevo. Para esta práctica, me gustaría que te sentaras en silencio por un momento y sintieras realmente en tu cuerpo la diferencia entre comer como lo hacías el primer día de este programa y cómo comes ahora.

¿Cómo son tus niveles de energía relativos? ¿Y tu actitud hacia ti mismo? ¿Has encontrado menos juicio? ¿Más momentos de calma? ¿Te sientes menos esclavizado por tus antojos? ¿Qué te sienta mejor, dejarte atrapar por un antojo o ser curioso y explorar las sensaciones en tu cuerpo? ¿Has podido reconocer la autocrítica habitual y reemplazarla por el autocuidado? Si tu mente está atrapada en «guau, esto es mucha información», «siento que apenas estoy empezando», «todavía no percibo un yo completamente nuevo», u otro patrón de pensamiento, ahí está la belleza de los libros. Puedes volver atrás, releer y repetir cualquiera o todas las prácticas hasta que se conviertan en hábito.

Mientras haces esta retrospectiva, estarás, evidentemente, encontrando tu OGM: comer con conciencia tiene un valor de recompensa más alto que perpetuar bucles de hábitos inútiles. Felicidades. Tu viaje ha empezado. Con la curiosidad y la amabilidad como tus compañeros constantes, estás en camino a una vida de aprendizaje continuo, una amistad más profunda contigo mismo y una relación completamente diferente con la comida. No hay vuelta atrás.

Disfruta del viaje.

AGRADECIMIENTOS

En primer lugar, mi más profundo agradecimiento a todas las voces que están en el corazón de este libro: Jacqui, Rob, Anne, Tracy, Jack, Mary Beth y otros que se sumaron a la vulnerabilidad e –imitando a Brené Brown– la convirtieron en fortaleza: la fortaleza para darle voz a esta historia de superación. También habéis demostrado que la lucha no tiene por qué ser una lucha. Puede convertirse en un baile a medida que avanzamos por la vida. Gracias. Gracias. Gracias.

Estoy en deuda eterna con las muchas personas que se han ofrecido como voluntarias para participar en los estudios de investigación de mi laboratorio y con los miembros actuales y anteriores de este, que, con la visión compartida de hacer del mundo un lugar mejor, forman (y formaron) un gran equipo para llevar a cabo nuestro trabajo, entre ellos Alex[andra] Roy, Véronique Taylor, Bill Nardi, Remko van Lutterveld, Susan Druker, Lia Antico y otros. También un agradecimiento especial a Ashley Mason (y su laboratorio en la Universidad de California en San Francisco), que dirigió el primer estudio mecanicista de la aplicación Eat Right Now.

Mis pacientes son una fuente constante de inspiración y humildad, y me han enseñado más sobre la práctica de la psiquiatría y la medicina que cualquier libro de texto. ¡A todos vosotros, gracias!

Un gran agradecimiento a mi editora, Caroline Sutton, que me retó a escribir este libro y luego aportó comentarios muy perspicaces (además de ayudar a que el libro fluyese). También estoy agradecido a Becky Cole y Liz Stein por su útil edición y conversaciones.

Me gustaría dar las gracias a mi esposa, Mahri Leonard-Fleckman, que, además de ser la mejor compañera de vida que puedo imaginar, ha sido una útil caja de resonancia para todo, desde el marco general hasta qué ejemplos e historias son útiles para transmitir conceptos. Le estoy muy agradecido a Robin Boudette, con quien he tenido el honor de codirigir grupos, he impartido clases y he formado a monitores, y con quien he mantenido profundas conversaciones sobre todo lo relacionado con ayudar a las personas a despertar y vivir vidas más felices y saludables, y mucho más. Gracias por tu amistad, sabiduría y generosidad.

He tenido la suerte de trabajar con un equipo maravilloso de personas en MindSciences (ahora parte de Sharecare, Inc.), que comparten la misión de ayudar a hacer del mundo un lugar mejor: Josh Roman, Maria Neizvestnaya y muchas otras personas que forman nuestro increíble equipo.

Estoy en deuda con mi agente, Melissa Flashman, que fue de gran ayuda en la concepción temprana del libro y ha sido fundamental en todas las actividades de promoción.

Varias personas no solo se ofrecieron como voluntarias para leer los diversos borradores de este libro, sino que también brindaron comentarios y sugerencias muy útiles, entre ellos Jacqui, Rob, Anne, Tracy, Diana Hill, Robin Boudette, Michelle Brandone, Dianne Horgan, Bill Nardi, Shannon McNally y otras que podría haber olvidado mencionar involuntariamente.

NOTAS

Introducción

1. Ashley E. Mason *et al.*, «Testing a Mobile Mindful Eating Intervention Targeting Craving-Related Eating: Feasibility and Proof of Concept», *Journal of Behavioral Medicine*, 41, n.º 2, 2018, págs. 160-173; doi: 10.1007/s10865-017-9884-5.

2. Un recurso de gran utilidad en <https://www.nationaleatingdisorders.org>.

1. ¿Cómo hemos acabado en este lío?

1. Michael Moss, «The Extraordinary Science of Addictive Junk Food», *New York Times Magazine*, 20 de febrero de 2013, <https://www.nytimes.com/2013/02/24/magazine/the-extraordinary-science-of-junk-food.html>.

2. «Doritos Celebrates One Millionth Ingredient», *The Onion*, 14 de mayo de 1996, <https://www.theonion.com/doritos-celebrates-one-millionth-ingredient-1819563896>.

3. Es importante señalar que, en general, en ciencia hay que matizar. La investigación que pretende estimar causas atribuibles de mortalidad es una ciencia imperfecta en sí misma, especialmente cuando intenta aislar una única variable como la obesidad (que, en sí misma, en cuanto término médico, puede ser perjudicial). Esto puede llevar a una sobrestimación de la contribución directa de la obesidad a la mortalidad.

2. Cómo se forman los hábitos alimentarios

1. Silverio García-Lara y Sergio O. Serna-Saldivar, «Corn History and Culture», en Sergio O. Serna-Saldivar (comp.), *Corn: Chemistry and Technology*, 3.ª ed., Duxford, UK Woodhead Publishing, 2019, págs. 1-18. Paul C. Mangelsdorf, «The Origin of Corn», *Scientific American*, agosto de 1986, págs. 80-87.

2. Christopher A. Zimmerman y Zachary A. Knight, «Layers of Signals That Regulate Appetite», *Current Opinion in Neurobiology*, 64, 2020, págs. 79-88; doi: 10.1016/j.conb.2020.03.007.

3. Amy F. T. Arnsten, «Stress Signalling Pathways That Impair Prefrontal Cortex Structure and Function», *Nature Reviews Neuroscience*, 10, n.º 6, 2009, págs. 410-422; doi: 10.1038/nrn2648.

4. Amy F. T. Arnsten, «Stress Weakens Prefrontal Networks: Molecular Insults to Higher Cognition», *Nature Neuroscience*, 18, n.º 10, 2015, págs. 1376-1385; doi: 10.1038/nn.4087. Amy F. T. Arnsten *et al.*, «The Effects of Stress Exposure on Prefrontal Cortex: Translating Basic Research into Successful Treatments for Post-Traumatic Stress Disorder», *Neurobiology of Stress*, 1, 2015, págs. 89-99; doi: 10.1016/j.ynstr.2014.10.002.

5. M. L. Kringelbach y E. T. Rolls, «The Functional Neuroanatomy of the Human Orbitofrontal Cortex: Evidence from Neuroimaging and Neuropsychology», *Progress in Neurobiology*, 72, n.º 5, 2004, págs. 341-372.

6. R. A. Rescorla y Allan R. Wagner, «A Theory of Pavlovian Conditioning: Variations in the Effectiveness of Reinforcement and Nonreinforcement», en Abraham H. Black y William Frederick Prokasy (comps.), *Classical Conditioning II: Current Research and Theory*, Nueva York, Appleton-Century Crofts, 1972, págs. 64-99.

7. Vincent D. Costa y Bruno B. Averbeck, «Primate Orbitofrontal Cortex Codes Information Relevant for Managing Explore-Exploit Tradeoffs», *Journal of Neuroscience*, 40, n.º 12, 2020, págs. 2553-2561; doi: 10.1523/JNEUROSCI.2355-19.2020.

8. M. A. Addicott *et al.*, «A Primer on Foraging and the Explore/Exploit Trade-Off for Psychiatry Research», *Neuropsychopharmacology*, 42, n.º 10, 2017, págs. 1931-1939; doi: 10.1038/npp.2017.108.

9. Vincent D. Costa *et al.*, «Dopamine Modulates Novelty Seeking Behavior During Decision Making», *Behavioral Neuroscience*, 128, n.º 5, 2014, págs. 556-566; doi: 10.103/a0037128.

10. Jeff A. Beeler, Cristianne R. M. Frazier, y Xiaoxi Zhuang, «Putting Desire on a Budget: Dopamine and Energy Expenditure, Reconciling Reward and Resources», *Frontiers in Integrative Neuroscience*, 6, 2012, pág. 49; doi: 10.3389/fnint.2012.00049.

3. Por qué las dietas (y el control) no funcionan

1. Vicky Allan, «The Fat Controllers», *The Herald* (Escocia), 7 de enero de 2006, <https://www.heraldscotland.com/default_content/12445279.fat-controllers-battle-new-year-bulge-begins-vicky-allan-weighs-lives-behind-diets/>.

2. *Ibidem.*

3. Susan Curry, G. Alan Marlatt y Judith R. Gordon, «Abstinence Violation Effect: Validation of an Attributional Construct with Smoking Cessation», *Journal of Consulting and Clinical Psychology*, 55, n.º 2, 1987, págs. 145-149; doi: 10.1037/0022-006X.55.2.145.

4. Brian Resnick, «Why Willpower Is Overrated», *Vox*, 2 de enero de 2020, <https://www.vox.com/science-and-health/2018/1/15/16863374/willpower-overrated-self-control-psychology>.

5. Daniel Engber, «Everything Is Crumbling», *Slate*, 6 de marzo de 2016, <https://www.slate.com/articles/health_and_science/cover_story/2016/03/ego_depletion_an_influential_theory_in_psychology_may_have_just_been_debunked.html>.

6. Marina Milyavskaya y Michael Inzlicht, «What's So Great About Self-Control? Examining the Importance of Effortful Self-Control and Temptation in Predicting Real-Life Depletion and Goal Attainment», *Social Psychological and Personality Science*, 8, n.º 6, 2017, págs. 603-611; doi: 10.1177/1948550616679237.

7. Sandra Aamodt, «Why Dieting Doesn't Usually Work», TEDGlobal, 2013, <https://www.ted.com/talks/sandra_aamodt_why_dieting_doesn_t_usually_work/transcript?language=>.

8. Andrew Luttrell *et al.*, «Neural Dissociations in Attitude Strength: Distinct Regions of Cingulate Cortex Track Ambivalence and Certainty», *Journal of Experimental Psychology: General*, 145, n.º 4, 2016, págs. 419-433; doi: 10.1037/xge0000141.

9. No he realizado un estudio formal con mis pacientes clínicos, pero muchos de los que tenían un peso poco saludable tienen una historia de traumas sexuales (el mayor estudio que hasta la fecha documenta esta correlación es el estudio sobre experiencias adversas en la infancia: David A. Wiss y Timothy D. Brewerton, «Adverse Childhood Experiences and Adult Obesity: A Systematic Review of Plausible Mechanisms and Meta-Analysis of Cross-Sectional Studies», *Physiology & Behavior*, 223, 2020, 112964; doi: 10.1016/j.physbeh.2020.112964).

Otros describen cómo tuvieron que rechazar insinuaciones constantes y a menudo agresivas en la escuela, en el trabajo y en espacios públicos. La incertidumbre de no saber cuándo o cómo afrontar estas situaciones los llevó a comer como mecanismo de afrontamiento, e involuntariamente les hizo descubrir que ganar mucho peso les concedía cierto control sobre su situación. Recuerdo vívidamente a una paciente que, tras describir las muchas agresiones sexuales que sufrió en la universidad y con veintitantos años, logró que los hombres dejaran de mirarla después de ganar noventa kilos de peso. Sobrepeso, indiferencia. Como nota de esta nota, hay que decir que el trauma no es, precisamente, una nota: volveremos sobre ello en un capítulo posterior.

10. Vuelvo a remitir a <https://www.nationaleatingdisorders.org>.

11. C. Laird Birmingham *et al.*, «The Mortality Rate from Anorexia Nervosa», *International Journal of Eating Disorders*, 38, n.º 2, 2005, págs. 143-146; doi: 10.1002/eat.20164.

12. Celeste Biever, «World's Most Sensitive Scales Weigh a Zeptogram», *New Scientist*, 30 de marzo de 2005, <https://www.newscientist.com/article/dn7208-worlds-most-sensitive-scales-weigh-a-zeptogram/>.

13. Research2Guidance, *Mobile Health Market Report 2013-2017*, <https://research2guidance.com/product/mobile-health-market-report-2013-2017/>.

14. Francesca Gino y Bradley Staats, «Your Desire to Get Things Done Can Undermine Your Effectiveness», *Harvard Business Review*, 22 de marzo de 2016, <https://hbr.org/2016/03/your-desire-to-get-things-done-can-undermine-your-effectiveness>.

15. Charles Goodhart, «Problems of Monetary Management: The U.K. Experience», *Papers in Monetary Economics*, 1, 1975.

16. James Tapper, «A Step Too Far? How Fitness Trackers Can Take Over Our Lives», *The Guardian*, 10 de noviembre de 2019, <https://www.theguardian.com/lifeandstyle/2019/nov/10/counting-steps-fitness-trackers-take-over-our-lives-quantified-self>.

4. Día 1

1. Judson Brewer, *Unwinding Anxiety: New Science Shows How to Break the Cycles of Worry and Fear to Heal Your Mind*, Nueva York, Avery, 2021 (trad. cast: *Deshacer la ansiedad: La nueva ciencia que te ayudará a romper el ciclo de preocupación y miedo que domina tu mente*, Barcelona, Paidós, 2022).

5. Día 2

1. Las mujeres con sobrepeso padecen en mayor medida la invisibilidad de las mujeres. Históricamente, con raras excepciones, las mujeres obesas no aparecen en televisión y en otros medios de comunicación (esto está cambiando lentamente). El mensaje implícito es que sus historias no merecen ser contadas, que sus vidas son menos importantes, etcétera.

6. Día 3

1. La respuesta exige más matices y no un mero sí o no. Más adelante hablaré de cómo separar y trabajar con hábitos establecidos como resultado de traumas y cómo incorporar lo que aprendas aquí.

8. Día 5

1. Adrian Meule, «Twenty Years ofthe Food Cravings Questionnaires: A Comprehensive Review», *Current Addiction Reports*, 7, n.° 21, 2020, págs. 30-43; doi: 10.1007/s40429-020-00294-z.

2. Andreas Heinz *et al.*, «Identifying the Neural Circuitry of Alcohol Craving and Relapse Vulnerability», *Addiction Biology*, 14, n.° 1, 2009, págs. 108-118; doi: 10.1111/j.1369-1600.2008.00136.x.

3. Kent C. Berridge, «'Liking' and 'Wanting' Food Rewards: Brain Substrates and Roles in Eating Disorders», *Physiology & Behavior*, 97, n.° 5, 2009, págs. 537-550; doi: 1016/j.physbeh.2009.02.044.

4. David A. Raichlen *et al.*, «Wired to Run: Exercise-Induced Endocannabinoid Signaling in Humans and Cursorial Mammals with Implications for the 'Runner's High'», *Journal of Experimental Biology*, 215, n.° 8, 2012, págs. 1331-1336; doi: 10.1242/jeb.063677.

5. George McGovern *et al.*, *Dietary Goals for the United States*, 2.ª ed., informe del Comité Selecto del Senado sobre Nutrición y Necesidades Humanas, Estados Unidos, diciembre de 1977, <https://naldc.nal.usda.gov/download/1759572/PDF>.

6. P. K. Nguyen, S. Lin y P. Heidenreich, «A Systematic Comparison of Sugar Content in Low-Fat vs Regular Versions of Food», *Nutrition & Diabetes*, 6, n.° 1, 2016, pág. e193; doi: 10.1038/nutd.2015.43.

7. H. M. Espel-Huynh, A. F. Muratore y M. R. Lowe, «A Narrative Review of the Construct of Hedonic Hunger and Its Measurement by the Power of Food Scale», *Obesity Science and Practice*, 4, n.° 3, 2018, págs. 238-249; doi: 10.1002/osp4.161. Michael R. Lowe *et al.*, «Hedonic Hunger Prospectively Predicts Onset and Maintenance of Loss of Control Eating Among College Women», *Health Psychology*, 35, n.° 3, 2016, págs. 238-244; doi: 10.1037/hea0000291. Michael R. Lowe y Meghan L. Butryn, «Hedonic Hunger: A New Dimension of Appetite?», *Physiology & Behavior*, 91, n.° 4, 2007, págs. 432-439; doi: 10.1016/j.physbeh.2007.04.006.

Segunda parte. Interrumpir tus bucles del hábito mediante la conciencia

1. Agencia para la Investigación y Calidad de la Atención a la Salud, «Five Major Steps to Intervention. (The '5 A's')», <https://www.ahrq.gov/prevention/guidelines/tobacco/5steps.html>.

2. Judson A. Brewer *et al.*, «Mindfulness Training for Smoking Cessation: Results from a Randomized Controlled Trial», *Drug and Alcohol Dependence*, 119, n.os 1-2 (2011), págs. 72-80; doi: 10.1016/j.drugalcdep.2011.05.027.

9. Día 6

1. Judson A. Brewer, *The Craving Mind: From Cigarettes to Smartphones to Love – Why We Get Hooked and How We Can Break Bad Habits*, New Haven y Londres, Yale University Press, 2017 (trad. cast.: *La mente ansiosa*, Barcelona, Booket, 2018). Judson A. Brewer, «Feeling Is Believing: The Convergence of Buddhist Theory and Modern Scientific Evidence Supporting How Self Is Formed and Perpetuated Through Feeling Tone (Vedanā)», *Contemporary Buddhism*, 19, n.° 1, 2018, págs. 1-14; doi: 10.1080/14639947.2018.1443553.

10. Día 7

1. «10 Principles of Intuitive Eating», <http://intuitiveeating.org/10-principles-of-intuitive-eating/>.

2. Celia Framson *et al.*, «Development and Validation of the Mindful Eating Questionnaire», *Journal of the American Dietetic Association*, 109, n.° 8, 2009, págs. 1439-1444; doi: 10.1016/j.jada.2009.05.006.

11. Día 8

1. Richard Gray, «'Island of the Brain' Explains How Physical States Affect Anxiety», *Horizon: The EU Research and Innovation Magazine*, 2 de agosto de 2018, <https://ec.europa.eu/research-and-innovation/en/horizon-magazine/island-brain-explains-how-physical-states-affect-anxiety>.

12. Día 9

1. Kent C. Berridge, «Wanting and Liking: Observations from the Neuroscience and Psychology Laboratory», *Inquiry*, 52, n.º 4, 2009, págs. 378-398; doi: 10.1080/00201740903087359.

2. Kathleen M. Zelman, «Slow Down, You Eat Too Fast», WebMD, <https://www.webmd.com/diet/obesity/features/slow-down-you-eat-too-fast>. Juliette Steen, «We Found Out If It Really Takes 20 Minutes to Feel Full», *HuffPost*, 9 de noviembre de 2016, <https://www.huffpost.com/entry/we-found-out-if-it-really-takes-20-minutes-to-feel-full_n_61087613e4b0999d2084fcaf>.

13. Día 10

1. Bhikkhu Anālayo, «Overeating and Mindfulness in Ancient India», *Mindfulness*, 9, n.º 5, 2018, págs. 1648-1654; doi: 10.1007/s12671-018-1009-x.

2. Bhikkhu Bodhi, *In the Buddha's Words: An Anthology of Discourses from the Pāli Canon*, s. l., Wisdom Publications, 2005, págs. 192-193 (trad. cast.: *En palabras del Buddha: una antología de discursos del canon pali*, Barcelona, Kairós, 2020).

3. Véronique A. Taylor *et al.*, «Awareness Drives Changes in Reward Value Which Predict Eating Behavior Change: Probing Reinforcement Learning Using Experience Sampling from Mobile Mindfulness Training for Maladaptive Eating», *Journal of Behavioral Addictions*, 10, n.º 3, 2021, págs. 482-497; doi: 10.1556/2006.2021.00020.

16. Día 13

1. Véase <https://encyclopediaofbuddhism.org/wiki/Sm%E1%B9%9Bti>.

17. Día 14

1. Jacqui comentó que le pareció un tanto chocante oír esto la primera vez que probó la práctica RAIN. Lo explicó así: «Fue una verdadera sorpresa oírlo –que podía sonreír mientras hacía el ejercicio–. Sonreí un poco y esto cambió mi experiencia en gran medida, desde la primera vez que lo probaba; ¡no sabía que podía sonreír a los antojos!».

19. Día 16

1. «Hawthorne Effect (Observer Effect): Definition and History», *Statistics How To*, <https://www.statisticshowto.com/experimental-design/hawthorne-effect/>.

Tercera parte. Una mayor y mejor oferta

1. Jordan A. Litman y Paul J. Silvia, «The Latent Structure of Trait Curiosity: Evidence for Interest and Deprivation Curiosity Dimensions», *Journal of Personality Assessment*, 86, n.º 3, 2006, págs. 318-328; doi: 10.1207/s15327752jpa8603_07.
2. Tommy C. Blanchard, Benjamin Y. Hayden y Ethan S. Bromberg-Martin, «Orbitofrontal Cortex Uses Distinct Codes for Different Choice Attributes in Decisions Motivated By Curiosity», *Neuron*, 85, n.º 3, 2015, págs. 602-614; doi: 10.1016/j.neuron.2014.12.050.

20. Día 17

1. Ariel L. Beccia *et al.*, «Women's Experiences with a Mindful Eating Program for Binge and Emotional Eating: A Qualitative Investigation into the Process of Change», *Journal of Alternative and Complementary Medicine,* 26, n.º 10, 2020, págs. 937-444; doi: 10.1089/acm.2019.318.

21. Día 18

1. Eva Selhub, «Nutritional Psychiatry: Your Brain on Food», *Harvard Health Blog*, 18 de septiembre de 2022.
2. Fahimeh Haghighatdoost *et al.*, «Glycemic Index, Glycemic Load, and Common Psychological Disorders», *American Journal of Clinical Nutrition*, 103, n.º 1, 2015, págs. 201-209; doi: 10.3945/ajcn.114.105445.
3. Donna McCann *et al.*, «Food Additives and Hyperactive Behaviour in 3-Year-Old and 8/9-Year-Old Children in the Community: A Randomised, Double-Blinded, Placebo-Controlled Trial», *The Lancet*, 370, n.º 9598, 2007, págs. 1560-1567; doi: 10.1016/S0140-6736(07)61306-3.
4. Joshua D. Rosenblat *et al.*, «Inflamed Moods: A Review of the Interactions Between Inflammation and Mood Disorders», *Progress in Neuro-Psychopharmacology & Biological Psychiatry*, 53, 2014, págs. 23-34; doi: 10.1016/j.pnpbp.2014.01.013.

5. Sí, aquí estoy siendo un tanto hiperbólico de forma deliberada. Como he señalado anteriormente en este libro, esto no quiere decir que el regaliz o el helado de pronto vayan a saber mal cuando prestamos atención. Pero podemos explorar los resultados de comer un cuenco de arándanos en comparación con un cuenco de gominolas, de regaliz o de cualquier otro dulce.

22. Día 19

1. En contraste con el resto de personas mencionadas en el libro, este no es su verdadero nombre. Pero, como todos los demás, se trata de alguien real.

2. Yael Millgram *et al.*, «Sad as a Matter of Choice? Emotion-Regulation Goals in Depression», *Psychological Science*, 26, n.º 8, 2015, págs. 1216-1228; doi: 10.1177/0956797615583295.

3. Ariel L. Beccia, *et al.*, «Women's Experiences with a Mindful Eating Program for Binge and Emotional Eating: A Qualitative Investigation into the Process of Change», *The Journal of Alternative and Complementary Medicine*, 26, n.º 10, 2020, págs. 937-944.

4. Kathleen A. Garrison *et al.*, «BOLD Signal and Functional Connectivity Associated with Loving Kindness Meditation», *Brain and Behavior*, 4, n.º 3, 214, págs. 337-347; doi: 10.1002/brb3.219.

5. Paul Gilbert *et al.*, «Fears of Compassion: Development of Three Self-Report Measures», *Psychology and Psychotherapy: Theory, Research and Practice*, 84, n.º 3, 2011, págs. 239-255; doi: 10.1348/147608310X526511.

23. Una nota sobre el trauma

1. Judson A. Brewer, Hani M. Elwafi y Jake H. Davis, «Craving to Quit: Psychological Models and Neurobiological Mechanisms of Mindfulness Training as Treatment for Addictions», *Psychology of Addictive Behaviors*, 27, n.º 2, 2013, págs. 366-379; doi: 10.1037/a0028490.

2. Matthew A. Killingsworth y Daniel T. Gilbert, «A Wandering Mind Is an Unhappy Mind», *Science*, 330, n.º 6006, 2010, págs. 932; doi: 10.1126/science.1192439.

ÍNDICE ONOMÁSTICO Y DE MATERIAS